古今穴性探微
（第2版）

主　编　孙六合　孙贤智
副主编　周艳丽　孙博涵　王晓田

中国协和医科大学出版社
北　京

图书在版编目（CIP）数据

古今穴性探微／孙六合．孙贤智主编．—2版．—
北京：中国协和医科大学出版社，2021.6
ISBN 978－7－5679－1775－0

I.①古… II.①孙… ②孙… III.①针灸疗法－穴
位 IV.①R224.2

中国版本图书馆 CIP 数据核字（2021）第 127801 号

古今穴性探微（第2版）

主　　编：孙六合　孙贤智
责任编辑：刘　华
封面设计：许晓晨
责任校对：张　麓
责任印制：张　岱

出版发行：**中国协和医科大学出版社**
　　　　　（北京市东城区东单三条9号　邮编100730　电话010－65260431）
网　　址：www.pumcp.com
经　　销：新华书店总店北京发行所
印　　刷：三河市龙大印装有限公司

开　　本：850mm×1168mm　　　1/32
印　　张：11.75
字　　数：240千字
版　　次：2021年6月第2版
印　　次：2022年10月第3次印刷
定　　价：60.00元

ISBN 978－7－5679－1775－0

孙六合教授简介

孙六合（1938—2020 年），男，中共党员，硕士生导师，教授，主任医师，第三批国家级名老中医，第三批全国老中医药专家学术经验继承工作指导老师。

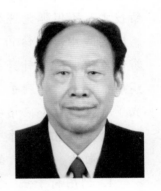

1965 年毕业于河南中医学院（现河南中医药大学）中医本科班；

1968 年任河南省针灸学会常务理事；

1972 年随中国国家医学代表团和中国赴埃塞俄比亚医疗队医学考察团至埃塞俄比亚，参加国际医学工作会议并进行考察；

1984 年担任河南中医学院（现河南中医药大学）针灸系首届主任兼书记；

1988 年起担任河南省中医学院（现河南中医药大学）硕士生导师，河南省针灸学会副会长；

1989 年随国家医疗队到波兰，任全国针灸学会理事；

1990 年任全国腧穴研究会理事，被派往荷兰；

1993—1997 年多次评为河南省卫生厅高评委员；

2003 年被评为第三批国家级名老中医；第三批全国老中医药专家学术经验继承工作指导老师；

2005 年国际针灸学术研讨会特邀专家；

2008 年被授予河南中医事业终身成就奖。

从事科研、临床、教学工作四十余年。治学严谨，精研古书医理，博采众家之长，继承了古老的中医学的新知识、新技术，不但理论造诣极深，而且有丰富的临床经验。多年临床实践中，在诊治疾病时，辨经、辨病、辨证相结合进行辨证施治；注重针药并用，充分发挥针灸与药物的特点治疗疾病；丰富了针刺手法内容。在多年临床工作的基础上，形成了独特的针灸应用特色；擅长应用经穴、特定穴、经验穴以及老穴新用，治疗甲状腺功能亢进、胃溃疡、脊柱关节病、卒中、面瘫、痹症、癫痫等。尤其在：

1. 创用新手法　主要是对针刺补泻手法、巨刺法、阴阳互刺法等进行研究，参考古今针灸医家手法特点，结合临床经验，创用了"努运热补手法"和"提运凉泻手法"，运用现代科学研究手段，定性定量地测试出热补、凉泻手法的温度变化，为临床提供了科学依据。该手法有较强实用性、科学性，是对古代传统针刺手法的发展，填补了针刺手法研究的空白。对学科的发展尤其对针刺手法研究领域将会起到促进作用，围绕该研究的 3 项课题均获省级科技进步奖。

2. 脊柱关节病方面　根据腰椎间盘突出症的病因病理及椎间盘的生化成分特点，采用辨病与辨证相结合的原则，运用针灸配合内服中药的综合疗法，标本兼治，能够较快解决患者的痛苦，复发率低。

3. 癌症治疗方面　　能有效缓解患者疼痛，延长生存时间，提高生存质量，获得了较为满意的临床效果。

4. 小儿脑瘫治疗方面　　立足传统中医理论，以辨经为主，结合现代医学解剖知识和自然科学知识，自创新的穴位，较好地缓解了挎篮肘、膝反张、拇指内收、下肢无力和高跷腿等许多现代医学目前还不能解决的症状。

让针灸之花永远盛开

—— 《古今穴性探微》再版序

临证取穴是针灸治病的前提，如同中药处方要考虑中药的性质一样，针灸处方的制订要充分考虑每一个腧穴的特性。因此，掌握腧穴穴性，因证立法，据法取穴，才能易于施术，达到针灸治病的目的。

在中医针灸发展史上，随着经脉理论的逐步完善，中医经典著作《黄帝内经》的问世，实现了从取病位、取部位到取经脉、取穴位的飞跃。历代针灸医家在《黄帝内经》的指导下，强调精简取穴提高效果，积累了大量的有效用穴经验。这些都为后人临床用穴配穴提供了有益的新思路，使针灸取穴的理论在实践中得以不断创新。

"穴性"一词，在20世纪30年代李文宪先生的《针灸精萃》一书中首次提出，之后，针灸界学者不断关注穴性的研究，并在他们的著作和相关论文中做了较深刻的论述。但系统研究腧穴穴性者甚少，更缺乏这方面的专著。

河南中医药大学（原河南中医学院）首任针灸系主任孙六合教授，在长期教学和临床中，渔猎群书，搜罗百家，从浩如烟海的古今医籍中，采撷了大量资料。又结合本人数十年的临床及教学实践，进行了一番认真的探索。系统总结了穴性理论与应用经验，历经五个春秋，写成了《古今穴性探微》初稿。该书将最常用的 82 穴，根据其主要性能，标分为：气类穴、血类穴、补穴、祛风穴、祛湿穴、清热穴、散寒穴、开窍穴、祛痰止咳平喘穴、消食穴等十大类，分别厘定了类属。每穴贯以穴性为纲，从释名、归经、主治、定位到灸刺方法；从历代文献记载到临床应用、病案举例、腧穴配伍，以至现代实验研究，均进行了系统的阐述。完成了一部集文献记载、穴理分析、临床配伍和验案探析于一体的专著。对学习穴位的理论，掌握腧穴的使用，探讨腧穴的学术内涵，提供了新的思路和方法。稿成之后，曾作为学院针灸助教班的腧穴学教材使用，又经过多方征求意见，数易其稿，于 1989 年 4 月由中州古籍出版社正式出版。

该书一经问世旋即售罄，及至十多年后寻购者仍络绎不绝。孙教授曾言，《古今穴性探微》虽然是其倾心所著，但仍存在诸多疏漏及不足，希望能够完善书稿后再版。但因其工作繁忙、身体欠佳等原因，这一愿望在他生前始终未能实现。

岁月悠悠，30 多年过去了。时过境迁，物是人非。2020 年 6 月，孙六合教授因久病不愈而与世长辞，他因不能亲自修订原书稿，而带着遗憾离开了这个世界。好在孙先生有接班人，其女儿孙贤智及研究生周艳丽等同志，近年来对《古今穴性探微》原书认真进行了整理修订。在保证原书稿内容完整的基础上，订正了其中的错别字；重新校对了参考文献；考校了文献原文并做了适当增补，使引文更完整准确；规范了书中的中医病名和专业术语，使之更贴近现在临床；增补了穴理分析、穴义等内容，使编写体例更系统、更规范。终于实现了孙教授生前的心愿，重新修订再版，以满足社会的需要。

孙六合（1938—2020 年）先生，河南省禹州市鸿畅人。1965 年毕业于河南中医学院（现河南中医药大学），是河南中医药大学教授、主任医师，学校首任针灸系主任，第三批全国名老中医药专家学术经验继承工作指导老师。孙教授从事中医针灸科研、临床、教学半个多世纪，治学严谨，学识渊博，临证经验丰富。在多年临床实践中，将辨经、辨病、辨证相结合进行辨证施治；注重针药并用，充分发挥针灸与药物的特点以治疗疾病；创立了努运热补手法和提运凉泻手法，丰富了针刺手法内容，形成了自己独特的针灸应用特色。他擅长应用经穴、特定穴、经验穴以及老穴新用，在治疗甲状腺功能亢进、胃溃疡、中风、面瘫、痹症、癫痫、肿瘤、男性不育症等疑难杂症上效果显著。

不仅如此，孙教授还有着丰富的国际学术交流和行医治病的经历。1972 年，他随中国国家医学代表团和中国赴埃塞俄比亚医疗队医学考察团至埃塞俄比亚，参加国际医学工作会议并进行考察；1989 年，随国家医疗队到波兰执行医疗任务；1992 年，被派往荷兰，圆满完成国家医疗任务；2005 年，被国际针灸学术研讨会聘为特邀专家。所到国家，上至政府要员，下到百姓民众，治愈了多个病例。他精湛的针灸技术受到普遍赞扬，使越来越多的国际人士了解针灸，信服针灸，为中国针灸在海外的发展做出了贡献，为国家赢得了崇高的荣誉。

孙教授一生悬壶济世，一双妙手治愈的患者数不胜数，给无数的家庭带去了欢乐和希望。在孙教授身患重病卧床之时，很多脑瘫患儿的家长慕名而来，守候在孙教授家门口痛哭和祈祷，祈求孙教授赶快好起来，医治他们的孩子。此情此景，令观者无不动容。孙教授用自己的一生，践行了"大医精诚，志存救济"的古训，赢得了无数患者和家属的感恩、爱戴和缅怀。

清初著名的学者和医家傅山，在家训中说："人无百年不死之人，所留在天地间可以增光岳之气，表五行之灵者，只此文章耳。"而今，孙六合先生虽已驾鹤西去，但他的书籍文章必将长留于世。孙先生的在天之灵可以安息了。

我同六合先生自20世纪70年代相识，交往达40多年，往事历历，不由感慨系之。当年在学业上我们经常在一起切磋。每逢遇到针灸方面的问题，我向他求教，总能得到满意的回答；平时我和家人以及朋友找他治病，总能得到精心的治疗。相交久矣，受益匪浅，自然就成了朋友。每念及此，心里感到欣慰。记得30多年前，孙教授的这本《古今穴性探微》定稿将付印之时，他曾让我帮忙修改"前言"等处文字；此次修订再版付梓之际，他的夫人和女儿又嘱托我为新书写篇序言。这大概也是一种机缘吧！

我不揣荒陋写这么多，权作序言，也是对六合先生的一份纪念。故人已去，逝者如斯。愿六合先生在天之灵安息。当今时代，正值中医事业发展的灿烂春天，世界卫生组织中有 103 个会员国认可使用针灸，中医针灸已列入联合国教科文组织《人类非物质文化遗产代表作名录》，中医与现代医学一样，将成为世界医学的主流。在这万物繁盛的美丽夏季，祝愿《古今穴性探微》一书发扬光大，祝愿我们的针灸之花永远盛开！

许敬生

河南中医药大学教授

河南省儒医文化研究会会长

中华中医药学会医古文研究会原主任委员

世界中医药联合会儒医文化研究会副会长

2021 年 6 月 5 日于河南中医药大学金水河畔问学斋

再版前言

　　腧穴的穴性是指腧穴对人体某些病证具有相应治疗作用的特性和性能，了解和掌握穴性，就可以很好地指导临床辨证选穴和针灸施术。"穴性"一词在 20 世纪 30 年代中由李文宪首次提出后至 80 年代，系统研究腧穴穴性者甚少。家父孙六合教授一生醉心于中医针灸的医疗、教学和科学研究工作。求学时熟读中医经典古籍，行医、教学二十多年，汲取先贤古籍精华，结合临床经验、教学心得和科研成果，呕心沥血、数易其稿，历时五载，终成《古今穴性探微》一书，于 1989 年出版。

　　《古今穴性探微》一书是当时不可多得的系统研究古今穴性理论及临床应用的学术著作，成为当时针灸学者的指路明灯、针灸医者的良师益友。一经问世旋即售空，及至十多年后寻购者仍然络绎不绝。家父常言《古今穴性探微》虽然是其倾心所著，但仍存在诸多疏漏及不足，希望能够完善书稿后再版。但因其工作繁忙、身体欠佳等原因终未能成行。

　　转瞬家父仙逝已有年余，回想其再版之愿望生前未能实现，为达成家父夙愿，我们决定整理、修改、再版《古今穴性探微》。此次再版，在保证原书稿内容完整的基础上，修改了原稿中的错别字；校对了参考文献；考校、增补了文献原文，使引文更完整、更准确；规范了中医病名和专业术语，使之更贴近临床；增补了穴理分析、穴义等内容，使编写体例更系统、规范。

观之当今有关穴性研究的书籍，集文献记载、穴理分析、临床配伍和验案探析于一体的专著寥寥无几。今次再版，一可满足广大读者工作和学习的实际需要；二可完成家父夙愿，发扬其生平所学，为中医针灸的发展和传承略尽绵力。

由于整理者水平的限制，书中错漏之处在所不免，诚盼广大读者和专家予以指正，提出宝贵意见，以便修改提高。

编 者
2021 年 6 月

前　言

　　针灸学家孙振环说："穴性喻药性。处方不识药性，何以调变寒热虚实，针灸不明穴性，焉起诸病之机！"真乃一语中的。大凡学习针灸者，在掌握了中医基础理论之后，要想顺利地从事针灸临床，认真了解并掌握穴性就成了关键。诸如，对血虚患者，应取哪些补血穴予以治疗；气虚患者，应取哪些补气穴；血瘀患者，应取哪些活血穴；发热患者，应取哪些解热穴等。另一方面，在经络辨证、循经取穴的基础上，还必须进行八纲辨证。如肾经中哪些是滋阴补肾穴，哪些是壮阳补肾穴；在心经及心包经中，哪些穴补心阴，哪些穴壮心阳；在肝经中，哪些穴补肝阴，哪些穴平肝潜阳……诸如此类，不胜枚举。目前，这些是尚未解决的问题，在某种程度上，已成了针灸理论与实践相结合而进一步发展的一个障碍。一些国外针灸学者，片面地理解针灸只能止痛，也正是不明了穴性的缘故。

　　鉴于此，笔者多年来渔猎群书，搜罗百家，从浩如烟海的古今医籍中，采撷了大量资料。又结合本人二十余年来的临床及教学实践，进行了一番认真的探索。未暇晨昏而寸阴是竞，盛夏严冬而甘之若饴。历经五个春秋，终于写成了《古今穴性探微》初稿。稿成之后，曾作为我院针灸助教班的

古今穴性探微

腧穴学教材使用，又经过多方征求意见，数易其稿，于今乃成此书。

本书共分十章，二十二节。将最常用的八十二穴，根据其主要性能，标分为：气类穴、血类穴、补穴、祛风穴、祛湿穴、清热穴、散寒穴、开窍穴、祛痰止咳平喘穴、消食穴十大类，分别厘定了类属。每穴贯以穴性为纲，从释名、归经、主治、定位到灸刺方法；从历代文献记载到临床应用、病案举例、腧穴配伍，以至现代实验研究，均进行了系统的阐述。在每穴的"讨论"部分，分别说明了本穴的分类依据；本穴的次要功能；对于与本穴功能相似的腧穴，做了比较和鉴别；标示了针刺方向及针感；并指出了针刺注意事项及其禁忌。旨在使学习者准确掌握本穴的功能，以便有效地应用于临床实践。

中医学博大精深。而最能体现其特色的针灸医学，更是源远流长。先哲时贤，著述如林。笔者希冀在继承古代遗产和前人成果的基础上，有所探索和创新。无奈本人学识所限，难免有谬误之处。恳请方家，惠言赐教。此书若能成为引玉之砖，岂非幸之又幸！

本书在编写、修改、抄写及核对过程中，承蒙王华栋、张荣孝、李松、齐运卫、赵欲晓、朱新铎、王海琴等同志大力协助，在此特表感谢！

孙六合

1989 年 3 月

目 录

第一章 气类穴

第二章　户类六

第一节　补气穴

凡能清除或改善气虚证的穴位，均叫补气穴。

本类补气穴的适用范围：气虚下陷的子宫脱垂、脱肛；清阳不升的头晕、头痛；心气虚弱的心悸、气短、胸背寒冷疼痛；肾气虚弱的动则喘促；机体的元气亏损等。治法：益气升阳，取百会穴；温补心阳，取厥阴俞；补肾纳气，取气海穴；大补元气，取关元穴。在临床应用时，应根据不同的病证与补脏穴相结合。如脾气下陷的脱肛应加脾俞穴；心气虚弱的心悸应加内关穴；肾不纳气的哮喘应加肾俞穴、太溪穴；气阴两伤应加三阴交、复溜等穴。总之，临床治疗应以证候为着眼点，以疗效为准绳，辨证加减，灵活应用。

气　海

【概述】

气海穴又称"脖胦"。本穴为先天元气汇集之处，具有益气调气、温中补肾的作用。《铜人腧穴针灸图经》曰："脏气虚惫，真气不足，一切气疾久不瘥，故名气海。"《类经图翼》曰："气海一名'下肓'，在脐下一寸半宛宛中。肓之原也，为男子生气之海。"本穴为任脉经的腧穴，在脐下一寸半，腹中线上，深部为小肠。直刺 0.8~1.0 寸，可灸。

【穴性】

用补法，大补元气。用热补手法或灸法，以温肾壮阳益气，功似人参、黄芪、巴戟、杜仲、锁阳、胡桃仁等。

【文献记载】

《千金要方》曰："治妇人水泄痢方，灸气海报之。"

《铜人腧穴针灸图经》曰："气海者，是男子生气之海也。"

《针灸资生经》曰："以为元气之海，则气海者，盖人元气所生也。"

《针灸聚英》曰："气海主……脐下冷气疼痛。"

《行针指要歌》曰："或针虚，气海丹田委中奇。"

《胜玉歌》曰："诸般气病以何治，气海针之灸亦宜。"

《经脉图考》曰："此气海也，凡脏气虚惫，一切真气不足，久痢不瘥者，焉可灸之。"

【临床应用】

1. 呃逆　呃逆是胃气上逆的见症，其引起原因很多。本穴主治年老体衰或久病虚弱，气不固摄所致之呃逆，症见：呃声细弱，呼吸气短，精神萎靡不振，脉象沉细无力。

治则：益气养神，和胃降气。

取穴：气海、关元、合谷、胃俞、足三里。

穴义：气海、关元、合谷用灸法，培补元气以固本；针补胃俞、足三里以和胃降逆以治呃逆。

2. 胃下垂、脱肛、子宫脱垂　上述三种病病机均属中气不足，气虚下陷，升提失司，元气不足，收摄无权。

治则：补气升提。

取穴：气海、合谷、足三里、百会。

穴义：气海属任脉，位于下腹部，有大补元气之功；合谷为手阳明经原穴，阳明为多气多血之经，功能补气；足三里为胃经合穴，亦属阳明，脾胃为后天之本，气血生化之源，亦有益气强壮之功；百会位最高，属督脉，能益气升提固摄。上穴均用补法。

【病案举例】

患者，赵××，男，38 岁。

主诉：脱肛 16 年，再发加重 2 年。

现病史：16 年前，因患痢疾而致脱肛，经治后，痢疾虽愈，但每次大便时，肛门随即脱出，须用手抵才能复位，近 2 年来稍有劳累，肛即滑脱，痛苦不堪。曾服补中益气汤多剂而未能见效。特来要求针灸治疗。刻下见：面色萎黄，形体消瘦，精神委顿，头晕眼花，心悸不宁，脉象细弱，舌质淡，苔薄白。察其肛门脱垂不收，由于衣服摩擦，局部呈现轻度红肿。

辨证：患痢体弱，努责太过，大肠筋脉弛缓不收而致脱肛，且久病气更虚。

治则：补气升提。

取穴：气海、关元、足三里、支沟、百会、长强。

穴义：气海、关元、足三里补中益气；支沟疏调三焦之气；取百会以提气举陷；独取长强以敛肛收脱。诸穴合用以奏提肛固脱之效。

操作及效果：隔日施术 1 次，每次留针 20 分钟，同时加灸，经针灸 4 次后，大便甚为通畅，已不脱肛。继针 5 次后，即便挑担负重亦不滑脱。再针 3 次，以巩固之，共针灸 12 次而获痊愈。

【腧穴配伍】

1. 气海配胃上穴、足三里，益气升提，固摄，治疗胃下垂、慢性胃炎。

2. 气海配关元、三阴交，灸大敦，补气升提，固摄止血，治疗崩漏。

3. 气海配提托穴、三阴交，补气养血，升提，治疗子宫脱垂。

4. 气海配环中上、足三里，益气升提，固脱，治疗脱肛。

【讨论】

1. 元气是先天之本，来源于父母，藏于肾脏，包括元阴元阳，依赖后天水谷之气充养壮大，借三焦之气通达周身，存在于各脏腑之中，营养调整脏腑的功能，为人体生命活动的动力源泉，元气不足，脏气虚惫。为此，凡是一切气虚之证，均为气海所治的范畴。

2. 对与气有关的血证，人体的病理变化都涉及气血。"气为血之帅，血为气之母"，血病则气不能浊化，气病则血不能畅行，血之虚实可涉及气，气之盛衰可影响到血。因此，凡气滞而血行瘀阻，气虚而未能摄血的妇女经血证和穴位所在处的气滞血瘀的病证，以及下焦气机失畅所出现的病症，都属于本穴的治疗范围。

3. 气海、关元、中脘、膻中的功能比较

（1）气海：益气回阳，升提，治疗子宫脱垂、脱肛、虚脱证。

（2）关元：补元阳之气，治疗遗精、阳痿、肾虚性腰痛、元阳虚脱的厥证。

（3）中脘：补中焦之气，治疗脾胃虚弱性的饮食不佳，虚寒性的腹疼。

（4）膻中：温灸此穴，益气摄血，治疗各种失血证。

4. 针刺注意事项

（1）孕妇禁针，禁灸。

（2）行针时间的长短：用于虚证时应增补元气，捻转时间宜长不宜短，否则收效不大；用于腹痛，疏调气机，捻转时间宜短不宜长，否则反损正气；虚中夹实之证，宜先少泻后多补之法，祛邪扶正，虚实并调。

（3）根据不同的病证选用不同的出针方法：对于长时间留针的虚证，应捻转缓慢出针；对于实证，应快速拔针。

（4）针刺方向直刺或稍向下斜刺，不宜向上，否则易出现烦心、呕吐的不良反应。

（5）针尖稍向下治疗虚证，手法易弱不易强，否则气虚下陷更甚，疾病转剧。

厥阴俞

【概述】

厥阴俞又名厥阴。厥阴俞，即心包络俞也，穴在肺俞与心俞之间，是手厥阴心包络气血输注之处。厥阴有消尽之意，本穴可治心气不固，四肢厥逆之证，故名厥阴俞。属膀胱经，为心包的背俞穴，在第4胸椎脊突下旁开1.5寸，正当第4或第5胸神经右支内侧皮支，深层为第4胸神经后支的外侧支。

心阳虚弱影响全身功能活动，心阳为气血运行、津液流注的动力，若心阳虚衰则表现为阴寒内盛、血行瘀滞、水气内停形成疼痛、水肿，阳气虚衰、心失温养则表现为心悸、怔忡，为此全身功能活动低下，血行不畅，水气内停，心脉失养，气化失司所形成的惊悸怔忡、水肿均属本穴所治之范围。

【穴性】

补心阳之气。

【文献记载】

《千金要方》曰："治胸中膈气聚痛好吐方，灸厥阴俞。"

《铜人腧穴针灸图经》曰："厥阴俞治逆气呕吐，心痛留结，胸中烦闷。"

《针灸大成》曰："脏腑皆有俞在背，独心包络无俞。何也？"

曰："厥阴俞即心包络俞也。"

【临床应用】

水肿 水不自行，赖气以动，故水肿是全身气化功能障碍的一种表现，原因很多，涉及多脏，现主要讨论心阳气虚，气化失司，水液留积于皮肤、胸廓所形成胸廓满闷，肌肤浮肿，按之凹陷，心悸、气短的心性水肿。

治则：温补心阳，化气利水。

取穴：厥阴俞、阴陵泉、人中。

穴义：厥阴俞是心包的背俞穴，针之能宣通心阳、温化水气；阴陵泉为脾经合穴，针之健脾利湿。人中针之开窍利水，宁心安志。三穴合用，水湿消散，水肿、胸闷、心悸自愈。

【病案举例】

患者，李××，男，55 岁。

主诉：头面水肿半月余。

现病史：原有轻度风湿性心脏病，受风湿后，旧病加重，近半月出现头面水肿，恶寒，发热。

治则：疏风利水，温补心阳。

取穴：肺俞、列缺、厥阴俞、阴陵泉。

穴义：厥阴俞为心包的背俞穴，温补此穴，补心包经的阳气，温阳利水；肺俞宣肺解表，使风湿之邪从汗而解；阴陵泉健脾利湿；三穴合用，宣肺利水，温化水湿，使风寒之邪从表而出，水肿自愈。

操作及效果：厥阴俞用温灸法，肺俞、阴陵泉平补平泻法，每日针 1 次，5 次后发热恶寒皆愈。水肿减轻，又针 5 次，水肿消失。

【腧穴配伍】

1. 厥阴俞配肺俞、列缺宣肺利湿，适用于风水。

2. 厥阴俞配阴陵泉，益气健脾，适用于水肿。

3. 厥阴俞配太溪，重灸气海，调整全身功能活动。

4. 厥阴俞配人中，开窍利水，用于面部水肿。

5. 厥阴俞配巨阙、阴陵泉，适用于心悸水肿。

【讨论】

1. "胸中膈气聚痛好吐"《千金要方》，其因是胸中心阳不得宣散，则阴霾弥漫。出现胸中满闷，心阳虚弱，气血运行不畅，经脉瘀滞则发生疼痛，阴霾消散，浊气下降，则呕满皆除，温补厥阴，心阳宣通，气血自行，疼痛自愈。

2. 腧穴的功能比较

（1）厥阴俞补心阳之气，治疗心源性水肿。

（2）足三里补后天之气，治疗脾虚性水肿。

（3）气海、关元补先天之气，治疗肾性水肿。

（4）肺俞补肺气，以解表治疗风水。

3. 厥阴俞配巨阙治疗水气凌心，心失濡养所致的心悸，效果甚为理想。

4. 温补厥阴俞配人中治疗心源性休克效果较好。

5. 厥阴俞点刺出血，加拔火罐治疗血热性舌部肿胀疼痛。

百 会

【概述】

百会穴又称"三阳五会"《针灸甲乙经》、"天满"《针灸资生经》、"泥丸宫"《普济本事方》、"颠上"《针灸聚英发挥》。位于前顶后1.5寸，顶中央旋毛中，陷可容指。《针灸甲乙经》曰："督脉，足太阳之会。"布有枕大神经及额神经的分支。

由于本穴为督脉经腧穴，督脉为阳脉之海，连系手足各阳经，具有统调全身阳气的作用。百会穴为督脉，手足三阳经的交会穴，能贯通诸条阳经，具有升阳益气的特殊作用，凡是气虚下陷的病证和精血不能上充于脑，气随血脱、血随气脱引起的病证，均为本穴的治疗范围。

【穴性】

用补法，益气升提开窍。

【文献记载】

《铜人腧穴针灸图经》曰："治中风，心烦，惊悸，健忘。"

《百症赋》曰："脱肛取百会，尾翳之所。"

《席弘赋》曰："小儿脱肛患多时，先灸百会次鸠尾。"

《杂病歌》曰："乃若脱肛治百会，灸至七壮是尾穷，此疾需用治三穴，随年壮兮灸脐中。"

《中国针灸学》曰："主治……阴挺，并治脱肛。"

【临床应用】

1. 眩晕

（1）心脾两虚以致气血未能奉于头脑而致的眩晕，取补百会、三阴交、内关、神门、合谷，补益心脾气血上充于脑，脑得濡养，眩晕自除。

（2）气虚阳陷，清窍不充所致的眩晕，可补百会、合谷、足三里、太阳穴，益气升提，开窍清脑。

2. 脱肛　多由中气不足，气虚下陷，不能摄纳而致，亦有因肺虚肠滑、肺脾气虚、气血两虚所致。临床上补百会、合谷、足三里、环中上，益气升提、固摄。

【病案举例】

患者，张××，男，45 岁。

主诉：脱肛十余年。

现病史：10 年来每在饥饿及负重时解大便，直肠易于脱出，开始时较轻，后逐步加重，脱出后必须用手上顶才能复位。平时气短头晕，矢气多，身疲倦怠，因气短，仰卧伸足不能入睡，脉象沉细无力。

辨证：气虚下陷。

治则：补气升陷。

取穴：针补长强、百会、合谷。

操作及效果：3 诊后气短、头晕减轻，精神好，4～7 诊（约 12 天）期间未脱出，早晨和饥饿时大便也未脱出，9 诊痊愈。

随访：针愈后未再复发。

【腧穴配伍】

1. 百会配风池、丰隆、人中、太冲，治疗癫痫。

2. 百会配肩髃、曲池、合谷、环跳、风市、足三里、绝骨，治半身不遂。

3. 百会配风池、太阳、头维，治疗眩晕。

4. 百会配提托、三阴交，治疗子宫脱垂。

5. 百会配灸大敦、隐白、三阴交，治疗崩漏。

6. 百会配长强、环中上、足三里、承山，治疗脱肛。

【讨论】

1.《伤寒论》325 条中说："少阴病，下利、脉微涩，呕而汗出，必数更衣，反少者，当温其上，灸之。"少阴病下利，证属虚寒；脉微涩为气虚血少，是血虚气陷之象。"当温其上，灸之。"是以回阳为急务，艾灸百会温其上，有回阳之效，亦可配灸神阙、中脘，回阳温中。

2. 腧穴功能的比较

（1）百会益气升提开窍，适用于一切气虚下陷的昏厥、头晕。

（2）气海益气升提固摄，适用于中气下陷的子宫脱垂，脱肛崩漏。

3. 本穴的针刺方向和针感　据气至病所之理，如果出现角弓反张、脱肛或子宫脱垂，针尖应朝向脊柱方向平刺，在捻转运针的同时，针感可沿脊柱而下，依次则达于头、颈、胸、腰，甚至达肛门或子宫，使肛门、子宫有收缩、上提之感；如果头两侧及耳部发生病变，针尖可横刺向左右方向，在捻转运针的同时，针感直达病所，以治所求之疾患；如果鼻部和面部发生病变，针尖可朝向鼻柱方向，在捻转运针同时，针感直达鼻部和面部，以治疗气血虚弱性面瘫、鼻炎。

4. 本穴针刺的注意事项

（1）头部肌肉浅薄，针刺捻转时，易感疼痛，需捏起肌肉沿着骨膜进针，易得针感，减少疼痛。拔针时急按针孔，以防出血。

（2）百会穴位于颅顶矢状缝之间，顶骨愈合不好或 5 岁以下的小儿应禁刺本穴，以免刺伤大脑，造成事故，对脑积水患儿更应小心。

（3）上逆之症勿补灸：①虚火上逆，风热上扰，痰火上攻、气随血升所致的头晕、头痛、厥证均不可用补法，更不宜用艾灸。否则有助于病邪上行，症状加剧。②头顶属于肝，肝脉循行从目系上出额与督脉会于颠，肝阳素旺，怒气伤肝，肝气上逆扰乱神明所致的厥证（实证），以及肝风内动所致的抽搐昏迷，百会穴禁补。③对于肝郁化火，蒙蔽清窍所致的头晕、头痛，本穴宜泻不宜灸补。

第二节　理气穴

凡具有疏通气机、消除气滞、通经活络功效的穴位，均称为理气穴。

理气穴的作用，有疏肝理气、健脾理气、降气平喘之功。疏肝解郁的穴位，主要用于肝郁气滞所致的胁肋胀满疼痛、嗳腐吞酸、月经不调等证；健脾理气的穴位，主要用于脘腹气滞所致的胃脘胀痛、恶心呕吐、大便失常等证；降气平喘的穴位，主要用于肺气壅滞的胀满疼痛、咳嗽、气喘等证。

理气穴取穴的理论根据：理气穴主要取与肝、肺、脾三经有关的穴位。脾胃肠道功能失调，取大肠俞；情志不遂，肝郁气滞，胁肋胀痛，胸中满闷，取胆俞、足临泣、膻中；肾精不足、肝阳上亢所致的咽喉干痛、头痛取照海。

临床取穴的具体应用：有饮食停积者，加消食导滞穴；肺气壅遏且兼痰饮者加祛痰化饮穴；脾胃气滞兼有湿热蕴脾者，加清利湿热穴，伴寒湿者加温中燥湿穴；风湿凝滞经络者，加祛瘀通络止痛穴。

大肠俞

【概述】

大肠俞属足太阳膀胱经，是大肠经经气输注于背部之处。因其与大肠有表里相应的关系，故前人称之为"大肠俞"。大肠是传导输送糟粕的器官，即"传导之官"《素问·灵兰秘典论》。与脾胃有密切的关系，在病理上均可相互影响。故临床上凡与大肠有关的消化系统疾病，均可取本穴治疗。除此之外，大肠俞位于腰背部，患者的痿、痹、扭伤等证，亦可选用本穴。

【穴性】

用泻法时可理气机，导积滞，舒筋络。

【文献记载】

《灵光赋》曰："大小肠俞大小便。"

《千金要方》曰："大肠俞主腹中雷鸣，肠澼泄痢，食不消化，小腹绞痛，腰脊疼强，或大小便难，不能饮食，灸百壮，三日一报。"

《外台秘要》曰："大肠俞转气，按之如覆杯，食饮不下，善噫，肠中鸣，腹胀而肿，暴泄腰痛。"

《十四经要穴主治歌》曰："大肠俞治腰脊痛，大小便难此可通，兼治泄泻痢疾病，先补后泻要分明。"

【临床应用】

1. 泄泻　　泄泻一病，病位在肠，由于肠胃功能失常而引起，大肠俞可疏理大肠气机，增强大肠功能，故本穴为泄泻首选穴。急性泄泻，多由饮食不洁或无度形成，发病较急，多属实证。

治则：消积化滞，调整脾胃大肠的功能。

取穴：大肠俞、天枢、足三里、阴陵泉。

穴义：用泻法可消积化滞，调理脾胃及大肠的生理功能而达止泻的目的。

2. 痢疾　　本病多发于夏秋季，以腹痛、里急后重、痢下赤白为主要症状。病因为外感暑湿疫毒，或饮食不洁，或过食生冷，外感与食积交阻肠腑，大肠传导功能失职，湿热蕴蒸，气血阻滞脏腑经络受损，而导致痢下脓血。

治则：化滞祛湿，行气活血。

取穴：大肠俞、合谷、天枢、上巨虚。

穴义：大肠俞是足太阳膀胱经的背俞穴，天枢为大肠经的募穴，上巨虚为大肠经的下合穴，合谷为大肠经的原穴，各穴均为治疗大肠腑病的特定穴。几穴共用以化滞祛湿，行气活血。

若偏湿热者，加配曲池、内庭；偏寒湿者配中脘、气海；若为噤口痢则加中脘、内庭；若为休息痢加脾俞、肾俞、关元。

3. **便秘**　便秘之证分虚实两类，总因大肠传导功能失调而成。

治则：虚则补之，实则泻之。

取穴：大肠俞、天枢、支沟、上巨虚。

穴义：大肠俞、天枢、支沟、上巨虚 4 穴中，除支沟是治疗便秘的特效经验穴外，其余 3 穴乃是治疗大肠腑病的特定穴。4 穴配用，共调大肠腑气而疗便秘。

【病案举例】

患者，张××，男，50 岁。

主诉：外伤性腰痛 3 天。

现病史：外伤性腰痛 3 天，针药效果不佳。诊之脉弦数有力，取大肠俞，用泻法针之，针感达足部，行针 3 次，第 2 天疼痛减半，又继针 1 次，但需针感较弱，共针 2 次而愈。

【腧穴配伍】

1. 大肠俞配支沟、足三里，疏调胃肠气机，治疗腹痛便秘。

2. 大肠俞配阴陵泉、上巨虚，理气清热调和肠胃，治疗痢疾腹痛，里急后重。

3. 大肠俞配委中，活血理气止痛，治疗腰背疼痛。

【讨论】

1. 本穴针刺方向与针感　针尖沿腰肌向上或向下横刺，针感可沿本经向下传导；针直刺或略向脊柱斜刺，针感可达小腹，针尖向腰脊刺入，针感可沿本经走至下肢部。

2. 大肠俞与天枢配伍　亦即"俞募配穴法"，二穴相配常用于治疗大肠疾患。二穴配补则能补涩肠道，增强肠腑功能，治疗久痢；二穴配泻则能宽肠行滞，增强疏通大肠气机的作用，治疗肠胀气。

3. 大肠俞与上巨虚配伍　亦即"合俞配穴法"，二穴相伍可直接治疗大肠腑病及与大肠功能失常有关的病证。二穴俱泻，具有通肠导滞疏利大肠气机的功效；二穴俱补，具有改善补益大肠功能的作用。

4. 大肠俞与天枢功能比较　两穴皆为治疗胃肠疾患之常用有效穴位，但其功能有所不同。

（1）大肠俞适宜于治疗胃肠实证之便秘。

（2）天枢穴适宜于治疗胃肠标实本虚之腹泻症，二穴相透可治疗腰腹微痛。

5. 本穴的理气作用

（1）疏通胃肠气机。大肠俞透肓俞，治疗脐周围痛；大肠俞透中注穴，治疗下腹部疾患；大肠俞透水分穴治疗胃肠疾患。

（2）理气通络止痛。针大肠俞针尖向着脊柱方向，治疗气滞血瘀性的腰背及下肢痛。

足临泣

【概述】

足临泣之"临"，含有上对下之意，"泣"，肝之液，肝开窍于目。此穴为足少阳之腧穴，属木，应肝，其气上通于目，主治目疾，穴临于足，又与头临泣相对，故名足临泣。本穴为足少阳胆经之腧穴，又通于带脉，为八脉交会穴之一，临床上凡肝胆气逆、疏泄失常及与带脉功能失常有关的疾病均可选用。此外，还能治疗本经循行所过部位的疾病和经络不通、肌肤失养之病证。本穴位于第4、第5跖骨间，侠溪上1.5寸。可直刺0.5～0.8寸，可灸。

【穴性】

疏肝理气，通经活络。

【文献记载】

《针灸大成》曰："主胸中满，缺盆中及腋下马刀疡瘘，善啮颊，天牖中肿，淫泺，胻酸，目眩，枕骨合颅痛，洒淅振寒，心痛，周痹，痛无常处，厥逆气喘不能行，痎疟日发，妇人月事不利，季胁支满，乳痈。"

《玉龙歌》曰："两足有水临泣泻，无水方能病不侵。"

【临床应用】

1. 头痛 头痛系患者的一种自觉症状，常见于各种急慢性疾病中，足临泣对肝阳上亢引起的头痛效果较优。肝属木，性喜条达，郁则气结化火而上扰清窍，或因情志激动，肝胆之风循阳经上扰，均可发生头痛。

治则：清泻肝胆，降逆止痛。

取穴：足临泣、风池、百会、侠溪、行间。

2. 胁肋痛 胁肋部有肝、胆经脉分布，若肝气郁结，气滞不舒，或跌仆闪挫，血瘀不去，阻于经络，都可出现胁肋疼痛。

治则：疏理肝胆经气，活血通络。

取穴：足临泣、期门、支沟、阳陵泉、太冲。

3. 疟疾 疟疾为病，多由感染疫疠之气兼受风寒暑湿等邪，伏于少阳之半表半里，营卫失调，正邪交争而发病。

治则：宣通少阳经气，祛邪解表。

取穴：足临泣、大椎、后溪、间使。

若发作时，舌红紫者加刺十宣；脾肿大者，加章门、痞根。

【病案举例】

患者，郑××，男，35 岁。

主诉：右侧头痛半年。

现病史：半年前因生气出现右侧头痛、头部胀伴两胁胀痛，脉弦有力，诸治效果不佳。

治则：疏肝理气止痛。

取穴：足临泣、头维。

操作及效果：左侧足临泣，右侧头维。头维斜刺透角孙，运针5 分钟，头部发胀、痛轻起针，每日 1 次。7 次为 1 个疗程，针 1个疗程后，疼痛减半。继针又加膈俞、脾俞。因久病多瘀，久病多虚，宜活血补气，继治 1 个疗程，疾病痊愈。1 年后随访，未再复发。

【腧穴配伍】

1. 足临泣配三阴交，主髀中痛，不得行，足外皮痛。

2. 足临泣配肾俞、脊中、委中，主肾虚腰痛举动艰难。

3. 足临泣配太冲、曲池、大陵、合谷、足三里、中渚，主手足麻痹。

4. 足临泣配三阴交、太冲，治疗月事不利。

5. 足临泣配血海、人中、合谷、足三里、曲池、三阴交，主四肢面目水肿，高热不退。

【讨论】

1. 本穴多泻　胆性刚直，在病理上表现为阳亢火亢之证，胆火与肝胆之火，易于循经上扰，故取本穴多用泻法。

2. 本穴针感　在不断地捻转运针同时，本穴针感可沿胆经上行，如能达到病所则疗效更佳。

3. 足临泣与外关比较　二穴都为八脉交会穴，足临泣属足少阳胆经，通于带脉，外关属三焦经，通阳维脉，二脉又通合于目锐眦、耳后、颈项、肩，故二穴都可以治疗耳目、颈项及肩部疾病。但外关又可疏利三焦，治疗三焦功能失常的病变，而足临泣则能疏利肝胆，治疗肝胆功能失常的疾病。

云 门

【概述】

云门穴，"云"，云雾；"门"门户。本穴为手太阴肺经脉气所发，位于胸膺部，内应上焦肺气，为肺气出入之门户，故名云门，是开肺气的要穴，主治肺系疾病，如咳嗽、气喘等皆宜选用云门。此外，还可治疗局部疾病，如胸痛、肩背痛等。本穴应于胸部前正中线旁开6寸，锁骨下缘，可向外斜刺0.5～0.8寸，可灸。

【穴性】

泻之可开胸顺气，理肺导痰；补则能调肺补虚。

【文献记载】

《针灸甲乙经》曰："肩痛不可举，引缺盆痛，云门主之。"

《千金要方》曰："瘿上气胸满，灸云门五十壮。"

《针灸资生经》曰："云门，疗呕逆。"

《铜人腧穴针灸图经》曰："刺深使人气逆，故不宜深刺。"

【临床应用】

1. 咳嗽　咳嗽为肺系疾患的主要病候，根据其发病原因，分为外感咳嗽和内伤咳嗽两类。外感咳嗽由外邪侵袭引起；内伤咳嗽由内脏功能失调所致。不论外感内伤，均波及于肺，使肺的宣肃功能失常，肺气不能清降，上逆而发。云门主开肺理气，宣肺导痰，能通调肺气于正常，故为外感、内伤两型所常用。

治则：开肺理气，宣肺导痰。

取穴：①外感咳嗽，云门、肺俞、列缺、合谷以疏风解表，宣肺止咳。②内伤咳嗽，云门、肺俞、太渊、尺泽以宣肺理气，化痰止咳。痰湿盛者可加丰隆、太白；肝火烁金可加太冲、阳陵泉。

2. 哮喘　哮喘是一种常见的反复发作性疾患，基本病理为痰饮内伏，发作期主要为气郁痰壅，阻塞气机，表现为邪实，而缓解期常由反复发作，肺阴耗伤或累及脾肾，而是虚象。

云门一穴可宣肺气，化痰浊，通气逆，故常用于哮喘治疗。临床上还可配肺俞、膻中、尺泽以加强开胸理气、宣肺化痰之功。若体虚者加气海、肾俞、太溪、脾俞等补脾肾以助生化之源；若兼有表证加列缺、合谷以解表。

3. 肩臂痛　本病多见于局部外伤或感受寒湿，致局部气血凝滞，经络不通所形成，取云门可疏通局部气血，活络通经，止痛。

【病案举例】

患者，李××，男，50岁。

主诉：胸闷、喘咳5年，加重2天。

现病史：5年前因单衣远途做客，途中秋雨淋身而患胸闷、咳喘，此后多次治疗效果欠佳。胸闷、咳喘、吐黏痰，2天前生气后加重，捶胸稍舒，脉弦滑。

治则：宽胸理气，止咳平喘。

取穴：云门、膻中、天突、肺俞、内关。

操作及效果：每日1次，7次为1个疗程。经治疗2个疗程后，诸症均见减轻，又原方案继治2个疗程，并配灸脾俞、肾俞而痊愈。1年后随访，未见复发。

【腧穴配伍】

1. 云门配肺俞、内关、列缺，治肺气郁遏，胸满咳嗽。

2. 云门配秉风，治肩痛不能举。

3. 云门配合谷、鱼际、尺泽，治胸中烦热。

4. 云门配天突、丰隆、肺俞，治气逆喘咳、痰涎壅盛。

【讨论】

1. 本穴的针刺方向与深度　云门位居胸部，内藏肺脏，因此其针刺方向及深度须熟练掌握。方向应向外斜刺或平刺0.5~0.8寸，不可直刺或向内深刺，以免伤及肺脏，引起气胸。

2. 历代医家经验　《素问·水热穴论》曰："云门、髃骨、委中、髓空，此八者，以泻四肢之热也。"

《千金要方》曰："云门、中府、隐白、期门、肺俞、魂门、大陵主胸中痛。"

《针灸资生经》曰："云门、人迎、神藏治咳逆，喘不得息；云门、秉风治肩痛不能举。"

3. 关于肺经起穴问题　历代名家都言肺经第1穴为中府，而仅有《标幽赋》曰"穴起云门"，与诸说不同。

4. 云门与天突穴功能比较　二穴皆能治咳嗽、气喘等肺系疾患，但适应证有所差异。云门以宣通肺气为主，主要用于邪气壅塞，肺气不宣的疾病；而天突善于降肺气，化痰涎，用于痰涎壅盛，阻塞气道致肺气上逆而不降的诸证。

膻 中

【概述】

膻中穴又名元儿、元见，前人依其所在部位而命名为胸堂，因其偏于治疗上焦气病而又称之为上气海，属于任脉。是心包经经气聚集之处，为心包募穴，又为足太阴、足少阴、手太阴、手少阴四经之会穴。此外，一身宗气会于膻中穴，故膻中又为八会穴之一（气会）。位于两乳头间，胸骨中线上，平第4肋间隙，平刺0.3～0.5寸，可灸。

从现代解剖学来讲，膻中位于胸骨体上，布有胸廓内动、静脉的前穿支和第4肋间神经前皮支的内侧支。

【穴性】

针泻膻中能宽胸利膈，理气通络，清肺降逆，化痰。

【文献记载】

《行针指要歌》曰："或针气，膻中一穴分明记。"

《针灸甲乙经》曰："咳逆上气，唾喘短气不得息，口不能言，膻中主之。"

《铜人腧穴针灸图经》曰："膻中，治肺气咳嗽，上喘，唾脓不得下食，胸中如窒。"

《千金要方》曰："上气厥逆灸胸堂百壮，穴在两乳间。上气咳逆，胸痹背痛，灸胸堂百壮，不针。"

【临床应用】

1. 咳嗽、哮喘　肺为气之主，司呼吸，气机升降失常则病咳嗽，哮喘。

治则：理气宽胸，止咳平喘。

取穴：膻中为主穴，取其宽胸理气、清肺降逆之功；痰浊阻肺者配丰隆、天突，以祛痰宣肺、降逆平喘止咳；因寒痰内停，气道不利或不通而引发的咳嗽、哮喘配肺俞、中脘、天突，针泻同时施以艾灸，以豁痰利窍、温肺散寒。

2. 胸痹、胸痛

（1）气滞血瘀：若情志不畅，肝气郁结，久之则气滞血瘀，脉络不利而发为胸痹、胸痛。

治则：疏肝理气，通络解瘀，止痛。

取穴：针泻膻中、间使、太冲，疏肝理气，通络止痛；若血瘀偏重者，再加泻三阴交以活血化瘀。

（2）痰浊内停：痰浊为有形之邪，阻滞胸络气机不畅而发为胸中痹痛。

治则：理气祛痰，通络止痛。

取穴：膻中、丰隆、中府、阴陵泉以化痰祛湿通络；若偏于寒痰者，针泻同时施以艾灸。

（3）胸阳不足，气虚不能帅血：阳虚失于温煦则阴寒痰湿乘虚犯于胸间而致血络瘀滞而发本病。

治则：振胸阳，扶正气以祛邪。

取穴：膻中、心俞、厥阴俞、足三里，补泻兼施以扶正祛邪，振奋胸中阳气。

3. 乳汁缺乏　本病常有肝气郁结、气血虚弱等病机。单纯性乳汁缺乏，发病时间较短者，针灸治疗常可取得显著疗效。

治则：理气通乳。

取穴：膻中配少泽、膻中穴，针尖方向偏向两侧乳房，使针感直达病所，则能宣通乳络，以达通乳之目的。肝郁气滞者配间使、乳根、期门，以疏肝解郁；气血虚弱者加合谷、三阴交，补益气血。

【病案举例】

患者，张××，男，50岁。

主诉：胸痛10天。

现病史：10天前生气后出现胸部疼痛，脉弦数。

治则：理气通络，止痛。

取穴：针泻膻中，使针感下行，配太冲以疏肝解郁。

操作及效果：针1次后，痛大减，情绪较稳定，2次而愈，继针1次巩固疗效。

【腧穴配伍】

1. 膻中配天井，主治心胸痛，配华盖主治短气不得息，不能言。

2. 膻中配大陵、委中、少泽、俞府，治乳痈。

3. 膻中配少泽，治无乳。

4. 膻中配肺俞、丰隆，治咳嗽，痰喘。

5. 膻中配期门、太冲，治胸胁疼。

【讨论】

1. 膻中、中脘、气海功能比较

（1）三者都能调气，均是治疗气病的常用要穴，但临床上又各有所主。膻中以疏利上焦气机见长，理气开胸，降气通络，治疗心胸疾病。

（2）中脘主调中焦气机之不和，行气和中，调补中焦，为治肠胃疾病之首选穴。

（3）气海能理下焦气机，善补元气，行郁散滞，主治肝肾功能失常。

2. 本穴针刺方向与针感　胸咽疾病，针尖向上方（咽部分向）刺入，针感沿任脉渐渐上行走至胸骨柄，少数患者至咽部；胸腹气逆病，针尖向下（剑突方向）刺入，针感沿任脉渐下行至剑突，少数患者走至上腹部；胸胁及乳房病，针尖向两侧乳房刺入，针感走向两侧乳房，胸胁部。

3. 经旨浅识　《禁针穴歌》等书均述本穴禁针。《类经图翼》曰："刺之不幸，令人夭。"膻中位于胸骨之上，穴下胸骨后是心包及心。若针刺方向、部位选择不当，容易出现危险，加之古人针具粗糙，针刺本穴时重压感明显，影响呼吸，所以患有肺气肿、肺源性心脏病、心力衰竭的患者尽可能不用本穴。其他疾病运用时也要严格按照操作规程，掌握好针刺深度和方向。

4. 历代医家经验　《行针指要歌》曰："或针气，膻中一穴分明记。"

《针灸甲乙经》曰："咳逆上气，唾喘短气不得息，口不能言，膻中主之。"

《千金要方》曰："上气厥逆，灸胸堂百壮，穴在两乳间。上气咳逆，胸痹背痛，灸胸膛百壮，不针。"都说明该穴是治疗上焦气病的要穴。如肺、心、胸、膈、乳部气机不利引起的短气、咳逆、哮喘、胸痹、心痛等都为其适应证。

5. 本穴多用泻法的原因　因本穴及其周围的穴，多治疗实证，上焦气机失常所发生的病变，亦多为实证。为此本穴多用泻法。

膀胱俞

【概述】

膀胱，指膀胱腑，本穴内应膀胱，为膀胱之气转输之处，是治膀胱病的重要腧穴，故名膀胱俞。本穴属足太阳经穴，为膀胱之背俞穴。膀胱者，"州都之官，气化出焉"，若膀胱经气不调，则气化不行，小便不利，轻者小便不畅，重者点滴不通；或膀胱气化不固，见小便频数或不禁。若气化不利，湿浊内停，蕴郁下焦，流注二阴，又可见泄泻、淋浊等。而膀胱俞为膀胱经气转输的背俞穴，故凡与膀胱气化失调有关的疾病，皆可取膀胱俞治疗，除此之外，腰骶部疼痛等局部病变及经脉循行通路上的病变亦可选取本穴。本穴位于腰骶部，当十九椎下（第 2 骶椎棘突下）两旁各开 1.5 寸处，属足太阳经穴。直刺 0.5~0.8 寸，可灸。

现代解剖学认为该穴在骶棘肌和臀大肌二肌的起始部之间，有骶外侧动、静脉后支外侧支，布有第 1、第 2 骶神经后支外侧支，并有交通支与第 1 骶神经交通。

【穴性】

膀胱俞可疏调膀胱经气，行气化，利湿浊，通经络。

【文献记载】

《针灸大成》曰："膀胱俞，主风劳脊急强，小便赤黄，遗溺，阴生疮，少气，胫寒拘急，不得屈伸，腹满，大便难，泄利腹痛，脚膝无力，女子瘕聚。"

【临床应用】

1. 癃闭　本病是以排尿困难，淋或小便闭塞不通为主证的疾患。癃与闭两者有轻重、缓急之分。病势缓，小便不利，点滴而下者谓之"癃"。病势急，小便不通，欲溲不下者谓之"闭"。癃闭病在膀胱，乃由气化不利，小便不得通利而成。

（1）肾气不足，不能温煦膀胱而气化失司所致癃闭。

治则：补肾气，助气化，利尿。

取穴：肾俞补肾气；膀胱俞、阴谷、委阳、气海助气化，利尿解闭。

（2）湿热下注膀胱，致气化失司而致。

治则：清热利湿，恢复气化功能。

取穴：膀胱俞、三阴交、阴陵泉、中极，以疏调下焦之气而清利湿热。

（3）外伤，取膀胱俞、中极、三阴交以补气养血，通调膀胱气机而利小便。

2. 遗精　本病多由劳神过度、心肾不交、温热内蕴、扰动精室等所致。

治则：清利湿热，交通心肾，止遗涩精。

取穴：膀胱俞可清利下焦湿热，疏调下焦气机，故为治湿热内扰精室的常用穴。配加大赫、阳陵泉加强清下焦湿热之功。

3. 淋证　淋证以热结膀胱为主因，症见小便频数、淋沥刺痛、溲之不尽等，可分为气淋、石淋、血淋、膏淋、劳淋等。

治则：疏利膀胱气机，利尿定痛为主，根据淋证的不同分型随证加减配穴。

取穴：膀胱俞、中极、阴陵泉、行间、太溪等为主穴。

尿中见血加血海、三阴交；小便如膏加肾俞、照海；少腹满痛加曲泉；尿中结石加委阳、然谷；过劳即发者去行间加百会、气海。

【病案举例】

患者，王××，男，47岁。

主诉：腰骶部热痛3月余。

现病史：患者受外伤后出现腰骶部疼痛，经多方治疗，效果欠佳，3月前疼痛由刺痛转为热痛，昼重夜轻，痛时有烧灼感，且有日渐加重之势，活动受限，诊之，局部发热，拒按，脉弦数有力。

治则：疏肝理气，散瘀止痛。

取穴：膀胱俞泻法，委中放血。

操作及效果：针2次后疼痛好转，继针加脾俞、血海以健脾活血止痛，连针3次而愈，半年后随访，未见复发。

【腧穴配伍】

1. 膀胱俞配列缺、中极，治膀胱气滞，小便不利。

2. 膀胱俞配水分、气海、三焦俞、三阴交，治水肿。

3. 膀胱俞配肾俞、三阴交、中极、关元，治疗遗尿。

【讨论】

1. 膀胱俞与中极功能比较　二穴分别为膀胱之俞募穴，临床常配合应用，同治膀胱气化功能失调之痛证，如淋证等。中极穴深部对应膀胱，对膀胱及泌尿系疾病引起之疼痛，则效果更优，如石淋之茎中痛；中极还有补下焦之气、增气化、开水道之功。

2. 本穴的针刺方向及针感　本穴直刺（不超过0.8寸时），其针感多扩散于局部，很少向远处放射，适用于治疗局部病变；若针刺深度超0.8寸，则针感可向少腹，前阴部放射，或向下循足太阳经至腘窝、胫部，适用于治疗各相应部位的病变。

3. 膀胱俞与次髎的关系　膀胱俞与次髎同属足太阳经，位置邻近，功能亦相仿。因此，临床上在选用次髎穴时，亦可用膀胱俞予以治疗。

照 海

【概述】

照海别名阴跷、漏阴。照，明显也；海者，百川之所归也；为阴跷脉所生，足少阴脉气归聚处，穴处脉气明显，阔大如海，故名。本穴属足少阴肾经，为八脉交会穴之一，通于阴跷脉，照海可引气降气，清热利湿，清咽开窍，补肾滋阴。临床可用于咽喉痛、眩晕耳鸣、妇科病。本经通路上之痛证均可选用此穴，另外，因其通于阴跷脉，故与阴跷脉功能失常相关的疾病多常用。照海位于内踝直下缘凹陷中，直刺 0.5~0.8 寸，可灸。

现代解剖学认为在蹈趾外侧肌止点，后方有胫后动、静脉，布有小腿内侧皮神经，深部为胫神本干。

【穴性】

泻法则行气降气，利咽开窍；补法则滋补真阴。

【文献记载】

《针灸大成》曰："痫病夜发，灸阴跷、照海穴也。"

《八脉八穴治症歌》曰："喉塞小便淋涩，膀胱气痛肠鸣，食黄酒积腹脐并，呕泻胃翻便紧，难产昏迷积块，肠风下血常频，膈中快气气核侵，照海有功必定。"

《标幽赋》曰："阴跷、阴维而下胎衣。"

【临床应用】

1. 咽喉痛　照海穴多用于治疗阴虚不能涵养肝木，肝阳上亢，煎灼阴液所导致的咽喉干痛。

治则：补肾滋阴，平肝理气。

取穴：照海、鱼际、行间。

穴义：取照海补之以滋肾水，同时理气止痛；鱼际为肺经荥穴，行间为肝经荥穴，平肝清热；三穴共用以收滋阴补肾、平肝理气止痛之效。

2. 眩晕　本病发生常与素体虚弱、病后体虚、忧思郁怒、肝气上逆等有关。照海穴主治忧思郁怒、肝气上逆所致的眩晕。

治则：滋阴平肝，理气降逆。

取穴：照海、太阳、支沟、太冲。

穴义：照海理气降逆；太冲平肝理气，导热下行；支沟理气治痛；太阳为治疗眩晕的有效经验穴。

3. 痫证　本病是一种发作性精神失常病，发病原因多由于肝气上逆，扰动清窍，或痰浊上犯，蒙蔽心神所致。症见突然昏倒、口吐涎沫、四肢抽搐等。

治则：理气平肝，降逆祛痰。

取穴：照海、行间、丰隆。

穴义：泻照海以理气开窍，泻行间以平肝潜阳，丰隆为祛痰要穴。三穴共用，达平肝理气、祛痰开窍之目的。

【病案举例】

患者，潘××，女，20岁。

主诉：阵发性上肢抽搐，伴头痛半年余。

现病史：半年前因婚姻与家人意见不一，大气一场而患病，经查（脑电图）诊为"癫痫"。刻下见：阵发性上肢抽搐、头痛。昼轻，夜甚。严重时每晚发作数十次，天亮后好转，诸治无效，望之，神志恍惚。切其脉弦而有力。

治则：舒肝理气，化痰息风。

取穴：照海、太冲、百会、阳陵泉、曲池、人中、丰隆。

操作及效果：每日 2 次，治疗 2 个疗程，症状减轻后，夜间发作由原来的数十次降为 1～2 次，发作程度由原来的上肢抽搐到上肢稍有抽动，头痛已止，继针照海、太冲、曲池、阳陵泉，又加脾俞、肝俞，经治 2 个月后痊愈。

【腧穴配伍】

1. 照海配三阴交，治月经先期。

2. 照海配列缺，治咽喉疼痛、胸满、咳嗽。

3. 照海配膀胱俞，治癃闭。

【讨论】

1. 本穴针感　本穴在针刺时，局部针感较强，一般不易出现循经感传，若针尖向涌泉方向透刺，针感更强，多用于治疗局部疾病，如足内翻等。

2. 照海与交信功能比较　二穴同属足少阴肾经，又都是与阴跷脉的交会穴，故都能治疗与阴跷脉功能失调有关的疾病，如多眠、癃闭等。但照海穴还能降气利咽以治咽喉痛，开窍豁痰治疗痫证；而交信穴则无此功能。

3. 历代医家经验

《针灸大成》曰："马痫，照海、鸠尾、心俞。"

《玉龙赋》曰："照海，支沟通大便之秘。"

《席弘赋》曰："四肢之懈惰，凭照海以消除。"

《灵光赋》曰："阴阳两跷和三里，诸穴一般治脚气。"

4. 照海穴治疗眩晕、头痛，先补后泻，补则滋阴泻火平肝，泻则平肝理气降逆。若先泻后补则肝火愈旺，症状加剧。

5. 照海穴为养阴平肝理气之穴，对踝关节扭伤的久病，其病多虚，且忌放血治疗，否则病情加重，踝关节空痛不能久行。

胆　俞

【概述】

胆，指胆腑。本穴内应于胆，为胆气输注之处，是治胆疾的重要穴位，故名胆俞，属于足太阳经穴，胆的背俞穴。主治与肝胆功能失调相关的疾病，如黄疸、胁痛、呕吐等，还可治疗局部病变。位于第 10 胸椎棘突下，旁开 1.5 寸。斜刺 0.5 ~ 0.8 寸，可灸。

现代解剖学认为本穴在背阔肌、最长肌、髂肋肌之间，有第 10 肋间动静脉背侧支的内侧支，布有第 10 胸神经后支内侧皮支，深层为第 10 胸神经返支外侧支。

【穴性】

胆俞位于背部，泻之能清利肝胆湿热，利胆退黄，理气通络；补之则养肝，补虚，镇惊。

【文献记载】

《针灸大成》曰："胆俞主头痛，振寒汗不出、腋下肿胀，口苦舌干，咽干痛呕吐，骨蒸劳热食不下，目黄。"

《百症赋》曰："胆俞、阳纲治目黄。"

《千金要方》曰："胆俞、章门主胁痛不得卧，胸满呕无所出。"

【临床应用】

1. 黄疸　黄疸一病多由邪气阻滞，肝胆功能失调，胆汁不能正常疏泄，外溢肌肤形成。胆俞可清肝利胆，调理胆经之气，以达疏泄胆汁的作用，故常用于黄疸的治疗。

（1）气滞湿阻：由于湿邪停留致气机不能正常升降而阻滞，胆汁疏泄失常而外溢形成黄疸。

治则：除湿、理气、退黄。

取穴：胆俞配阳陵泉、间使，以疏肝利胆，健脾除湿以退黄。

（2）气滞血瘀：取胆俞配泻膈俞、间使以理气行血，退黄。

（3）肝胆郁热：由于情志因素，致肝胆郁结，久而化热，胆汁受灼溢于肌表而成黄疸。

治则：疏肝胆之气，清肝胆郁热。

取穴：胆俞配肝俞、行间、足临泣，以疏肝理气，清泄肝胆。

（4）湿热内蕴：湿热熏蒸肝胆致胆汁外溢而成。

治则：疏利肝胆，清泄湿热。

取穴：胆俞、阳陵泉、内庭，清泄肝胆湿热，利胆退黄。

2. 胁痛　本病与肝胆关系密切，肝脉布两胁，胆与肝相表里，故胁痛一病，取胆俞可调理肝胆二经经气，理气通络，止痛。

（1）情志失调，气机郁结，气阻胁络引起的胁痛。

治则：疏肝理气。

取穴：胆俞、肝俞、期门，以疏理气机。

（2）气郁日久，气滞血瘀，瘀血停积，阻于胁络，引起气滞血瘀性胁痛。

治则：理气疏肝，活血化瘀，通络止痛。

取穴：胆俞、肝俞、膈俞、阿是穴，诸穴相配，疏利肝胆，活血化瘀，理气通络而除胁痛。

（3）肝胆不足，胁络失养引起胁肋疼痛。

治则：补肝益胆，养血通络止痛。

取穴：胆俞、肝俞，滋补肝胆，三阴交养血，复溜育阴，诸穴配伍共收益肝胆、养血活络止痛之效。

3. 呕吐　肝胆疏泄失常，胆热内炽，胆火上炎，或胆气不能疏泄，横逆犯胃，升降失常均可引起呕吐；胆俞可调肝利胆，理气清热，因此，凡与肝胆功能失常有关的呕吐均可取胆俞治疗。

（1）胆火炽盛：肝胆主升，胆火盛而上炎，升之太过而致呕吐。

治则：清胆火、降气、止呕。

取穴：胆俞、中脘、阳陵泉，清泄胆火，降气和胃止呕。

（2）肝胃不和：肝气不能正常疏泄，横逆犯胃致肝胃不和而发呕吐。

治则：调和肝胃，理气止呕，

取穴：胆俞、肝俞、胃俞、足三里，诸穴共奏疏肝利胆、和胃降逆止呕之效。

【病案举例】

患者，李××，男，48岁。

主诉：胁肋痛10天余。

现病史：10天前，因工作与人争论而患右胁肋疼痛，胸膈满闷，脉弦有力，此为肝气郁结，阻止经络不通。

治则：舒肝理气，活络止痛。

取穴：胆俞、丘墟透照海。

操作及效果：胆俞针感到达前胸、丘墟透照海交叉取穴，行针30分钟，疼痛减半，继针一次而痊愈，半年后随访，未复发。

【腧穴配伍】

1. 胆俞配心俞，安神定志，治疗心胆气虚证。

2. 胆俞配行间、丘墟，清肝利胆，治疗胆囊炎。

3. 胆俞配膈俞、胃俞，利胆和胃，治疗胆绞痛。

4. 胆俞配阳陵泉，利胆排石，治疗胆石症。

【讨论】

1. 本穴针刺方向及针感　沿背阔肌向上（肝俞穴方向）或向下（脾俞穴方向）平刺 1.5～2.0 寸，其针感向上走达心俞、肺俞穴处，向下走至胃俞、肾俞穴处，用于治疗胸段背肌疾患；针直刺或略向外方斜刺，少数病例，针感走达胁肋、肝胆区、上腹、胃腑，对于胁肋、上腹、肝胆、胃疾患收效较佳；若向椎体方向刺入 1～1.5 寸，令针感达上腹，对肝胆及上腹疾患，尤其是疼痛收效佳。

2. 胆俞和日月穴的功能比较　此二穴即胆的俞募穴，都可以治疗胆腑及胆经病变，但日月穴对胆腑疼痛更有效；胆俞则利胆，调节胆腑功能收效较好。

3. 针刺注意事项　胆俞穴下有重要脏器，针刺深发应熟练掌握，要用短针浅刺或斜刺，或长针横刺达到"候气为先""得气为度"即可。

4. 胆俞为胆气输注之处，肝胆互为表里，肝主疏泄，肝俞、胆俞是疏泄肝胆之气的常用穴，是治疗肝气郁结所致的胁肋疼痛的常用有效穴。

气类穴

血类穴

补穴

祛风穴

祛湿穴

清热穴

散寒穴

开窍穴

祛痰止咳平喘穴

消食穴

第二章 血类穴

第二章　血类穴

第一节 补血穴

凡能改善或消除血虚证候的穴位，叫作补血穴。

本类补血穴位的主要适应证：面色苍白或萎黄，眼睑及唇甲苍白，神疲乏力，心悸，眩晕，失眠，健忘，妇女经少、色淡，甚则经闭。

临床取穴的理论依据：除外伤血虚外，主要是心、肝、脾、肾四脏功能失调，影响血的生化和输布所致的血虚证。因肝藏血，脾统血，心主血，肾藏精，精为血之液，故临床常取脏的会穴章门，脾的俞穴脾俞，原穴太白，肝、脾、肾三经之交会穴三阴交作为补血的主要穴位。在临床上，气血的关系密切。"气为血之帅""血为气之母""补血先益气"的理论，对血热造成的血虚者加配清热穴；寒凝气滞造成的血虚者，加配散寒穴；某脏功能失常造成的血虚者，加配五脏相应的背俞穴。总之，治病时应证辨准，灵活加减，以取良效。

脾 俞

【概述】

脾俞穴的脾字指脾脏，俞，输注之意，即本穴为脾气输注之处，为背俞穴之一，归膀胱经，主要治疗脾脏的疾患。位于第11胸椎棘突旁开1.5寸处，斜刺0.5～0.8寸。脾为后天之本，气血生化之源，五脏六腑，四肢百骸，皮肉筋骨，皆赖脾之健运，输布的水谷精微所化生的气血的滋养。调理脾胃是补血之本，脾主统血，脾健则气壮，气壮则能摄血，故临床上脾气虚弱、统摄无权的便血、崩漏，以及其他因脾失统摄所导致的出血证，皆可取此穴以补气统血，或补气生血。

【穴性】

用补法，健脾益气，补血摄血。

【文献记载】

《千金要方》曰："泄痢食不消，不作肌肤，灸脾俞，随年壮。"又曰："虚劳尿白浊，灸脾俞百壮，又灸三焦俞百壮，肾俞百壮，章门百壮。"

《百症赋》曰："脾虚，谷以不消，脾俞、膀胱俞觅。"

《针灸大成》曰："多食身瘦，脾俞、胃俞主之。"

【临床应用】

1. 头痛　头痛原因很多。除外伤，占位性病变以外，一般可分外感风热、外感风寒、风湿；内伤可分瘀血性、痰湿性、肝阳上亢、肝肾虚损、血虚等诸多种类。因脾统血，脾俞作用主要补血止痛。适用于头部眉棱骨疼痛较甚，朝轻暮重，痛势绵绵，日久难愈，面色无华，脉沉细无力。

治则：养血活络止痛。

取穴：脾俞、三阴交、百会、攒竹。

穴义：脾俞为脾之原气输注于背部的穴位，刺之可调脾气，在此用补法，配合三阴交以补脾养血，益肝填精。百会补气养血，攒竹引经气走病所。诸穴配合，通经活络，养血止痛。

2. 虚劳　由于身体素虚，或久病不愈，或劳心伤脾，或情志所伤消耗津液等均可导致本病证发生。虚劳一般可分阴虚、阳虚两类。

因脾统血，脾俞主要适用于阴血虚弱所致的虚劳。症见：午后潮热，身体消瘦，纳少，口干，盗汗。女子则月经推迟或不来，或量少等，舌红无苔或少苔、少津、脉细数。

治则：滋阴养血退热。

取穴：脾俞、复溜、三阴交、四花、阴郄。

穴义：取脾俞以调补脾脏功能，使气血生化有源，合三阴交以滋阴养血，配复溜清泻阴之虚热，配阴郄滋阴止汗。灸四花疗诸虚劳损。

3. 心悸　心悸多由忧思过度、气血亏损所致。自觉心中空虚，惕惕而动，心神不安，头晕目眩，气短心慌。

治则：补血宁心安神。

取穴：脾俞、三阴交、内关、巨阙。

穴义：脾为后天之本，气血生化之源，刺补脾俞有调补脾气的作用，合三阴交补脾养肝填精益血；内关为心包经的络穴，有宁心安神的作用；巨阙为心经募穴，对心脏功能有很好的调节作用，合内关共达宁心安神之效。

【病案举例】

案一：

患者，周××，男，50 岁。

主诉：心悸伴失眠 3 年。

现病史：3 年前因手术失血过多，身体虚弱，饮食欠佳，动则心悸，夜卧不宁，易醒，每夜能睡 4 小时。面色㿠白，神疲体倦，脉沉细无力，苔薄白。

辨证：脾胃受损，失血过多，心失所养而致。

治则：补脾养血。

取穴：心俞、脾俞。

穴义：心俞、脾俞皆为背俞穴，对其所对应的脏器功能有平衡作用。刺之可补脾养血，宁心安神。

操作及效果：7 诊后饮食增加，心悸失眠好转，继治 1 个月，恢复正常。

案二：

患者，朱××，女，40 岁。

主诉：头痛 4 年余。

现病史：4 年前剖腹产时流血过多，而后患头痛，诸治无效，缠绵难愈，甚为痛苦，其症早轻暮重，遇劳则剧。望其身体瘦弱，神志憔悴，面色㿠白，面容痛苦，苔薄白，切之脉沉细无力。

治则：益气补血为主，佐以活络止痛。

取穴：脾俞、胃俞、气海、足三里、膈俞，每日 1 次，10 次为 1 个疗程，针 2 个疗程后头痛减半，又治 3 个疗程而获康复。

操作及效果：脾俞、胃俞针尖向下，用温补法。气海针尖稍向上用补法，进针 1.5 寸，针感达剑突。膈俞直刺 1 寸先泻后补，针感沿肋骨到胸。足三里针尖向下，气直走患部，留针 15 分钟。

【腧穴配伍】

1. 针补脾俞，配补心俞、膈俞，补益心脾，养血止痛，治疗血虚性的心绞痛。

2. 针补脾俞，配补神门、三阴交，益脾摄血、养心安神，治疗血虚性的心悸失眠。

3. 针补脾俞，配补太白、三阴交，益脾摄血，治疗脾虚性的月经不调。

4. 针补脾俞，配补合谷、三阴交、百会，益气养血，治疗气血虚弱性的头晕。

【讨论】

1. 器官病变　经临床实践表明，脏的背俞穴及其脏的腧穴治疗器官病变比腑的背俞穴及腑的经穴的治疗效果好。

2. 此穴应浅刺，因脾俞内部毗邻肾脏，深刺易误伤。《素问·刺禁论》曰："刺中肾，六日死，其动为嚏。"故要慎重，刺时宜浅或斜刺。

3. 脾俞为脾胃之气汇集于背部的俞穴，脾为气血生化之源，脾又统血，故补脾俞是补血的主要穴位。

三阴交

【概述】

三阴交，足太阴脾经腧穴。《千金要方》称其为"承命""太阴"。因其为足三阴经交汇处，故命名三阴交。本穴为足太阴脾经腧穴，又是肝、脾、肾，足三阴经交会穴，故治疗范围广泛，尤其适应妇科经、带、胎、产及胞宫等脏腑经络的综合病变。因妇女以血为本，妇科病与冲脉、任脉、带脉关系密切，又冲为血海、任主胞胎、带脉约束诸经脉。本穴属足太阴脾经、足厥阴肝经、足少阴肾经之交会穴，故精血亏虚，化源不足，经、带、胎、产诸疾均可治疗。又因其为三阴经的交会穴，肝藏血、脾统血、肾藏精、精为血之液，取此穴有调补肝、脾、肾三脏功能，以治疗血虚方面之疾患。据《针灸甲乙经》载本穴位于："内踝上三寸，骨下陷者中。"取法为：内踝高点上三寸，当胫骨内侧面后缘。直刺 0.5 ~ 1.0 寸，可灸。

【穴性】

用补法，健脾益血、补肝肾。

【文献记载】

《千金要方》曰："女人漏下赤白及血，灸足太阴五十壮，穴在内踝上三寸，足太阴经内踝上三寸名三阴交。"

《天星秘诀》曰："脾病血气先合谷，后刺三阴交莫迟。"

《针灸大成》曰："月事不调，先刺公孙，次取关元、气海、天枢、三阴交。"

《杂病穴法歌》曰："脾病血气先合谷，后刺三阴针用烧。"

《中华针灸学》曰："主治产后恶露不行、崩中漏下或失血过多。"

《针灸学简编》曰："三阴交是治疗消化系统病证和泌尿生殖系统病证的常用要穴。主治脾胃虚弱，心腹胀满，不思饮食。"

《常用腧穴临床发挥》曰："三阴交健脾摄血补血。"

《针灸心悟》曰："三阴交生气血而补三阴。"

《中国针灸处方学》曰："培土固元方，气海、三阴交、肾俞、交信、脾俞、足三里。主治经来先后无定期，经量或多或少，经色或紫或淡，体质虚弱，面色萎黄脉细涩，舌淡。"

【临床应用】

1. 眩晕　眩晕为多种常见疾病之一。目视昏花，发黑为眩；头晕或旋转不定，不能站立为晕。二者常同时并见，故统称为"眩晕"。本病发病原因归纳起来不外风、痰、虚三个方面，本穴主要治疗气血亏虚所致的眩晕。症见：眩晕时发，动则加剧，气短懒言，神疲纳减，舌淡脉细弱。

治则：调补脾胃，温补气血。

取穴：三阴交、百会、足三里、脾俞、胃俞。

穴义：三阴交、足三里、脾俞、胃俞用补法，健脾胃，运化水谷精微以资化源；百会补之升提气血，充益髓海，脑髓得濡则眩晕自止。

2. **心悸**　本病发病原因多种，本穴主治气血不足致心失血养之心悸。症见自觉心跳快，气短，心悸不安，舌淡，脉沉细无力。

治则：调补心脾，补益气血。

取穴：三阴交、脾俞、神门、心俞。

穴义：三阴交益脾而补阴血，脾俞健脾以助血源；神门、心俞、养心安神。四穴相配，阴血生，心神安，心悸得除。

3. **崩漏**　崩漏为妇科病之一。妇女月经忽然大下不止谓之"崩"，长期淋漓不断谓之"漏"。本节主要讨论心脾不足所致的"崩漏"证。

治则：补益心脾，固崩止漏。

取穴：三阴交、脾俞、神门、心俞。

穴义：三阴交、脾俞能益脾养血；神门为心经原穴，心俞为心经背俞穴，二穴相配为"俞原配穴法"，共收养心，补心之功而除心脏疾患。四穴相伍，则心主血脉功能正常，脾脏统血有权，崩漏乃止。

4. **头痛**　头痛为最常见的一种疾病，其形成原因很多。本节主要讨论气血亏虚所致之头痛。症见头痛绵绵，遇劳则甚，伴见神疲乏力，面色无华，舌淡苔白，脉细无力等。

治则：益气养血，活络止痛。

取穴：三阴交、百会、心俞、脾俞、足三里。

穴义：三阴交补血益脾；百会，调补经气，活络止痛；心主血，脾统血，又为化血之源，故取心、脾背俞穴及足三里以补益心血，补脾健胃，益气养血，使气血充沛，脑得血养，则头痛可止。

5. **乳汁缺乏**　此病多由肝气郁滞和气血双亏所致，本节主要讨论气血双亏型。

治则：补气养血，通乳。

取穴：合谷、三阴交。若因脾胃虚弱者，加脾俞、胃俞、足三里。

穴义：合谷补气，三阴交养血（二穴均用补法），补气养血效果甚佳；另外，补脾俞、胃俞，泻足三里能健脾益气，和中导滞；还可加泻少泽以促进乳汁分泌。

6. 三阴交还可以治疗气血不足引起的偏瘫、身痛、肢体麻木、闭塞性脉管炎等多种疾病。

【病案举例】

案一：

患者，李××，女，35 岁。

主诉：右下肢不自主抽搐 2 年。

现病史：2 年前正在田间劳动，用力过猛，突然阴道出血不止，由于交通不便，距医院较远，经 3 个多小时综合抢救血止得安，但右下肢抽动频繁。虽经多方治疗，效果不佳，患者面色苍白，心悸、气短，脉沉细无力。病机属于气血不足，筋脉失养而得抽风证。

治则：养血除风，舒筋。

取穴：三阴交、阳陵泉、合谷、风池、百会。

穴义：补三阴交，养血补肝肾以治本；阳陵泉为筋会，可柔筋止痉；合谷为手阳明经原穴，补之益气养血；风池、百会散寒除风。

操作及效果：针 10 次后，由每日抽 20 次减少到每日抽 10 次；又针 15 次，抽动基本停止。为巩固疗效，取三阴交、足三里、合谷、气海，针 5 次而告痊愈。

案二：

患者，李××，男，54 岁。

主诉：睡后抽筋 4 年。

现病史：每晚睡后抽筋，惊醒 4 年之久，惊醒、劳累、阴天加剧，伴有头晕、心悸、气短、面色㿠白，全身乏力，脉沉细无力。诊为气血双亏之证，气虚不运、血虚失养，则睡后抽筋惊醒，全身乏力；血虚不荣心肺，而致心悸、气短，脉沉细无力；血虚不荣于面则面色苍白。

治则：益气养血，舒筋。

取穴：合谷、三阴交。

穴义：针补合谷能补气养血，补三阴交能补血益脾，脾健则气血生化之源足；二穴相配，穴少而精，气血得生而抽筋自止。

操作及效果：4 诊后，抽筋、头晕、心悸均减轻，20 诊后诸症皆愈。1 年后随访无复发。

【腧穴配伍】

1. 取补三阴交，配补神门，补益心脾，治疗月经不调、崩漏、经闭证。

2. 取补三阴交，配补合谷、血海，可补益气血，摄血安胎，治疗习惯性流产及胎动不安。

3. 取补三阴交，配补复溜、泻神门，滋阴养血、安神；取补三阴交，配补合谷，加补神门，补益气血；取补三阴交，配补神门、心俞，养血宁心安神，治疗心悸、怔忡、失眠、健忘脏躁、眩晕、痉病、癫痫等。

4. 取补三阴交，配补肝俞，充养肝血以明目，治疗夜盲、流泪、青盲、暴盲等。

5. 取补三阴交，配补合谷，气血双补；取补三阴交，配补太溪或复溜，补益精血；取补三阴交，配补曲泉或复溜，补益肝肾，治疗偏瘫、身痛、麻木、头痛、鹤膝风、痿证等由气滞血瘀引起者。

6. 取补三阴交，配补合谷或足三里，配泻阿是穴，补益气血，活血通络，治疗气血双亏型下肢疼痛。

【讨论】

1. 膈俞、血海、三阴交临床应用的区别

（1）膈俞穴主要治疗上半身疾病及慢性出血性疾病。

（2）血海穴主要治疗下半身血证及妇女血证，兼治心、肝、脾三脏之疾。

（3）三阴交主要治疗全身性血病。

2. 三阴交多与气类穴配伍　根据气血关系密切，"气为血帅，血为气母，气行则血行，气止则血止"，气之盛衰影响到血，血之盛衰影响到气。故此，治疗血证的三阴交，临床上多与补气、理气的腧穴配伍。如气虚不能摄血的出血证，配补合谷，补气以摄血；气滞血瘀之证，配泻间使行气，助血行；肝气郁滞的血行不畅证，配泻太冲利于血液畅行。为此，治疗血虚证的三阴交，配补合谷或足三里，补气以生血，起到气血双补之效。

3. 针刺方法及针感　在胫骨后缘一横指处，针尖向上，在运针的同时，有触电感直达小腹，能够养血通络活络，以治腹部和下肢疼痛。

4. 灸此穴可养脾、肝、肾三脏，益气摄血止血。

5. 孕妇，此穴不宜配合谷。

章 门

【概述】

章门为肝经经穴。"章"意为彰明,主春、主生、主明。且为脏之会穴,分列左右两胁,称之为门,故名。其别名为季肋端;长平,胁髎:季肋头;脾募。其位置在第 11 浮肋端之下际。直刺 0.8～1.0寸,可灸。又为足太阴经之"募"穴,八会之一,"脏会"。《针灸甲乙经》曰:"足厥阴、少阳之会。"《奇经八脉考》曰:"足厥阴、带脉之会。"本穴主要治疗肝胆脾胃之疾。

【穴性】

用补法,健脾胃,益肝血;配艾灸,温健脾土。

【文献记载】

《胜玉歌》曰:"经年或变劳怯者,痞满脐旁章门决。"

《卫生宝鉴》曰:"治小儿癖气久不消,小儿身羸瘦,奔豚腹胀,四肢懒惰,肩臂不举,灸章门。"

【临床应用】

章门为肝胆之会,脾之募穴,脾为气血之大源,肝藏血,因此,本穴主要治疗气血虚弱性的头痛、眩晕、心悸。

1. 头痛 头痛是临床上常见的一个症状,急慢性疾病均可见到,病因复杂,可分外感风热、风寒、风湿;内伤瘀血性、痰浊性、外伤性、肝阳上亢型、肾虚性以及本穴所主治的气血虚弱性头痛。其病特点是:头部昏痛或眉棱骨疼痛,遇劳则重,痛势绵绵,日久不愈。

治则:益气养血。

取穴：章门、风池、三阴交、气海。

穴义：章门为脾之募穴，肝胆之会，补脾养肝益血；三阴交为足三阴之会穴，补脾、养肝、添精、益血；气海为元气之所依，补气养血；风池为胆经、阳维之会，引经气直达病所。

2. 眩晕　眩晕是患者自觉头晕眼花，甚则恶心呕吐。其因多分：实证多由情志郁结，肝阳上亢或体胖、湿聚生痰，风痰上扰神明；虚证多由劳伤心脾或体质虚弱，气血生化之源不足，不能上荣头目。本穴主要治疗虚证眩晕。症见遇劳则剧，精神疲倦，面色无华，心悸气短。

治则：益气养血。

取穴：章门、三阴交、巨阙、太阳。

穴义：章门为脾之"募"穴，肝胆会穴，补脾养肝益血；三阴交为足三阴之会，补脾养肝添精益血；巨阙为心经"募"穴，补心益血；太阳穴引经气直达病所，益肝明目清窍。

3. 心悸　心悸是患者感到心脏跳动不安的自觉症状。其因可分痰郁化火或水饮内停于心下；虚证可分忧思过度、气血亏损。本穴主要治疗气血虚弱致心悸不宁，面色无华，短气无力，遇劳则甚。

治则：益气养血。

取穴：章门、内关、神门、巨阙。

穴义：章门为脾之"募"穴，肝胆会穴，补脾养肝益血；巨阙为心之"募"穴；内关为心包经络穴；神门为心经原穴；三穴合用养血宁心安神。

【病案举例】

患者，李××，男，40 岁。

主诉：阵发性心悸 3 年。

现病史：3 年前由于外伤，失血过多，昏迷 1 天经抢救治愈，但心悸长期诸治无效，昼重夜轻，遇劳则剧，面色无华，体质消瘦，脉沉细无力。

治则：养血镇静。

取穴：章门、神门、巨阙、三阴交，均用补法，每日 1 次，10 次为 1 个疗程。针 2 个疗程后心悸好转。劳动无复发，继治 2 个疗程而愈。

穴义：章门为脾的"募"穴，脏的会穴，有补脾养血濡润五脏之功效；三阴交为足三阴之会；巨阙为心的"募"穴；神门为心的原穴。三穴合用，调理肝脾，补血营心以治心悸。

【腧穴配伍】

1. 章门配脾俞、足三里，补脾健胃，治疗消化不良。

2. 章门配中脘、足三里、内关，消食和胃止痛，治疗食滞性的胃痛。

3. 章门配天枢、足三里，利湿止泻，治疗脾虚性的腹泻。

4. 章门配三阴交、合谷，益气养血，治疗气血虚弱性的头晕。

5. 章门配三阴交、合谷、百会，益气养血、活络止痛，治疗气血虚弱性的头痛。

6. 章门配阳陵泉、支沟，疏肝利胆，治疗胁肋疼痛、偏头痛。

7. 章门配三阴交、隐白，养血止血，治疗崩漏。

【讨论】

1. 章门为肝经经穴，又是脾的"募"穴，脾病多虚，但所在部位多实，故临床上，纯补较少，就是真正脾虚之证，也是补法中兼有泻法。

2. 刺法上应浅刺或沿皮刺，尤其是肝肿大的患者，更不能直刺或深刺。

3. 对于肝脏位置不正常的人，针刺时针尖方向向下，不宜直刺，更不宜针尖方向稍向上，否则，除有刺破脏器外，还有胁肋部出现闷胀疼痛，呼吸困难，直腰不便之痛苦。如若出现上述情况，可速刺外丘穴运针，甚至配取头针的肝胆区及胸腔区。如若针尖斜刺向脐部方向出现了腹部剧烈胀痛，可取梁丘穴以解其副作用。

第二节　活血穴

凡以促进血行、消散瘀滞为主要作用的穴位叫活血穴。

活血穴适用于血行不畅所致的痛经、月经不调、外伤性的疼痛、癥瘕痞块，产后血瘀性的腹痛、痹病血瘀性的全身疼痛等。

本类穴位主要作用是血行通畅、瘀滞消散，从而达到通经止痛，散瘀消肿。

临床应用时要注意气血关系，气为血之帅，血为气之母，气行则血行，气滞则血瘀，血瘀兼气滞。为此本类穴位常配以行气穴，加强化瘀作用。剧烈疼痛患者，活血、行气穴同时兼用。寒则凝滞，寒凝血瘀者，应配温热穴，用灸法，温通血脉、散寒止痛。

活血穴具有破血散气的作用，在应用此穴时，如若身体虚弱应加补血穴、补气穴，以起到攻补兼施的作用。活血穴除活血祛瘀作用外，还兼有清热作用，为此，清热穴在治疗高热患者时，最好采用放血方法；另一方面，为提高高热患者的疗效，最好在清热穴中加上活血穴。

活血穴具有扩张冠状动脉，增加冠状动脉的血流量，减少血管阻力，增加血管血流量的作用，心包经所致心脏病多实证，心脏本身所致心脏病多虚证。为此，心包经腧穴治疗心脏病比心经腧穴治疗心脏病效果好。

血 海

【概述】

血海是足太阴脾经的腧穴。《针灸甲乙经》曰："穴为足太阴脉气所发，气血归聚之海。穴主妇人漏下，若血闭不通，逆气胀。"为妇人调经之要穴，故名血海。《会元针灸学》曰："血海者，是心生血，肝藏血，肾助血，肾之阴谷、肝之曲泉、脾之阴陵泉，皆生潮之处，三阴并行，通血之要路。"若刺委中久筋，亦赖脾之运血，而涌出，故能治少腹胀，与水泻绞痛，是其验也，故名血海，该穴位于髌骨内上缘上 2 寸，股四头肌内侧头隆起之处，直刺0.5～1.2寸，可灸。

【穴性】

活血祛湿。

【文献记载】

《针灸甲乙经》曰："妇人漏下，若血闭不通，逆气胀，血海主之。"

《杂病穴法歌》曰："五淋血海通男妇。"

《类经图翼》曰："主治女子崩中漏下，月经不调、带下，气逆腹胀、先补后泻，又主肾脏风，两腿疮痒湿不可当。"

《灵光赋》曰："气海，血海疗五淋。"

《百症赋》曰："妇人经事改常、自有地机、血海，痃癖兮冲门，血海强。"

【临床应用】

1. 风疹 风疹多由于风邪侵袭，郁遏于肌肤，蕴于血分。皮肤出现红色或苍白色瘙痒性团块的症状，亦有因胃肠积热，内不能泄，外不能透，遏于皮肤而得。

辨证：由于风邪外袭，气血阻滞而得。

治则：活血祛风，清热和营。

取穴：血海、曲池、合谷、足三里。

穴义：治风先治血，血行风自灭，阳明经为多气多血之经。合谷为大肠经原穴，曲池为大肠经合穴，血海为足太阴脾经腧穴，主治血分病；足三里为胃的合穴，取之以除胃肠之积热。四穴合用，活血祛风，调和营卫。

2. 月经不调 外感六淫，内伤七情，房事不节，均可导致本病。经早为血热，经迟为血寒，月经不定为肝肾亏损。本穴主要治疗经早，症见：量多色深红，质黏稠等实热之证。

治则：活血清血调经。

取穴：血海、关元。

穴义：血海为脾经腧穴，为调理血病之常用有效穴位；关元为足三阴之会穴，协调肝、脾、肾三脏功能；二穴相配，调理冲任，清热活血。

3. 血瘀性头痛 本病由于气滞血瘀，经络闭阻，清窍阻塞所致。症见：头部刺痛，遇情志不舒则加剧。

治则：活瘀通经止痛。

取穴：血海、太阳、内庭。

穴义：用泻法，血海活血，内庭导热下行，太阳活血祛瘀止痛。三穴合用，活血清热止痛。

【病案举例】

患者，李××，女，15岁。

主诉：皮肤瘙痒5年。

现病史：5年前春天，天气温暖后，皮肤出现瘙痒，多方治疗效果不佳，延续至秋季，方能缓解。以后每至春温便复发，屡治不效。现症见：满身奇痒，多处抓破，尤以下肢为重，布满红色或苍白色风疹团块。

辨证：风邪外侵，蕴于血分，郁久化热。

治则：活血清热，祛风。

取穴：血海、曲池、合谷、神阙。

操作及效果：血海、曲池、合谷，用泻法；神阙拔火罐。每日1次，7次为1个疗程。2个疗程后病愈。2年后随访，未再复发。

【腧穴配伍】

1. 血海配足三里、曲池、合谷，活血祛风，清热，治疗荨麻疹。

2. 血海配膈俞、膻中，理气活血止痛，治疗血瘀性全身疼痛。

3. 血海配阴陵泉、风市，祛风除湿，治疗风湿性的下肢疼痛。

4. 血海配阴陵泉、三阴交，养血通络，祛湿，治疗下肢内翻。

5. 血海配风池、百会，活血祛风、通络止痛，治疗风湿性头痛。

6. 血海配阴陵泉、曲池、肩髃，活血通经止痛，治疗行痹。

7. 血海配次髎、三阴交，活血祛瘀止痛，治疗血瘀性痛经。

8. 血海配委中、风市，活血祛风止痛，治疗血瘀性下肢疼痛。

【讨论】

1. 据《针灸甲乙经》本穴主治妇人血枯之经闭，《会元针灸学》叙述本穴为肝、脾、肾之经之气潮之处，为通血主要穴，临床实践可治疗血瘀之疾患，故本穴为活血祛瘀主要穴。

2. 血海、三阴交功能比较　二穴均为治血要穴、妇科的常用穴，但各有特点。

血海偏于治疗下半身的血证，对妇女血证虽有良效，但治疗范围没有三阴交广泛，只能用于血瘀疾患，虚证少用或不用。

三阴交治疗全身性血证，对妇女血证，疗效显著，以补血为主，兼有活血作用，是补而不滞的良穴。

3. 血海、委中功能比较　二穴均是治疗血证的常用穴，下肢瘀血疾患的必备穴，但各有特点。

血海穴活血祛瘀兼有祛湿作用，是治疗下肢内侧血瘀兼有风湿疾患的常用穴。

委中穴活血祛瘀兼有祛风作用，是治疗下肢后面，腰背风侵兼有瘀血之疾患的常用穴。

4. 本穴针刺方向与疾病的关系　如若治疗下肢内侧上部疾患及妇科疾患，要使患者下肢竖起，针尖稍向上，针感可沿下肢内侧向上，甚至可达到少腹部。如若治疗膝内翻患者，要求患者取坐位，针尖方向稍向下针感透过膝部，达到足部。

膈　俞

【概述】

膈俞为足太阳膀胱经穴。膈，指横膈，本穴内应横膈故名。膈俞在八会穴中属于血之会穴，可主治：①与肝、心、肺、胸膈，胁肋有关的血证。②经脉气血所过部位气血阻滞所致的脊背疼痛及下肢麻木、疼痛等。膈俞位于背部第 7 胸椎棘突下方两旁各 1.5 寸处，本穴直刺 0.3 ~ 0.5 寸，可灸。

【穴性】

用泻法，祛瘀通络，宽膈理气；先用泻法后用补法。调血活血，祛瘀生新。

【文献记载】

《针灸甲乙经》曰："背痛恶寒，脊强，俯仰难，食不下，呕吐，多涎，膈俞主之；大风汗出，膈俞主之。"

《针灸大成》曰："心痛，周痹，吐食，翻胃，骨蒸，四肢怠惰，嗜卧，痎癖，咳逆，呕吐，膈胃寒痰，食饮不下，热病汗不出，身重常温，不能食，食则心痛，身痛肿胀，胁腹满，自汗盗汗。"

《类经图翼》曰："此血会也，诸血病者皆宜灸之，如吐血、衄血，虚损昏晕，血热妄行，心肺二经呕血，脏毒便血不止。"

《医宗金鉴》曰："主胸胁疼痛，兼灸痰疟痃癖，更治一切失血症。"

【临床应用】

本穴主治瘀血性疾病。

1. 上部胸疼如锥刺，烦闷气短，心悸易怒，舌质暗红或有瘀斑。

治则：活血祛瘀，开胸散结。

取穴：膈俞、膻中、内关、足临泣、通里。

穴义：膈俞活血祛瘀（用泻法）；膻中用泻法宽胸理气以散结；足临泣为胆经腧穴，肝胆相表里，取之调肝以理血；内关、通里分别为心包经，心经之络穴，刺之以调心除烦。诸穴相配，肝调血活，心宁烦除，诸症自消。

2. 中部胁下，腹内有癥块，按之疼痛，舌质紫。

治则：活血祛瘀，疏肝。

取穴：膈俞、膻中、内关、章门、地机、照海。

穴义：膈俞、膻中用泻法，活血理气祛瘀；章门为肝经穴位，针之可疏肝；内关、照海以调心肾；地机为脾经郄穴，是治疗血证之重要而又常用的穴位。

3. 下部腹疼如刺，痛处固定不移，腹部胀满。

治则：活血祛瘀，温经止痛。

取穴：膈俞、血海、气海、足三里、期门。

穴义：膈俞、血海、气海均用泻法，理气活血以祛瘀；足三里健脾益气且理气；期门为肝经募穴，取之可疏肝，理气活血。

【病案举例】

患者，欧阳××，男，38岁。

主诉：顽固性荨麻疹5年。

现病史：患者5年前，受外伤，腰部疼痛兼出疹子。经治后，腰痛已愈，疹子痒势减轻。5年来，遇风后，病加重，久治不愈。近来病势加重，求于针治。症见：疹病奇痒，夜重昼轻，搔出血后则舒，疹色暗红，舌质有瘀点，脉沉涩。

辨证：血瘀性风疹。

治则：活血祛风，止痒。

取穴：膈俞、血海、膻中、风池、风市、合谷、曲池、足三里。

穴义：膈俞为血之会，膻中为气之会，加配血海以活血理气祛瘀；风市、风池为祛风要穴；合谷、曲池解表散邪、祛风；足三里扶正祛邪。诸穴合用，标本兼治，合于"治风先治血，血行风自灭"之治疗原则。

操作及效果：膈俞点刺放血，拔火罐，余穴均用泻法。每日 1 次，7 次为 1 个疗程。2 个疗程后病痒大减，3 个疗程后告愈。2 年后随访，无复发。

【腧穴配伍】

1. 膈俞配膻中，活血理气，止痛，治疗胸胁疼痛。
2. 膈俞配委中，活血通络止痛，治疗瘀血性腰背疼痛。
3. 膈俞配肩髃、曲池，活血清热，祛风止痛，治疗上肢疼痛。
4. 膈俞配腹哀，活血通络止痛，治疗瘀血性腹痛。
5. 膈俞配太阳、头维，活血清热止痛，治疗瘀血性头痛。
6. 膈俞穴配血海，活血通络止痛，治疗瘀血性的下肢疼痛。

【讨论】

1. 膈俞放血加拔火罐治疗荨麻疹，取其活血、祛风、止痒之功。
2. 膈俞用泻法治疗气滞血瘀性胃痛，取其活血止痛之效。
3. 膈俞配膻中治疗瘀血性的全身疼痛，但针感要强，沿着肋骨走向前腹，或者针感向下传导，只有局部沉胀感者，无效或效果较差。
4. 膈俞为血会，针用泻法，治疗血瘀性疾患用补法，灸法养血止血，故可适用于一切失血症。
5. 膈俞、血海、委中、大陵，活血功能比较，四穴均有活血祛瘀作用，但各有特点。

膈俞为血的会穴，用补法、灸法，养血止血；用泻法活血祛瘀，主治一切血证。本穴攻补兼施，治疗瘀血性全身疼痛。

血海为脾经腧穴，又名百虫窝，是活血祛湿兼有的腧穴，适用于风湿性下肢疼痛。

委中是血的郄穴，具有活血祛瘀止痛之效，适用于血瘀性的急性腰背疾患。

　　大陵穴为心包经原穴，活血通络，历络三焦，适用于胸部瘀血性疼痛。

大　陵

【概述】

　　大陵为心包经原穴，别名心主、鬼心。《针灸学》曰："陵，指丘陵，穴在掌后两筋间凹陷中，当腕骨（月骨）隆起后方，喻骨隆起如大丘陵之状故而得名。"《穴位命名浅说》曰："大陵，穴在腕关节，掌侧两筋间，此处隆状较大，故名大陵。"该穴在腕横纹正中，掌长肌腱与桡侧腕屈肌腱之间，直刺 0.3～0.7 寸，可灸。本穴治疗范围如下：

　　1. 心血脉病　心主血脉；心包为"心"之外围，络是膜外气血通行道路，心包络是心脏所主的经脉。因此，气滞脉中，心络瘀阻所出现的病证，可取泻心包经的原穴大陵以通达心室。

　　2. 气机阻滞引起的病证　心包络的原穴大陵治疗气滞血瘀引起的胸、胁、胃、腹疾患及积聚等。

【穴性】

活血祛瘀，通络止痛。

【文献记载】

《玉龙歌》曰："心胸之痛大陵泻，气攻胸腹一般针。"

《通玄指要赋》曰："抑又闻心胸病，求掌后之大陵。"

《针灸大成》曰："心胸疼痛，大陵、内关、曲泽。"

《中国针灸处方学》曰："散瘀……中泉，大陵治腕关节扭伤。"

【临床应用】

1. 心血瘀滞不畅之心悸、胸闷

风、寒、湿三邪搏于血脉，心阳受损，气血瘀滞不畅而致胸闷、心悸、疼痛等证。

治则：活血祛瘀，温经通络止痛。

取穴：大陵、厥阴俞、膈俞、心俞或大陵、神门、膻中。

穴义：大陵活血祛瘀；膈俞为血会泻之能活血，治疗血瘀证；厥阴俞、心俞（灸）温阳通络，活血祛瘀止痛；神门为心经原穴，"五脏有疾，当取之十二原"。取之可疗心胸疾患；膻中为气会，能够理气，"气行则血行，气滞则血瘀"，针之可理气活血，通络止痛。

2. 腕关节软组织扭伤

治则：行血散瘀，舒筋活络。

取穴：大陵。

穴义：大陵能活血祛瘀，同时又属腕关节附近，具有近治作用。

【病案举例】

患者，赵××，女，46岁。

主诉：胸痛半月。

现病史：半月前因与庄邻吵嘴打架，胸部被拳击导致疼痛，按之加重，诸药治疗效果不甚理想，刺痛日渐加重，脉沉涩。

辨证：瘀血导致的疼痛。

治则：活血化瘀，通络止痛。

取穴：大陵、膻中、膈俞。

操作及效果：每日1次，针2次后疼痛好转，又继治1周而愈。

【腧穴配伍】

1. 大陵穴配膻中，活血通络，治疗气滞血瘀性的疼痛疾患。

2. 大陵穴配期门、支沟，具有活血利胆的功效，治疗血瘀性的胁肋疼痛。

3. 大陵配胸腔区具有活血理气、宽胸止痛的功效，治疗血瘀性心绞痛。

4. 大陵配三阴交、合谷，具有活血通络、益气养血的功效，治疗阵发性的心悸症。

【讨论】

1. 大陵穴对血瘀性的心悸、失眠效果好，其能活血祛瘀，宁心镇静。

2. 大陵对热入营血的昏迷，经实践证明放血清热开窍比针刺清热开窍效果好。

3. 对瘀血性的脚跟疼痛，据下病上取可取大陵穴活血祛瘀，通络止痛，针刺其间，活动患病部位，疼痛逐渐消失。

4. 大陵对腕关节扭伤有较好疗效，刺时配伍所伤经脉的郄穴。

5. 大陵、太冲、委中，活血功能比较

大陵为心包经原穴，具有活血开窍、通络止痛的功效，适用于邪入心包的昏迷及胸背部瘀血性疼痛。

太冲穴为肝经原穴，"肝脉循行过阴器、抵少腹……从目系，上出巅，与督脉相交会于巅"，具有活血通络、开窍止痛的功效，适用于瘀血性的痛经及瘀血性的头痛。

委中穴是足太阳膀胱经的合穴，别名血郄，具有活血通络、止痛的功效，治疗腰背、下肢瘀血性疼痛。

第三节　止血穴

凡具有缩短凝血时间、加速凝血，或消除导致血不循经的原因，从而达到迅速止血目的穴位，称为止血穴。

本类止血穴位，主要适应病证为鼻衄、齿衄、咳血、大便脓血、崩漏等。

上述出血病证的主要原因，除外伤性出血外，主要为肺热、胃热、大肠热及任督冲带失调所致。

临床取穴的依据：肺开窍于鼻；齿龈属于胃肠，经脉所过，主治所及，上病取之于下，主要采用了上星、太渊、二间、腹哀，并以疗效为准绳，同名经相配。

双穴应用讨论，易学，易记、易用，使合谷与内庭、迎香与气户，双双叙述，别于他章，便于临床灵活应用。

上　星

【概述】

上星穴为督脉经腧穴，在颅上，直鼻中央入发际一寸陷者中，其别名为明堂、鬼堂、神堂。《会元针灸学》曰："上星者，五脏之精气，上朝头结精于目，居高亲上，故名上星，穴在颅上，直鼻中央，入发际一寸陷者中，为督脉之气所发，泻之清督脉之气以止血。"

【穴性】

用泻法，通窍止血，清头目。

【文献记载】

《针灸甲乙经》曰："鼻鼽衄，上星主之，先取譩譆，后取天牖，风池。"

《针灸资生经》曰："衄血灸百会，上星。"

《针灸大成》曰："鼻衄上星二十七壮，绝骨，囟会。"

《杂病穴法歌》曰："鼻出血不止，名脑衄，灸上星五十壮。"

《针灸探微》曰："上星配迎香、风池、合谷治鼻出血。"

《针灸学》曰："上星治鼻衄。"

《中国针灸处方学》曰："上星鬼见愁，主治鼻衄。"

【临床应用】

鼻衄是临床上多种疾病的常见症状，由于足阳明之脉起于鼻交颁中，肺气通于鼻，若患者嗜食肥甘，胃火炽盛，或风热袭肺，或肝肾阴虚，血随火升，均可导致血液不循常道，上溢鼻窍，督脉为阳脉之海，阳热元盛，迫血妄行而致鼻衄，取上星穴可导热下行，可疗一切鼻衄。

1. 胃火炽盛的鼻衄　该证在鼻衄的同时兼有口渴引饮、烦躁、便秘等症。

治则：清泻胃火，导热下行。

取穴：上星、内庭。

穴义：上星清热止血；内庭为胃经荥穴，荥主身热，泻之可清泻胃火，同时又导热下行。

2. 肺热鼻衄　该鼻衄在出血同时，兼见发热咳嗽。

治则：清泻肺热。

取穴：上星、少商、合谷、风池。

穴义：上星止血；少商为肺经之井穴，点刺放血可清肺热；风池为阳维与少阳的交会穴，刺之可疏风清热；合谷为大肠经原穴，肺与大肠相表里，刺之可导阳明之热下行。

3. 阴虚火旺之鼻衄　该证兼见潮热盗汗，口干少津，腰膝酸软，舌质嫩红。

治则：滋补肝肾。

取穴：上星、太溪、太冲。

穴义：上星清热止血；太溪为少阴肾经之原穴，太冲为足厥阴肝经之原穴，二穴共用，以滋补肝肾。

【腧穴配伍】

1. 上星配列缺、合谷，疏风清热，治疗风热性鼻衄。

2. 上星配太冲，平肝清热，治疗肝火性鼻衄。

3. 上星配内庭，导热下行，治疗胃火性鼻衄。

4. 上星配内关、少泽，清热凉血，治疗心火性鼻衄。

5. 上星配尺泽、鱼际，治疗肺热性鼻衄。

6. 上星配隐白，补脾摄血，治疗脾虚性鼻衄。

7. 上星配三阴交，补血摄血，治疗血虚性鼻衄。

8. 上星配气海、涌泉，益气摄血，治疗气虚性鼻衄。

9. 上星配血海、足三里，活血止血，治疗外伤性及瘀血性鼻衄。

【讨论】

上星与二间止血功能比较

1. 共同点　二穴均有止鼻衄作用。

2. 区别　上星为督脉穴，可治诸阳经引起的鼻衄，但效果一般，根据病因随证配穴，效果方佳；二间为大肠经的荥穴，只运用于阳明火盛所致鼻衄，但止血效果既迅速又巩固，无须加他穴。

二　间

【概述】

二间穴为手阳明大肠经的"荥"穴，所谓二间，间者隙也。位于第2掌指关节前陷处，为本经第二个穴位，直刺0.2~0.3寸，不宜捻转提插，手法不宣过强，可灸。

肺开窍于鼻，鼻根上挟太阳经脉，下挟阳明经脉。风热外侵或阳明经热伤及络脉而成鼻衄，二间为阳明经荥穴，阳明经下挟鼻孔，肺与大肠相表里，泻此穴可疏泻阳明之热下行，以治鼻衄。

【穴性】

用泻法，清热，凉血，止血。

【文献记载】

《玉龙经》曰："二间主治鼻衄牙痛。"

《针灸心悟》曰："阳明燥热，上逆鼻衄，取二间、迎香、风池、足三里。"又曰："鼻衄二间极效。"

《针灸大成》曰："主喉痹，颔肿，肩背痛，振寒，鼻鼽，衄血，多惊，齿痛，目黄，口干，口歪，急食不通，伤寒水结。"

【临床应用】

鼻衄即鼻出血，是多种疾病的常见症状，形成原因较多，本穴主要治疗由于胃火炽盛、迫血上行所致的鼻衄，临床上多见口渴引饮、口燥、咽干、便秘等症。

治则：清热泻火、凉血止血。

取穴：二间、上星、内庭。

穴义：二间是手阳明大肠经的荥穴，泻此穴可清泻阳明之热而止血；上星为督脉经上的腧穴，督脉为阳脉之海，阳热亢盛则迫血妄行，故取此穴可解上亢之热而止衄；内庭为足阳明经的荥穴，取之可清泄胃火，泄热止血。

【病案举例】

患者，郑××，男，45 岁。

主诉：鼻衄反复发作 3 年，加重 2 天。

现病史：近 3 年来鼻衄反复发作，2 天前饮酒后鼻部出血。平素喜辣椒拌食，每逢夏季，饮酒过盛，鼻衄屡发，常服止血药物，但未能根治，后求治于针灸治疗。

治则：清热泻火，止血。

取穴：二间、迎香、足三里。

操作及效果：每日 1 次，经 2 个疗程后，鼻衄停止，继针 5 次以巩固疗效。随访 2 年未曾发作。

【腧穴配伍】

1. 二间配内庭，清胃泻热，导热下行，治疗胃火鼻衄。

2. 二间配太冲（用泻法），泻肝清热，导热下行，治疗肝火鼻衄。

3. 二间配鱼际、尺泽，泻肺清热、止血，治疗肺热鼻衄。

4. 二间配神门，泻热止血，治疗心火鼻衄。

5. 二间配足三里、三阴交，清热，养血止血，治疗脾虚性的鼻衄。

6. 二间配脾俞、心俞、气海，益气养血，治疗劳动过度引起的鼻衄。

【讨论】

1. 二间穴治疗鼻衄之因

（1）肺与大肠相表里，肺开窍于鼻，二间穴虽为大肠经的腧穴，但可治疗肺开窍于鼻的病变。

（2）"大肠经脉循行起于大指次指之端……其支者，从缺盆上颈贯颊入下齿中，还出挟口，交人中，左之右，右之左，上挟鼻孔"。根据经脉所过，疾病所治，二间穴为大肠经腧穴，可治阳明热盛所致鼻衄。

2. 阳明为多气多血之经，气虚不能摄血，血溢于外，应补气摄血，取二间可用灸法。

3. 肺胃热盛所致的鼻衄，二间穴可用泻法。导热下行以止血。

迎香、气户

【概述】

迎香为手阳明大肠经之腧穴，又为手足阳明之会，刺之能宣利鼻窍，恢复嗅觉，故名之。气户为足阳明胃经之腧穴，与五脏之气相通，为受纳气之门户，故名。手阳明经脉，起于食指之端……上挟鼻孔；足阳明之脉起于鼻交頞中，旁纳太阳之脉，下循鼻外。又肺与大肠相表里，肺开窍于鼻，二穴关系密切，故共同叙述。

迎香位于鼻翼外缘中点，旁开0.5寸，当鼻唇沟中取之。斜刺0.3寸或直刺0.1~0.2寸。气户穴位于锁骨下缘，胸骨正中线旁开4寸处取之。斜刺或平刺0.5~0.8寸。艾炷灸3~5壮，艾条灸5分钟。由于二穴属于手足阳明经之腧穴，阳明经乃多气多血，主燥金，取二穴以奏宣肺、清热、凉血止血之功。

【穴性】

用泻法，宣通鼻窍，清热止血。

【文献记载】

《灵枢·百病始生》曰:"阳络伤则外溢,血外溢则衄血。"

《常用腧穴临床发挥》曰:"迎香主治鼻衄。"

《针灸探微》曰:"迎香配风池,合谷治鼻出血。"

《针灸心悟》曰:"迎香,气户能止鼻衄不止。"又:"阳明热邪上攻鼻衄,取迎香、气户、上星、合谷、内庭。"

【临床应用】

鼻衄之因甚多,肺开窍于鼻,风热伤肺或肠胃积热过甚,熏蒸于上均可引起本病发作,据本穴与他经的关系,本穴所在的位置,迎香和气户可分别适用于肺热所引起的鼻衄及胃肠积热过甚所引起的鼻衄。

【腧穴配伍】

1. 气户穴加列缺、鱼际,清热凉血止血,治疗肺热鼻衄。

2. 迎香穴加内庭,和胃降逆,导热下行,止血,治疗胃肠积热所致的鼻衄。

3. 迎香加上星、大椎,清热泻火止血,治疗外感风热。

【病案举例】

患者,欧阳××,男,55岁。

主诉:头痛鼻衄2天。

现病史:2天前做客饮酒过量,醉酒单衣熟睡,醒后恶寒发热,头痛鼻衄。

治则:宣肺清热,和解肠胃。

取穴:迎香、气户、内庭、合谷、大椎、风池。

操作及效果:针后3分钟,恶寒轻,鼻衄止。去迎香、气户,加足三里,继针2次而愈。

【讨论】

1. 二穴的作用

（1）共同点：二穴均可治疗鼻衄。

（2）区别：①气户穴偏重于治疗风热伤肺引起的鼻衄。②迎香穴偏重于治疗肠胃积热引起的鼻衄，如若和内庭穴配伍，效果更佳。

2. 刺法

（1）迎香穴：以45°斜刺向上，针感达到鼻腔，鼻酸流泪，效果更佳。

（2）气户穴：针紧贴肋缘刺入，针感到达肺部。另配鱼际、上星，效果更佳。

3. 穴理分析

（1）迎香为手足阳明交会，用泻法可治阳明积热，胃肠热盛所致鼻衄。

（2）气户穴距肺较近，为气所依。肺主气，用泻法气户穴可治风热伤肺所致鼻衄。

合谷、内庭

【概述】

合谷为大肠经原穴，内庭为胃经荥穴，肠胃生理关系密切，病理相互影响，止血作用相辅相成，为此二穴一起讨论。牙龈属胃，出血之疾，为阳明邪热上攻所致。合谷为手阳明经原穴，能清能散，清泻阳明、宣散肺热，内庭为足阳明胃经的荥穴，二穴合用，导热下行，通调肠胃，齿衄可止。

【穴性】

用泻法，清胃肠之热，导热下行，凉血止血。

【文献记载】

《杂病穴法歌》曰："头面耳目口鼻病，曲池、合谷为之主。"

《天星十二穴歌》曰："合谷在虎口，两指歧骨间，头痛并面肿，疟病热还寒，齿龋鼻衄血，口噤不开言，针入五分深，令人即便安。"

《天星秘决歌》曰："脾病血气先合谷。"

《针灸心悟》曰："牙衄合谷取。"又："齿衄鼻衄求内庭。"

《常用腧穴临床发挥》曰："齿衄……针泻内庭、合谷，清胃泻火；或针泻内庭、三阴交，清胃凉血。"

【临床应用】

齿衄乃阳明热炽，循经上扰，热伤齿络，络损血溢所致。症见齿龈红肿，出血量多，口气臭秽，齿痛喜凉，口渴引饮，苔黄而干，脉象滑数者。

治则：清泻胃火，泻热凉血。

取穴：内庭、合谷、三阴交。

穴义：合谷、内庭用泻法，导热下行，凉血止血，清胃肠之热；泻三阴交、内庭亦取其清胃凉血之意。

【病案举例】

患者，李××，男，50岁。

主诉：牙龈出血2年，加重1个月。

现病史：2年前喜食辛辣厚味，导致牙龈出血。经饮食及起居调养，有所好转，然稍有诱因，如稍食辛辣，或休息时间不足，或心情不舒，以及机械刺激便出现齿衄。1个月前，因为其儿操办婚事，劳心过度，而旧病复发，多方治疗效果不佳。诊之，口苦口臭，舌红苔黄，脉数。

辨证：肠胃素有伏火，心火又旺，下移于小肠，引动伏火，使其上炎，而导致齿衄。

治则：泻火清热，凉血止血。

取穴：合谷、内庭、迎香、曲泽。

操作及效果：均用泻法。每日 1 次，10 次而愈。1 年后随访，无复发。

【腧穴配伍】

1. 合谷、内庭配颊车、地仓，清降胃火，治疗整个牙齿肿痛出血。

2. 合谷、内庭配曲池、颊车，清热消肿止血，治疗牙齿肿痛出血。

3，合谷、内庭配曲池、大椎，解表清热，和胃消肿，治疗牙齿肿痛、发热恶寒。

【讨论】

合谷、内庭止齿衄比较

1. 共同点　二穴均属阳明经腧穴，同名经相接，齿龈属脾胃，故二穴均可止齿衄。

2. 区别

（1）据经脉所过，疾病所治，胃经循行"起于鼻之交頞中……入上齿中，还出挟口、还唇，下交承浆"，故内庭穴是胃经的荥穴，可治前齿龈出血不止；合谷穴为大肠经原穴，大肠经循行"从缺盆循颈上颊入下齿中，还出挟口，交人中，左之右，右之左，上挟鼻孔"，可治疗患侧中、后、下齿龈出血及健侧的前上齿龈出血。

（2）合谷偏于治疗阳明经证所引起的前上齿龈出血。内庭穴偏于治疗阳明腑证即胃火炽盛所引起的齿龈出血。

腹 哀

【概述】

本穴为足太阴脾经之腧穴。哀，指哀鸣之声。意指由腹中剧痛而发出难忍之哀鸣，本穴概能除之，故名腹哀。《会元针灸学》："腹哀者，穴居腹部，哀是乞求也。因足太阴磨胃助消化之功，腹求胃之精谷气，养脾润五脏，以助四肢之行动。"语云："足得血能行，手得血能舞，此之谓也，故名腹哀。"本穴位于脐上 3 寸，任脉旁开 4 寸，直刺 0.5～1.0 寸，可灸，是足太阴、阴维之会。本穴主要治疗大便脓血。

【穴性】

清热利湿、止血、除脓。

【文献记载】

《针灸甲乙经》曰："便脓血，寒中，食不化，腹中痛，腹哀主之；绕脐痛，抢心，膝寒注痢，腹哀主之。"

《针灸大成》曰："寒中，食不化，大便脓血，腹中痛。"

《资生经》曰："腹哀、太白，治食不化。"

《针灸心悟》曰："大便脓血腹哀治。"

【临床应用】

痢疾以腹痛、腹泻、里急后重、大便脓血为主要临床表现，多发于夏秋季节。病变主要在大肠、直肠、乙状结肠。主要病因是感受湿热、疫毒、内伤饮食所致。多由于饮食不当，过食生冷，误食不洁之品，伤及脾胃，传导失司，湿热疫毒侵入胃肠，腑气阻滞，气血凝滞，气滞则腹痛，里急后重。血瘀化脓则便下脓血。

治则：清热利湿，活瘀排脓，止血。

取穴：腹哀、合谷、大肠俞、天枢、阴陵泉。

穴义：腹哀为足太阴、阴维之会，位于升降结肠，居肝、脾、胃肠之间，取此穴可疏调胃肠气机，清利湿热，活瘀排脓止血。合谷为大肠经之原穴；大肠俞为大肠经之俞穴；天枢为大肠经的募穴。三穴合用泻法，清利湿热，和调胃肠，止血排脓。阴陵泉为脾经之合穴，此穴具有很好的健脾利湿的作用。

【病案举例】

患者，张××，男，36 岁。

主诉：大便带血 5 天。

现病史：5 天前，坐夜至 2 点，腹感饥饿，吃了点冷馍、冷菜汤后睡觉。夜晚 4 点，肠鸣腹痛泄泻，服药后效果不佳，第 3 天腹痛下坠，泄下脓血粪便，每日 10 次之多，肛门灼热，苔黄厚，质红。

治则：清热解毒，活瘀止血。

取穴：腹哀、天枢、足三里、内庭、阳陵泉。

操作及效果：诸穴均是泻法，每日 1 次。第 1 诊后，腹痛减轻，日行 7 次，脓血减少。针 5 次后，脓血消失，腹部隐隐作痛，饮食稍有好转。上穴去内庭、阳陵泉，加脾俞、胃俞，继针 3 次而愈。2 年后随访，疾病未复发。

【腧穴配伍】

1. 腹哀配内庭、合谷，清热解毒、凉血止血，治疗脓血赤多白少者。

2. 腹哀配气海、灸隐白，散寒除湿止痢，治疗便下脓血，白多赤少者。

3. 腹哀配内关、中脘，金津、玉液放血，治疗脓血便兼有恶心呕吐者。

4. 腹哀配天枢、气海、复溜、曲泉，养阴益气，治疗脓血便严重而造成脱水者。

5. 腹哀配金津、玉液，养阴止渴，治疗脓血便兼有口渴者。

6. 腹哀配中膂俞，疏调肠胃气机，治疗脓血便兼有里急后重者。

7. 腹哀配膈俞，活血祛瘀止痛，治疗便下脓血，腹部剧痛者。

【讨论】

1. 腹哀穴治疗脓血便，根据《针灸甲乙经》《针灸大成》《针灸学》的穴名释义，祛除胃肠之湿热以治脓血便。又据腹哀穴距肝脾、胃肠较近，易疏调胃肠之气机，治疗腹部剧烈疼痛。经过本人临床实践，腹哀穴治疗脓血便优于他穴。

2. 腹哀仍为足太阴与阴维之会，治疗脓血便宜先泻，清利肠胃湿热，疏调胃肠气机，以除病之因以后用补法，补脾胃之气，补脾摄血、止血以治病之本，且忌先补后泻，使邪留而不去，又伤正气，加重病情恶化。

3. 腹哀穴治疗腹部疼痛，右腹哀穴针尖稍向上，针感到达肝区时用泻法行针 3 分钟，调换针尖方向朝着胃部，针感到达胃部后用泻法行针 2 分钟，再调换针尖方向向下，行针 5 分钟，使气从肛门而出。

4. 腹哀穴治疗脓血便，针刺操作时，用平补平泻，或先泻后补法。慎用补法。禁用灸法，以防助邪病进。

5. 腹哀穴留针时，针宜直刺，或稍向下斜刺，慎用针尖向内及向外。禁针尖向上，以防胸部闷胀疼痛。

第三章 补穴

- 气类穴
- 血类穴
- 补穴
- 祛风穴
- 祛湿穴
- 清热穴
- 散寒穴
- 开窍穴
- 祛痰止咳平喘穴
- 消食穴

第三章　竹穴

凡能补益正气，扶持虚弱，治疗虚证的穴位叫补穴。

补穴适用于某脏腑虚弱，病后体虚，邪盛正虚，用以辅助正气，改善虚弱症状。

虚证可分为气虚、血虚、阴虚、阳虚四种类型。本章主要讨论脏虚，血虚在血类穴中予以讨论。在讨论脏虚中，着重讨论每个脏中虚的类型，如补肾穴中，复溜为滋补肾阴穴，命门穴为壮阳穴。补心穴中，中府穴为养阴清热穴，厥阴俞为温补心阳穴；通里穴适用于心实证，神门穴适于心病中虚实兼有之症。补肝穴中，大敦穴温补肝气，曲泉穴滋补肝阴。补脾穴中，脾俞穴补脾养血，隐白穴温补脾阳以止血。补肺穴中，太渊穴补肺益气，尺泽穴补肺清热。在应用补穴治疗虚证时，还要根据脏腑与五行之间的关系，灵活运用"实则泻其子，虚则补其母"的配伍原则，如太渊为肺经土穴，补太渊以生金；曲泉为肝经的合水穴，补曲泉可滋阴养肝。

临床要根据虚实的类型，辨证取穴，以获取较佳疗效。

第一节　补心穴

心　俞

【概述】

心俞为足太阳膀胱经的腧穴，是心脏之气输注之处，为治疗心脏疾病的主要穴位，故名心俞，位于督脉第5胸椎旁开1.5寸，斜刺0.8寸，可灸。对消除因心脏功能异常，所产生的病理证候具有一定的作用。

1. 神志病　心藏神，乃神明之府，为精神意识、思维活动之中心，心包与心同一体，其气相通，心包代心受邪而为病。故此，心俞能治疗心包和本脏引起的神志病。如心气不足和心血不足等引起的病证，都属本穴的主治范围。

2. 血脉病证　心主血脉，为人体生命活动的中心，心阳在机体活动中具有提供热能和动力的作用，凡因心气不足，心血不足，心阳不振所引起的心及血脉病，皆可用本穴施以补法治疗。

3. 同心相关的其他脏病　手少阳经脉"络小肠，却上肺"；手太阳经脉"络心，属小肠"，其经别"走心，系小肠"，足阳明经别"上通于心"；足太阴经脉"注心中"，其经别"上通于心"，足厥阴经别"贯心"；足少阴经别"络于心"；足少阳经别"贯心"。依其经脉，经别的循行及其相互联系，心俞穴还治疗同心有关的小肠、胃、肝、胆、脾疾患，如心脾两虚、心肾不交、心肝两虚、心胆气虚、心肺气虚等类型之病证都可配取本穴。

4. 经脉和经筋病证　足太阳经脉、经别、经筋和督脉之络脉的循行和分布都经过本穴，因此，督脉和足太阳经为病的脊背疾患和所在处经筋病变都属本穴的治疗范围。

【穴性】

用补法，补心气，宁心神，养心血。

【文献记载】

《针灸甲乙经》曰："心胀者，烦心短气，卧不得安，心俞主之。"

《席弘赋》曰："妇人心痛，心俞穴。"

《胜玉歌》曰："遗精白浊，心俞治。"

《玉龙歌》曰："胆寒由是怕惊心，遗精白浊实难禁，夜梦鬼交心俞治，白环俞治一般针。"

《神农本草经》曰："小儿气不足者，数岁不能语，可灸五壮。"

《玉龙赋》曰:"兼肾俞治腰肾虚之梦遗。"

《医学纲目》曰:"遗精白浊,夜梦鬼交,取心俞一分,沿皮向外一寸半,先补后泻,灸不宜多。"

【临床应用】

1. 心绞痛 心肌梗死属中医学的"胸痹""真心痛"范畴,瘀血心痛,相当于现代医学冠状动脉粥样硬化性心脏病所出现的心绞痛和心肌梗死,针刺本穴可补心气、温心阳、通心络、活血祛瘀。

2. 心悸 心悸病变在心,因此,心之背俞穴为其常用穴,具有补心气、养心血、宁心安神、活血祛瘀、温补心阳等功效。

3. 虚劳 取本穴用补法,主治心血虚和心阳虚病,如心血虚型、心阴虚型。

4. 风心病 本病是由于风寒湿邪侵犯血脉伤及心脏所致,常见类型为心肾阳虚型、心脾阳虚型、气血亏虚型、心血瘀阻型,均取心俞为主穴施以补法。

5. 癫痫 心脾两虚型,症见神志恍惚,沉默不语,魂梦颠倒,心悸易惊,善恐欲哭,体乏肢困,行动迟钝,饮食减少,舌苔白,脉细无力,取心俞配补足三里、三阴交或加补神门,有养心阳之效;或加刺人中,佐以醒神开窍。

【病案举例】

患者,李××,男,35岁。

主诉:阵发性心悸2年。

现病史:2年前由于鼻衄发作过甚,而得心悸,后经多方治疗,鼻衄已愈,但心悸依旧,发作时每日10次,每次20分钟,面色㿠白,饮食欠佳,形体消瘦,眼睛呈贫血状态,脉沉细无力。

治则:养血,宁心安神。

取穴：心俞、巨阙、足三里、内关。

操作及效果：每日 1 次，10 次为 1 个疗程，经治 2 个疗程后，心悸发作减轻。每日 3 次，每次 8 分钟，上穴继治 3 个疗程，患者康复。

【腧穴配伍】

1. 心俞穴配巨阙，养血宁心安神，治疗心悸、气短。

2. 心俞穴配内关、三阴交，养血镇静安神，治疗心悸失眠。

3. 心俞穴配灸大敦，养血宁志，治疗心悸多梦。

4. 心俞穴配巨阙、日月，养血敛神宁志，治疗心胆气虚。

5. 心俞穴配肝俞、睛明，养血明目，治疗目疾昏暗。

6. 心俞穴配肾俞、三阴交、百会，交通心肾，治疗失眠。

7. 心俞穴配复溜、合谷、列缺，养阴固表止汗，治疗心悸自汗。

8. 心俞穴配肾俞、翳风，养血聪耳开窍，治疗肾虚耳鸣。

【讨论】

1. 心俞为心脏之气输注于背部的俞穴，是改善心脏功能与心脏器官有关的主要穴位。《席弘赋》曰："妇人心痛心俞穴。"心主血脉而藏神，津为血之液，肾藏精。《胜玉歌》曰："遗精白浊心俞治。"在临床上，心绞痛、风心病、惊悸、癫痫等虚证均是心俞穴治疗的范畴。心俞是补心的主要穴位。

2. 本穴的针刺方向与针刺感应　沿脊背向上（后项方向）或向下（肝俞穴方向）横刺 1.5 寸，其针感向上走，达大杼穴处，向下走至肝俞穴处，可用以治疗胸段背肌疾患；针直刺或略向外方斜刺，少数病例其针感走达胸胁，上肢。对于胸胁、肋间、上肢疾患，收效不佳。若能向胸椎刺入 1.5 寸甚至 2 寸，令针感走至心胸、胸胁、上肢，对其所到达之处的疼痛收效较显著。

3. 心俞、少冲、少府三穴功能与刺法比较

三穴均可补益心血。

心俞穴为心脏之气输注于背部的俞穴，心主血藏神，有养血开窍作用，广泛用于心脏功能失常及与心有关的器官病变。

少冲穴为心经的井穴，是阴阳交接之处，有养阴益血补气开窍作用，适用于气血失调，阴阳严重失去平衡的神志昏厥症状。

少府穴为心经的火中之火穴，有清热泻火养血作用，适用于热盛伤津的血亏证候。

操作刺法上的不同：少冲穴调整阴阳，用平补平泻法，禁用灸法及泻法，只有热甚伤及心包经，用放血开窍，泄热法。心俞穴用灸法或补法，在补血方面禁用泻法。少府穴为火中之火穴，只有用泻法清热补血，禁用灸法。

少 冲

【概述】

少冲穴又名"经始"。少，指手少阴；冲，要冲也。穴为手少阴之井，为心脉冲出之所在，手少阴由此相交于手太阳，为阴阳两经经气交通之要冲也，故名少冲。本穴位于小指内侧爪甲角旁开0.1寸处，可斜刺0.1~0.3寸或点刺出血，可灸。

1. 神志病和血脉病 "心者，精神之所舍也"，心居胸中，心包为其外围，心藏神，乃神明之府，为情志思维之中枢，心主血脉为人体生命活动之中心，血液循行脉中，赖心气鼓动周流全身，营养机体，维持各脏腑组织器官的正常功能活动，温补少冲可治疗心阳虚衰、心气不足、心血不足、心络瘀阻等引起的心血管疾病和神志病。

2. 经脉循行线上的疾病　依少冲穴位置，针感的走向和手少阴经脉的循行，少冲可治疗本经循行所过之处的心胸、肘臂、手腕、手指疾患和心脏虚弱所致之症。

【穴性】

补心气，宁心神，益心血。

【文献记载】

《医宗金鉴》曰："心虚胆寒，怔忡癫狂。"

《玉龙歌》曰："胆寒心虚病如何，少冲二穴功最多。"

《百症赋》曰："发热仗少冲、曲池之津。"

【临床应用】

1. 舌暗　舌暗是指舌肌转运失灵，语言不利而言。张景岳说："舌为心之苗……心为声音之主。"《灵枢·忧恚无言》曰："舌者，声音之机也。"心气通于舌，手少阴经之络脉系舌本，可见心气不足、心血不足、心阳虚衰、心络瘀阻，皆能致舌暗，故少冲穴用补法可治之。

2. 心烦　心烦是患者心中烦躁不安的一个自觉症状，阳亢火盛，扰及心神，心阴暗耗，虚火上扰，而致心烦，可补少冲、复溜，泻通里和少府，以清热滋阴，除烦。因心气不足，血不养心引起的虚烦，配神门、复溜、三阴交滋阴养血以补气除烦。

3. 腕下垂　腕下垂指手指屈伸不利。手屈而不伸者，其病在筋，伸而不屈，其病在骨，在骨守骨，在筋守筋，不论何种原因导致的腕臂经脉挛急和腕下垂，对症治疗。

4. 本穴对于心阳不足所致的心悸不宁、气短、气喘、脉微弱和心阴不足所致的心悸不宁、烦躁不安、多寐多梦、掌心发热、健忘盗汗等症，针之用补法，可收到良好效果。

【病案举例】

患者，张××，男，46 岁。

主诉：阵发性心悸伴汗出 2 年。

现病史：2 年前由于感冒服发汗药过量，汗出过多而致心悸，出汗诸治不佳，遇情志不舒则剧。汗为心之液，汗多心阴亏损，情志不隧，肝郁化火，心阴更伤。

治则：泻肝火，养心阴，补气固表。

取穴：少冲、复溜、合谷。

穴义：少冲为心经之井穴配肝木，泻此穴平肝清热，补此穴调整阴阳，恢复小肠功能，补液养心；复溜为肾经腧穴，补之，滋阴补肾，交通心阳；合谷为大肠原穴，益气养血。

操作及效果：少冲先泻后补，复溜、合谷均用补法。每日 1 次，共针 5 次而愈。

【腧穴配伍】

1. 少冲配神门、内关、气海，益气宁心安神，治疗心悸、气短。

2. 少冲配巨阙，宁心安神，治疗心悸胆怯。

3. 少冲配三阴交、合谷、百会，益气养血，治疗气虚性头晕。

4. 少冲配肝俞、心俞，养血，补肝明目，治疗目疾昏暗。

【讨论】

1. 针刺时注意事项　针刺此穴务求取穴准确，本穴系手少阴心经的井穴，亦称该经的母穴，凡心经虚证，皆可针刺少冲。

2. 针刺方向与针刺治疗　循经病变和与本经有关脏腑的病患时，针尖斜向上刺；治疗局部病时，直刺或点刺。

3. 补此穴，补肝肾，抑心阳，交通心肾，以治失眠、心悸之症。

4. 泻此穴，泻肝清热，养阴除烦，以治虚烦不得眠之症。

5. 补此穴，增强小肠泌别清浊之功，益津养血以治心悸怔忡。

6. 此穴为心经肝木穴属春，补此穴，养心开窍，以治昏厥证；泻此穴平肝清热，以治气厥证。

少　府

【概述】

本穴为手少阴经之"荥"穴，位于第4、第5掌骨之间，握拳，当小指端与无名指端之间，直刺 0.3～0.5 寸，直对劳宫，因此，本穴是火中之火穴，心阳不足、心火过胜（耗伤心血）可引起以下病证：

1. 胸阳不振（心血瘀阻）　症见胸部刺痛或闷痛，时作时休，汗出肢冷，唇甲青紫，舌质暗红或见紫色瘀斑，苔少而润，脉涩或结代。

2. 心阳气虚　症见心悸，气短，自汗，动则尤甚，胸闷，面色苍白或口唇青紫，大汗淋漓，舌质淡，苔薄白，脉细弱或结代。

3. 心阴虚　症见心烦、心悸，失眠多梦，健忘，面色不华，唇舌色淡或见低热，骨蒸潮热，咽干口燥，盗汗，舌尖干赤或口舌生疮，脉细或结代。

4. 下元虚损　症见阴部有冷感，面色㿠白，精神疲乏，腰膝酸软或阳痿滑精，女子则月经期延长，量少，血色晦暗，舌质淡，苔薄白，脉沉细。

【穴性】

益气养血，宁心安神。

【文献记载】

《玉龙经》曰："治虚悲忧，少气，心痛……。"

《千金要方》曰："虚则暴痒气逆，卒疝，小便不利，嗌中有气如息肉状，数噫恐悸气不足，烦满少气。"

《类经图翼》曰："痃疟久不愈，振寒，阴痒阴痛，遗尿肠坠，小便不利。"

【临床应用】

1. 心悸 患者自觉心慌，易惊，其因有饮食不节，湿聚痰生，痰火扰心或久病体虚，气血虚弱，心失濡养则"心无所依，神无所归"，因本穴为火中之火穴，心火盛耗散心阴所致心悸、短气、面色无华、头目眩晕的气血虚弱之证。

治则：养血宁心安神。

取穴：少府、神门、巨阙、气海。

穴义：少府为心经火中之火穴，用泻法能清热养阴；神门为心经原穴，巨阙为心经募穴，气海为元气之所依。三穴用补法，益气养血，宁心安神。

2. 头痛 为临床常见之症，原因复杂，除占位性、外伤性病变外，一般可分外感风热、风寒、风湿；内伤可分为瘀血、痰阻、肝阳上亢、肾虚。气血虚弱，因本穴为心经火中之火穴，适用于头、眉棱骨疼痛或头部晕疼，遇劳则剧，缠绵难愈的气血虚弱性头痛，治宜益气养血。

取穴：少府（泻）、三阴交（补）、太溪（补）、攒竹（平补平泻）、太阳（泻）。

穴义：少府穴为心经火中之火穴，泻之清热养阴补血；三阴交为足三阴之会穴，太溪为肾经原穴，补之养肝益肾添精补血，并引头部之虚热下行；太阳、攒竹引经气直达病所。

【病案举例】

患者，李××，男，16 岁。

主诉：头晕、头痛 2 年。

现病史：2 年前病愈后，急补长时缺课，过度疲劳而患失眠头痛，视书则疼剧，班上前 3 名，退到后几名，面色憔悴不华，形体消瘦，脉沉细无力。

治则：养血活络止痛。

取穴：少府（泻）、三阴交（补）、太溪（补）、风池（泻）、太阳（泻）。

操作及效果：每日 1 次，10 次为 1 个疗程，针 2 个疗程后，头痛基本治愈，看书仍有隐痛发作。上穴又加脾俞、肝俞，去风池，继治 1 个疗程而愈。2 年后告知，已考入大学，头痛未作。

【腧穴配伍】

1. 少府配关元、三阴交，治疗遗尿。

2. 少府配神门、内关、劳宫，治心绞痛。

3. 少府配太溪、阴郄，治疗失眠。

【讨论】

1. 此穴为火中之火穴，治疗血虚患者时应先泻后补，清热养阴；如若纯用补法则助火伤阴，使血虚病人更剧。

2. 因此穴为火中之火穴，无论实证虚证均不能用灸法，实证用灸法使热邪更重，扰乱神明；虚证用灸法，使热盛伤阴，虚证更虚。为此，本穴只能用泻法或先泻后补。

3. 少府、少冲补血功能比较

（1）少府穴为心经火穴，心属火，为此，本穴是火中之火穴，在补血过程中，必须用泻法，清热养阴以补血，适用于热盛伤津耗血之症，对于寒凝血少之证是禁用穴。

（2）少冲穴为心经的肝木井穴，肝藏血，心主血，本穴又为心经的母穴，据"实则泻其子，虚则补其母"之意，是补肝血、养心血的主穴，是阴阳交接之处，调整阴阳，补血开窍的主要穴位。可用于治疗心肝两脏虚弱所致的血虚证及气血虚弱的急证。

神　门

【概述】

神门又名兑冲、兑厉；是手少阴心经的输土穴；阴经以输代原，故又为手少阴心经的原穴，心属火，火生土，本穴又是本经的子穴。《采艾编》："神门，神明之官，此其门路也。"《孔穴命名的浅释》："神门，因其治神志病，又有心气出入之门户之义。"穴在腕豆骨的桡侧，即尺侧腕屈肌腱附着于豆骨的桡侧，腕横纹上，布有前臂内侧皮神经，尺侧为尺神经，直刺 0.2~0.4 寸，可灸。

【穴性】

补心，开窍。

【文献记载】

《素问·灵兰秘典论》曰："心者，君主之官，神明出焉。"

《灵枢·五邪》曰："邪在心，则病心痛，喜悲时眩仆，视有余与不足而调之其输也。"

《灵枢·五乱》曰："气乱于心，则烦心密嘿，俛首静伏……气在于心者，取手少阴心之俞。"

《千金要方》曰："数噫，惊恐不足。"

《玉龙歌》曰："痴呆之症不堪亲，不识尊卑枉骂人，神门独治痴呆病，转手骨开得穴真。"

《杂病穴法歌》曰："神门专治心痴呆。"

《胜玉歌》曰："后溪，鸠尾及神门，治疗五痫立便痊。"

《通玄指要赋》曰："神门去心性之痴呆。"

《十四经穴主治歌》曰："神门主治悸怔忡，呆痴中恶恍惚惊，兼治小儿惊痫证，金针补泻得安宁。"

【临床应用】

1. 惊悸　本病是临床常见病之一，引起的原因很多，平素心虚胆怯，遇惊恐，则心无所依，神无所归而心慌不已，思虑过度，劳伤心脾或病后血虚，不能上乘于心，心失血养而不宁；脾胃虚弱，运化失司，水液内停，扰乱心神而致惊悸。

治则：养血安神，宁心。

取穴：神门、心俞、内关。

穴义：神门为心经原穴，心俞为心之背俞穴，内关为心包经络穴。三穴合用，调补心经气血，宁心安神。

2. 癫痫　本病是指由于阴阳失调，风痰内生，肝、脾、肾三脏功能失调而导致突然晕仆，不省人事，四肢抽搐，牙关紧闭，口吐涎沫。

治则：宁心安神，平肝息风，豁痰。

取穴：神门、太冲、丰隆、鸠尾、风府。

穴义：神门为心经原穴，宁心开窍；鸠尾为任脉络穴；风府为督脉与阳维脉的交会穴。三穴合用，平衡阴阳，调理逆乱，息风醒脑，为治痫证的要穴。太冲为肝经原穴，丰隆为胃经络穴，二穴合用，息风豁痰以开窍。

3. 失眠　本病主要是由于心、肝、脾、肾四脏功能失调所致。心主藏神，主神明，脾经注心中、肾经络心中；故思虑过度，劳伤心脾，房劳损肾，心肾不交均可导致失眠多梦、心悸健忘、神疲乏力等症状。

治则：调心肝脾肾四脏，养血安神。

取穴：神门、内关、三阴交。

穴义：失眠之病在于心，遵"五脏六腑之有疾者皆取其原"，取手少阴心经原穴神门，内关为心包经的络穴，调理三焦。失眠与肝脾肾三脏关系密切，取三阴交为此三脏之交会穴。三穴合用，调补三阴，宁心安神，以治失眠。

【病案举例】

案一：

患者，李××，男，20岁。

主诉：失眠5个月。

现病史：2年前，高考时，由于用脑过度，失眠严重，经治而愈。近5个月，由于工作繁忙，日夜操劳，旧病复发，每晚只睡3个小时左右，有时彻夜不眠，头晕，健忘，神疲体倦，脉沉细。

辨证：心脾不足，神不守舍之失眠证。

治则：补益心脾，宁心安神。

取穴：神门、三阴交、内关。

操作及效果：上穴均用补法。每日1次，7次为1个疗程。5诊后能睡5小时，精神好转，继针5次而愈。1年后随访，无复发。

案二：

患者，张××，男，25岁。

主诉：失眠遗精半年。

现病史：间断遗精3年之久，不予重视，未曾治疗。近半年，日渐加重，每晚梦交1~2次，每晚只能间断性睡眠3个小时左右，伴有头晕，健忘，心烦易怒，咽干口渴，脉细数。

辨证：证属肾水亏损，不能上济于心，心火独亢而致失眠症。

治则：补肾养阴，交通心肾。

取穴：神门、复溜、太溪。

操作及效果：上穴均用补法。每日 1 次，7 次为 1 个疗程。经 10 次治疗而告痊愈。1 年后随访，病未复发。

【腧穴配伍】

1. 神门配内关、三阴交，养血安神，治疗血虚性失眠。

2. 神门配足三里、三阴交，补脾养血，宁心安神，治疗脾虚性的心悸、失眠。

3. 神门配太冲、三阴交，平肝清热，宁心安神，治疗肝火性的惊悸、失眠。

4. 神门配复溜、太溪，清热养阴，治疗心肾不交的惊悸、失眠。

5. 神门配合谷、三阴交，益气养血，宁心安神，治疗气血虚弱性的心悸、失眠。

【讨论】

1. 神门为心经的原穴，既能补心气又能泻心火。因为神门为心经的输土穴，补此穴，土势旺盛，土旺制水，水势减弱，火不受克，则心气旺盛；神门属土，心属火，火能生土，神门为心经子穴，"实则泻其子"，泻神门以泻心实之邪，故神门又有清心泻火、开窍之功。

2. 泻神门可以治疗他穴误灸的病证。如心俞、厥阴俞，误灸后引起的心烦、失眠，可泻本穴，清心安神以除烦。

3. 神门穴可以诊断某些疾病的愈后，因为神门穴处有尺动脉，前人可根据本动脉搏动的有无以判断生死。如《素问·气交变大论》曰："岁水大过，寒气流行，邪害心火……神门绝者，死不治。"《素问·至真要大论》曰："太阳司天，寒淫所胜，则寒气反至，水且冰，血变于中，发为痈疡……病本于心，神门绝，死不治。"

4. 本穴针感　针刺入后，针尖稍向上，在不断地捻转运针的同时，针感可沿本经到肘、胸及心区，治疗心脏疾病效果较好。

5. 神门与大陵穴的功能比较　二穴均能治疗心病及神志病，但根据心病受邪不同分为虚实两大类。心病的实证多由心包络受邪引起，心病的虚证多由心脏本身引起。大陵为心包经的原穴可治疗心经的实证，用泻法。神门为心经原穴，根据五行与脏腑间的关系，可治疗心脏病的虚证与实证。

6. 神门与通里穴的功能比较　二穴均为治疗心病的常用穴，但通里为心经络穴，神门为心经原穴。因此，通里穴可治疗心病之实证，小肠病及舌病；而神门治疗心病实证和虚证。

第二节　补肝穴

肝　俞

【概述】

肝俞为足太阳膀胱经腧穴，是背俞穴之一，与肝脏内外相应，为肝经经气输注于背部之处，故称"肝俞穴"。该穴位于第9胸椎棘突下，督脉旁开1.5寸，是治疗肝脏疾病的重要腧穴，又肝开窍于目，故又是治疗目疾的重要穴。斜刺0.5~0.8寸，可灸。

【穴性】

补肝明目。

【文献记载】

《太平圣惠方》曰："口干，中风支满，短气不食，食不消；吐血，目不明，腰痛，肩痛，寒病。""欬逆，两胁满闷，脐中痛。"

《千金要方》曰："目泪出，眵矇，内眦赤痛痒。"

《针灸甲乙经》曰："咳而胁满急，不得息，不得反侧，腋胁下与脐相引，筋急而痛，反折，目上视，眩，目中循循然。肩头痛，惊狂，衄，少腹满，目䀮䀮，生白翳，咳引胸痛，筋寒热，唾血短气，鼻酸，肝俞主之。"

《针灸大成》曰："青盲无所见：肝俞，商阳左取右，右取左。"

《玉龙歌》曰："肝家血少目昏花，宜补肝俞力便加。"

《标幽赋》曰："取肝俞与命门，使瞽士视秋毫之末。"

【临床应用】

肝俞穴是肝脏元气表现的主要部位，是治疗肝脏疾病和目疾的主要穴位，临床上可治疗以下疾病。

1. 胁痛 胁痛是临床上常见的一种证候，是肝胆之脉循行之处，其因可分：外感湿热，郁于少阳，枢机不利；或跌仆损伤，瘀阻经脉；或情志不隧，肝失条达；或肝肾阴虚，经脉失养。本穴主要治疗肝阴亏损，经脉失养，胁痛，隐隐作痛，劳累则重，按压则轻，面色不华，心悸、气短。

治则：养肝补血，活络定痛。

取穴：肝俞、三阴交、血海。

穴义：肝俞、三阴交，养血柔筋定痛；血海为血的会穴，取此穴，补而不泻，活络止痛。

2. 迎风流泪 迎风流泪，可分热泪与冷泪两种，冷泪之因为肝肾不足，精血亏耗，风邪外侵导致，泪下无时，迎风更甚，泪水清稀，眼睛无红肿热痛。

治则：滋补肝肾。

取穴：肝俞、肾俞、睛明、风池。

穴义：睛明，疏气血，通泪窍；风池为祛风的要穴；肝俞、肾俞，补肾水、养肝木。

3. 近视 近视是一种屈光不正的眼病，近视清楚，远视模糊，发病原因很多，以书写、阅读、近距离工作时间过长，照明不足，姿势不正所致居多。其主要症状：视物模糊、视力下降，重者 0.1~0.3，轻者 0.5~0.7。五脏六腑之精气皆上注于目能视，若肝肾阴虚，则视物不清，腰膝酸软。

治则：养肝补肾，益气明目。

取穴：肝俞、肾俞、睛明、风池。

穴义：肝俞、肾俞，补肝益肾；风池，养血明目，通络；睛明，养肝明目。

4. 青盲 本病为外眼端好，一如常人，仅自觉视力缓慢下降，以致不分明暗，不辨人物，成为青盲。其因肝肾亏损，精血不能上荣于目，使患者眼干涩，头晕，耳鸣，腰膝酸软，视力逐渐减退，甚至不分明暗，不分辩人物，但外观如常，无翳障气色。

治则：补肾养肝，明目通络。

取穴：肝俞、肾俞、风池、睛明、光明。

穴义：肝俞、肾俞，补肾养肝；睛明为手足太阳、足阳明、阳跷、阴跷之会，风池为手足少阳与阳维之会穴，配光明调和气血，通络明目。

【病案举例】

患者，芦××，男，49岁。

主诉：双眼视物模糊 5 年余。

现病史：5 年来，每在傍晚及黎明时，视物模糊，两眼干涩，晚上不敢外出，伴有腹胀食少，身瘦，面色微黄，脉象虚弦等。曾吃猪肝约 60 斤，尚未根除。

辨证：肝肾阴亏，精血不能上荣于目之夜盲证。

治则；补益肝肾。

取穴：针补肝俞、肾俞。

操作及效果：隔 1～2 日针刺 1 次，4 诊治愈，5 诊巩固疗效，20 天后，随访未有复发。

【腧穴配伍】

1. 肝俞穴配太冲用补法，为俞原配穴法，二穴协调有补养肝血的作用，治疗脏腑经脉同病。

2. 肝俞穴配曲泉用补法，为俞合配穴法，二穴协调养阴补肝，治疗肝阴虚性的目疾。

3. 肝俞穴配复溜、太溪用补法，有补肾养肝的作用，治疗肝俞虚弱的疾患。

【讨论】

1. 肝俞穴的针刺方向与针感

（1）肝俞穴治疗胸背部疼痛，针刺时，针尖方向稍微向上，不断地捻转运针，针感到达心俞、肺俞处，效果较佳。

（2）肝俞穴治疗腰背部疾患，针尖方向稍向下，不断捻转、运针，针感到达胃俞、肾俞、大肠俞，治疗腰背部疾患良好。

（3）肝俞穴治疗胸痛，针尖方向直刺或略向外斜刺，不断捻转运针，使针感到达前胸部，治疗胸痛效果较好。

（4）肝俞穴治疗上腹部疾患，针尖向着胸椎方向，刺入 1.5 寸，不断地捻转运针，针感到达上腹部时，根据病变的虚实，相应地采取补泻手法，实热用凉泻，虚寒用温补，气虚下陷、心悸、气短用益气升提法。

2. 肝俞穴针刺时的注意事项

（1）右肝俞穴的深部为肝脏，针刺过深可损伤肝脏，引起肝区剧烈性的疼痛，如若肝癌患者则引起肝破裂而死亡。《素问·刺禁论》："刺中肝，五日死，其动为语。"提示我们，针刺肝俞穴时，一定要注意深浅，否则会给患者带来不应有的损失。

（2）肝病多属实证，治宜疏泄条达，不可郁滞。肝若为虚证时，多为肝阴不足或肝肾亏损，治宜补肝养血，或滋补肝肾，又因背为阳，腹为阴，肝俞穴为肝脏之气输注于背部的腧穴，根据阴阳互根之理，肝俞穴只能采用补阴法或疏泄法，不能采用灸法或温补法。如若肝阳上亢时误用灸法，则引起头脑胀痛、眩晕、耳鸣，若要消除此种副作用，应该泻肝经之行间穴，以清热除火。如若肝阴不足误用灸法，则阴虚更甚，根据肝的生理功能，肝俞的性质，阴阳互根之理，肝俞穴不论肝的实证或虚证，均不能采用灸法。

大 敦

【概述】

大敦者，敦，厚也，大经气敦厚所生之根本。穴当厥阴之初，厥阴根于大敦，在足大趾端外侧去爪甲角三分许，故名。大敦为足厥阴肝经井穴，是阴阳交接处，是治疗急证的常用穴。在足大踇趾外侧当爪甲角外1/4处。斜刺0.1~0.2寸，或点刺出血，可灸。

【穴性】

补肝摄血，止血。

【文献记载】

《素问·刺法论》曰："木欲发郁，亦须待时，当刺足厥阴之井。"

《针灸甲乙经》曰："卒心痛，汗出，大敦主之，出血立已；阴跳、遗尿，小便难而痛，阴上下入腹中，寒疝阴挺出，偏大肿，腹脐痛，腹中悒悒不乐，大敦主之；小儿癫痪，遗精溺，虚则诸病痫癫，实则癃闭，小腹中热，善寐，大敦主之。"

《针灸大成》曰："主五淋，卒疝七疝、小便数遗不禁，阴头中痛，汗出、阴上入小腹、阴偏大，腹脐中痛，悒悒不乐，病左取右，病右取左。腹肿肿病，小腹痛，中热喜寐、尸厥状如死人、妇人血崩不止、阴挺出、阴中痛。"

《通云赋》曰："能除七疝之偏坠。"

【临床应用】

1. **崩漏**　崩漏是指子宫出血而言（除月经外），来势急，出血量多为崩；来势缓，出血量少为漏；二者可以互相转化，崩可以转为漏，漏也可以转为崩。其发病机制是冲任损伤，不能固摄。发病原因为饮食不节，损伤脾胃或脾胃素虚，统摄无权，冲任受损；或肾脏虚弱，精血方损；或情志所伤，肝郁火盛，热甚伤血；或食积化热，热伤络脉等均可导致崩漏发生。大敦穴主要治疗：劳伤过重，肝脾损亏，冲任损伤，子宫突然下血，血量甚多，面色苍白，四肢厥逆，冷汗出，脉沉细。

治则：补脾养肝，益气摄血。

取穴：大敦用灸法；隐白用灸法；合谷、三阴交用针补。

穴义：大敦、隐白分别为肝经、脾经井穴，急补肝脾，摄血止血；三阴交、合谷，补气摄血。

2. **疝气**　疝气是睾丸肿胀疼痛，病机是肝脉、任脉感受外邪，筋脉瘀滞所得。病因是久卧湿地或感受风寒。雨淋，寒湿凝滞患处；或劳累过度，气虚下陷；或湿热下注，侵犯肝脾二经；或寒湿郁久化热，均可导致疝气。大敦穴主要治疗：劳累过度，气虚下陷；睾丸下坠疼痛，卧则入腹，立则下坠疼痛，神倦体困，短气乏力，反复发作，不易根治。

治则：补气，升提，止痛。

取穴：大敦、关元、归来。

穴义：大敦为肝经井穴，补灸益气升阳；关元为足三阴会穴，元气要穴，温补则益气，升提，止痛；归来是足阳明要穴，阳明多气多血，合于宗筋，是治疗疝气的主要穴位。

【病案举例】

患者，赵××，女，35岁。

主诉：阴道突然大出血1小时。

现病史：约1小时前患者在田间强力劳动，突然出现阴道大出血，裤被血浸透，四肢厥冷，面色苍白，冷汗出，脉沉细无力，病情危重，离医院又远，急灸大敦、隐白，针补合谷、三阴交。操作15分钟，出血渐止，汗出乃愈，返家后，针药并用以善其后。

【腧穴配伍】

1. 大敦配隐白均用灸法，补肝益脾，摄血，治疗子宫出血。

2. 大敦配三阴交、关元，养肝补血固摄，治疗小便出血。

3. 大敦配曲泉，中极用补法，暖肝止疼，治疗疝气。

4. 大敦配泻百会，平肝潜阳，治疗肝阳上亢性头痛。

5. 大敦配支沟用泻法，舒肝理气止痛，治疗气滞血瘀性的胁肋疼痛。

【讨论】

1. 大敦穴为肝经井穴，井治急病；肝经过阴器，抵小腹；肝藏血。对于子宫大出血，急温补大敦以止血。

2. 大敦穴为肝经井穴，其位在下。上为阳，下为阴，根据阴阳互根原理，大敦穴为阴经之阴穴，故在刺法上必须采用温补手法，不能采用凉泻手法。

3. 大敦穴，肌肤较浅，感觉灵敏，在操作上，为减轻患者痛苦，宜多灸少刺。

曲　泉

【概述】

曲泉为肝经腧穴，属合水穴。《会元针灸学》曰："曲泉者，膝辅骨筋间，膝环屈伸之中，合于五脏，滋始于肾，环绕血海，有泉清自然之生发力，养气含其中，故名曲泉。"《穴名释义》曰："又穴为足厥阴之合，属水，以泉喻之，故名曲泉。"其位在膝关节处，屈膝，在关节内侧横纹头上方之凹陷中。主要治疗月经不调、头痛、腰痛、胁痛、阳痿、遗精、遗尿、疝气等病，直刺 0.8～1.3 寸，可灸。

【穴性】

补肝肾，益精血。

【文献记载】

《灵枢·厥病》曰："病注下血，取曲泉。"

《针灸甲乙经》曰："女子疝瘕，按之如以汤沃两股中，少腹肿，阴挺出痛，经水来下，阴中肿或痒，漉青汁若葵羹，血闭无子，不嗜食，曲泉主之。"

《千金要方》曰："目赤肿痛，腹肿，卒痹病，引膑下节；身热头痛汗不出，癫疝阴跳痛，引茎中，不得尿、阳痿。"

《针灸大成》曰："主溃疝，阴股痛，小便难，腹胁支满，癃闭、少气、泄利、四肢不举，实则身目眩痛、汗不出、目䀮䀮，膝关痛。"

《肘后歌》曰："脐腹有病曲泉针。"

《席弘赋》曰："若是七疝，少腹痛，照海，阴交，曲泉针。"

《千金翼方》曰："男子失精，膝胫疼痛难忍，灸曲泉百壮。曲泉主癃闭阴萎，主溏泻痢注下血。"

【临床应用】

1. 头痛　头痛是临床上极为常见的急慢性疾患，伴发于多种脏腑之中。头为诸阳之会，五脏六腑之精气皆上注于头，外感六淫，挟风至颠，或热扰清窍，或痰阻清阳，或寒遇络脉，均可导致外感头痛。内伤头痛或房劳不节，肾水亏损，脑海空虚；或情志所伤，肝郁化火，扰乱空窍；或气血虚弱，脑海失养；或瘀血、痰饮，阻塞络脉，均可导致气血阻滞，发生头痛。曲泉穴为肝经的合水穴，主要治疗房事不节，脑海空虚所致的头脑空痛，腰膝酸软，眩晕耳鸣，脉沉细无力的肾虚头痛。

治则：养阴补肾，佐以活络止痛。

取穴：曲泉、肾俞、气海、太溪、风池、百会、三阴交。

穴义：曲泉为肝经的合水穴，太溪为肾经的原穴，肾俞为肾的俞穴，气海为任脉经的补气穴，三阴交为补血穴；气海、三阴交合用益气养血；曲泉、太溪、肾俞，滋补肝肾；风池、百会，祛风通络止痛。

2. 腰痛　腰痛是腰部的一侧或两侧发生疼痛，腰为肾之府，腰痛与肾关系密切。腰痛发生原因有：外感寒湿、闭阻络脉，或外感湿热，经络壅遏；或跌仆、损伤，气血阻滞，闭塞不通。内伤腰痛，是曲泉穴的主要治症，由于房劳过度，精血亏损，经脉失养。《素问·脉要精微论》曰："腰者，肾之府，转腰不能，肾将惫矣。"所致症状主要是腰膝酸痛无力，遇劳加重，休息则轻，偏于阳虚则少腹拘急，四肢不温；偏于阴虚则五心烦热，口燥咽干，心烦失眠，脉细数，舌红。

治则：补肾止痛，偏阳虚则温补肾阳，偏阴虚则滋阴降火。

取穴：曲泉、肾俞、关元、委中，阳虚用灸法、阴虚用补法。

穴义：曲泉为肝经的肾水穴；肾俞为肾经的俞穴；关元为肝、脾、肾三经的会穴，是补肝肾、健脾胃的强壮穴。三穴合用补肾强腰止痛。委中为膀胱经的血郄穴，膀胱经循肾腰府取此穴活络止痛。

3. 胁痛　胁痛是指一侧或两侧胁肋部疼痛。与肝胆经脉循行有关，《素问·藏气法时论》曰："肝病者，两胁下痛引少腹。"《灵枢·五邪》曰："邪在肝，则两胁中痛。"其病之因是：情志所伤，肝失条达，或跌仆损伤，或久病多瘀，导致气滞血瘀，血络闭阻。曲泉穴主要治疗：房事不节，色欲过度，精血亏损、失养，导致胁肋隐痛，头晕目眩，腰膝酸软，心烦口干，舌红，脉细数。

治则：养阴柔肝佐以活络止痛。

取穴：曲泉、行间、复溜、期门。

穴义：曲泉为肝经合水穴，行间为肝经荥穴，二穴配用清热，养阴止痛；复溜为肾经腧穴，滋阴壮水，期门为肝经募穴，二穴配用补肝血，活络止痛。

4. 眩晕　眩晕是头痛、眼花，甚则伴有恶心呕吐，其病之因，历代名家说法不一。《黄帝内经》指出"诸风掉眩皆属于肝"和"上气不足""髓海不足"。张景岳强调"无虚不作眩，当以治虚为主"。朱丹溪认为"眩晕偏于痰"。陈修园综合各家所说，又根据临床实践，认为虚者居多，阴虚则肝风内动，血少则脑失濡养，精亏则髓海不足，均可导致眩晕。曲泉穴主要治疗房事不节，色欲过度，精血暗耗，或先天不足，肾水亏损，髓海空虚，发生眩晕，腰膝酸软，遗精耳鸣，精神萎靡不振。

治则：补肾益精，升阳清窍。

取穴：曲泉、气海、三阴交、合谷、肾俞、百会。

穴义：曲泉穴为肝经合水穴，肾俞为肾的背俞穴，三阴交为三阴之会穴，有补血作用，合谷为大肠经原穴，有补气作用，气海是元气的要穴，百会有升提作用。总之，曲泉、肾俞补肝肾益精血；合谷、三阴交补血益气；气海、百会，益气升提，清脑明目。

【病案举例】

案一：

患者，李××，男，27 岁。

主诉：头脑空痛 10 年，加重 2 年。

现病史：患者 17 岁以来，遗精，头痛，时发时止，虽经多方治疗效果欠佳，2 年前婚后头脑空痛加剧，腰膝酸软，神疲，体倦，面色㿠白，脉沉细无力。

治则：滋补肝肾，益髓填精。

取穴：曲泉、复溜、涌泉、百会。

穴义：曲泉补肝益肾，复溜补肾滋阴，涌泉调和阴阳，百会通络止痛。四穴合用共奏滋补肝肾，益髓填精。

操作及效果：针刺 2 次后，头脑空痛减半，精神好转，嘱患者忌房事半年，继针 5 次后，疾病痊愈。

案二：

患者，周××，男，35 岁。

主诉：腰膝酸痛 5 年。

现病史：患者在国外工作 6 年之多，因气候、水土影响，身体素质逐渐变差，返国后结婚，近几年腰膝酸软、神疲、体倦逐渐加重，虽经多方治疗，效果欠佳。

治则：养肝补肾，壮腰止痛。

取穴：曲泉、太溪、肾俞、关元、委中。

穴义：曲泉、太溪、肾俞调补肝肾，关元温补肾阳，委中通经止痛，善治腰背疼痛。

操作及效果：治疗 5 次后诸症减轻，在上穴基础上又加重灸关元，以补肾中之阴阳，又继治半月，疾病痊愈。1 年后随访，病未复发。

【腧穴配伍】

1. 曲泉配天柱，疏调胃肠气机，治疗脐周围疼痛。

2. 曲泉配阳陵泉，舒筋活络，治疗膝关节屈伸不利。

3. 曲泉配阴陵泉、三阴交、血海，补肾养肝柔筋，治疗下肢内翻。

4. 曲泉配曲池，舒筋活络，治疗四肢关节屈伸不便。

5. 曲泉配复溜、合谷，养阴清热，治疗阴虚发烧。

【讨论】

1. 肝血亏损，筋脉失养，所致关节屈伸不便，取曲泉透膝阳关，以舒筋活络。

2. 曲泉穴治疗脐腹疼痛时，曲泉透委中，交通阴阳，疏通肾与膀胱之经气，活络止痛。

3. 曲泉穴治疗脑空痛时，曲泉穴针尖方向稍微向上，不断捻转，运针，使针感向上，到达大腿根部或少腹部。

4. 曲泉穴配委中穴治疗肾虚性腰痛效果较好，原因是曲泉深刺实际是横透阴谷，二穴分别是肝经合穴与肾经水穴，其作用是养肝补肾，一穴透二经。委中穴是膀胱经血郄穴，针此穴疏通膀胱之经气，以祛腰部之邪，二穴合用，攻补兼施，补肾活络止痛。

5. 肝俞、大敦、曲泉补肝作用的比较

（1）肝俞穴是肝脉之气汇集于背部的俞穴，肝喜条达而恶抑郁，多用于治疗实证。如若治疗虚证时，则用补法，忌用灸法，因背为阳，肝俞为阳，灸则肝阳上亢引起头目眩晕。

（2）大敦为肝经之井穴，是阴阳之气交接之处，是治疗肝经急性病的主要穴。下为阴，大敦穴位于下肢足尖部，是阴中之阴的腧穴，是治疗急性疝痛，急性子宫出血的重要穴，据阴阳互根之理，在刺法上重用灸法，忌用凉泻法。

（3）曲泉穴为肝经之合水穴，是治疗肝肾阴虚的重要穴位，是养肝血，柔筋脉的主穴，在刺法上，忌用凉泻和重灸，以免筋脉挛急和津伤宜用稍灸以温通气血、津液，营养全身。

第三节　补脾穴

隐　白

【概述】

《穴名选释》曰："隐白，'隐'有潜藏孕育的含义。白为金色，指手太阴肺而言。"本穴为足太阴之井穴，脉气之所出，足太阴属土，土生金，其脉上走胸部，与手太阴肺金之脉相接于中府，隐白者，金隐于上，有脾母孕育肺子之义，穴为脾脉之根，故名隐白。

本穴为足太阴脾经之井穴，是阴阳经气交接之处，是治疗脾经急病的主要穴，是阴中之阴的腧穴，在刺法上，多用灸法，不用凉泻法，直刺 0.1 寸。

本穴是脾经的腧穴，位于足踇趾内侧，距爪甲角 0.1 寸的爪甲根部。主治暴泄、善呕、崩漏、喘息、尸厥。

【穴性】

健脾，益气，摄血，温阳止泻。

【文献记载】

《灵枢·热病》曰："气满胸中喘息，取足太阴大指之端……"

《针灸甲乙经》曰："气喘、热病，衄不止，烦心善悲，腹胀，足胫中寒，不得卧，气满胸中热，暴泄，仰息，足下寒，中闷，呕吐，不欲饮食，隐白主之；腹中有寒气、隐白主之；饮渴身伏多唾，隐白主之。"

《针灸大成》曰："腹胀，喘满不得安卧，呕吐食不下，胸中热，暴泄，衄血，尸厥不识人，足寒不能温，妇人月事过时、不止，小儿客忤，慢惊风。"

《杂病穴法歌》曰："尸厥百会一穴美，更针隐白效昭昭。"

《玉龙经》曰："腹胀喘息、吐衄血、肠滑食不化，月经不止血崩，取隐白。"

【临床应用】

1. 腹痛　本病可出现在多种疾病中，临床治疗应根据不同情况，辨证施治，现只讨论寒邪内积，脾阳不振的内科腹痛证。

（1）寒邪内积：多由饮食生冷，寒邪内阻，脾胃运化功能失司，所致腹痛急暴，得温则减，遇冷更甚。

治则：温中散寒。

取穴：隐白（灸）、中脘、足三里、关元。

穴义：隐白为脾经井穴，重灸此穴，升阳益气以治急性腹痛；中脘、足三里温通肠胃气机；关元灸之以温暖下焦，引经气直达病所，四穴合用，温通肠胃，振脾阳，散寒止痛。

（2）脾阳不振：脾阳虚弱，健运无权，寒邪所侵，气血运行不畅，所致腹痛绵绵，时作时止，遇冷，劳累时更甚。

治则：温阳，益气，止痛。

取穴：隐白（灸）、中脘、气海、足三里。

穴义：灸隐白温阳益气，直达病所；足三里、中脘以温通肠腑气机；气海重灸，温补下焦之元气，益气养血，温养肠腑以止痛。

2. 泄泻 本病引起原因很多，感受外邪、饮食所伤、情志失调、脾胃虚弱、肾阳虚衰等。本节主要讨论以下几种：

（1）寒湿内伤：多由过食生冷不洁之物，胃肠气机受阻，所致腹泻清稀如水，腹痛肠鸣。

治则：散寒，利湿，止痛。

取穴：隐白（灸）、中脘、天枢、足三里。

穴义：灸补脾经井穴隐白，升阳益气止泻；中脘为腑之会穴，天枢为大肠募穴，足三里为胃的下合穴，三穴均用针补或温灸，温通肠胃之气机，调整肠胃功能。四穴合用，升阳益气，健脾利湿止泻。

（2）脾胃虚弱：饮食不节，伤及脾胃，不能受纳、运化水谷精微，导致大便时溏时泻，完谷不化，油腻食物稍多则发作。

治则：温阳和胃，健脾益气。

取穴：隐白（灸）、脾俞、中脘、天枢。

穴义：灸隐白，升阳益气健脾，补脾俞健脾止泻；中脘、天枢用补法，健脾和胃止泻。

（3）脾肾阳虚：房事不节，或年老体衰，阳气不足，脾失温煦，运化失常所致黎明作泻，泻后即安，腰膝酸软。

治则：温肾益脾，涩肠止泻。

取穴：隐白（灸）、肾俞（灸）、神阙（拔罐）、关元（灸）、天枢。

穴义：灸隐白以升阳健脾；灸肾俞，温肾壮阳；神阙拔罐，关元施灸，益气温阳而治本；灸天枢，温肠胃以止泻。诸穴合用，温肾健脾升阳止泻。

3. 崩漏　本病既是妇科常见病，又是疑难重症，病因有血热、血瘀、脾虚、肾虚等，导致冲任所伤而发病。在治法上，本着"急则治其标，缓则治其本"的原则，灵活掌握，塞流澄源，辨证选配他穴施治，本节主要讨论：

（1）脾虚型：忧思过度，劳倦内伤，脾虚下陷，统摄无权，冲任失调，经血非时而下，色淡质薄，面色㿠白，四肢不温。

治则：升阳益气，调经，摄血。

取穴：隐白（灸）、关元、三阴交、脾俞。

穴义：灸隐白益气升阳，健脾；三阴交，调理肝、脾、肾三经，养血止血；关元补元气而固摄；脾俞以补脾摄血。

（2）肾虚型：房事过度，多伤肾脏，肾虚则封藏失司。冲任失调，不能制约经血，经来无期，淋漓不断，色淡质清，畏寒肢冷。

治则：温肾固冲，健脾止血。

取穴：隐白（灸）、肾俞、三阴交、关元。

穴义：灸隐白升阳健脾止血；灸肾俞、关元以补肾壮阳，固冲任；三阴交调养肝、脾、肾，养血固冲任。

【病案举例】

案一：

患者，杨××，女，32岁。

主诉：突然阴道大出血半小时。

现病史：患者半小时前在劳动返家的路上，阴道突然大量出血，躺在路中，急于求救，下衣被血全染，面色苍白，四肢厥逆，冷汗淋漓。

取穴：隐白、三阴交、合谷、复溜。

穴义：针补，温灸隐白、复溜，升阳补脾滋阴养血，壮阳补肾，塞流澄源，调补冲任。合谷为大肠经之原穴，多气多血；三阴交为肝、脾、肾三经的会穴，是藏血、统血及精血之源。二穴合用，益气养血，是历代医家治崩漏的常用穴。整个处方体现了治崩漏的三法：塞流、澄源、复旧的完整且灵活的治疗原则。

操作及效果：温灸以上各穴，出血、冷汗逐渐减少，肢温渐复，继施针术30分钟，血、汗已止，转危为安，继治2次以巩固疗效。

案二：

患者，李××，男，40岁。

主诉：泄泻5天。

现病史：炎热夏天，遥远工作，多次饮河水解渴，当天晚上，肠鸣腹泻作痛，呕吐。经服药治疗，腹痛、呕吐已愈，水样泄泻有增无减，由原来的每日4次增至每日10次。口淡无味，不欲食，周身倦怠，无力，脉沉无力。

治则：温阳健脾止泻。

取穴：灸隐白、天枢、足三里、脾俞、神阙（拔火罐）。

穴义：灸隐白、脾俞，以升阳健脾，益气；天枢为大肠经募穴，足三里为胃经下合穴，温补二穴，以疏通胃肠之气机，促进消化功能；神阙为生命之根蒂，连系命门之真阳，此穴拔罐，温补脾肾之阳，以治泄泻之本。

【腧穴配伍】

1. 隐白配大敦、三阴交、合谷，益气养血、止血，治疗崩漏。

2. 隐白配百会、气海，益气升提，治疗脾虚下陷的泄泻，子宫脱垂证。

3. 隐白加璇玑、足三里，健脾消食，治疗食积性的胃痛。

4. 隐白配合谷、三阴交，益气养血，治疗全身、四肢无力证。

5. 隐白配大敦，均用灸法，散寒止痛，治疗寒疝证。

【讨论】

1. 隐白穴用灸法治疗崩漏之因，是因脾主统血，隐白为脾经井穴，灸之可温补脾气以摄血，再者隐白配五行属肝木，肝主升，灸此穴，升阳摄血，是崩漏标本兼治之法。又当灸刺此穴止血后，必须加灸2~3次，以巩固疗效，否则易于复发。

2. 隐白治疗泄泻，可调和肝脾，健脾止泻；另一方面又升阳以止泻。因此，治寒湿泄泻效果较好，且必须加配足三里、中脘，引经气直达病所，以缩短疗程，提高疗效。

3. 隐白为脾经井穴，位于下肢，下为阴，上为阳，本穴为阴中之阴之穴，根据阴阳互根之理，在治法上应重用灸法，忌用凉泻法。

4. 隐白、关元、足三里散寒止泻功能比较

（1）隐白为脾经井穴，属肝木，主升发阳气，以治脾虚下陷的泄泻。

（2）关元为足三阴与任脉之会，是元气充足的穴位，有大补元阳的作用，适用于脾肾阳虚的黎明泻。

（3）足三里为胃经的下合穴，有健脾和胃、利湿散寒的作用，适用于脾胃不和的寒湿泄泻。

太 白

【概述】

太白穴的太字，是"大"的意思，又有"始"的含义。穴属脾经土穴，土生金，金合白色，有金气所始之意，又太白为星象名，即金星，亦含土生金之意。故名之。其为脾经腧穴，又为该经原穴，是调理脾功能的主要穴位，其治疗范围比较广泛，对于同脾虚有关的病证，以及脾肾阳虚、心脾不足、脾肺两虚、肝乘脾土等一系列证候，均有一定的治疗作用，脾为后天之本，脾虚则必然使其运化功能失司，使水谷不化，抑或水湿不化，导致湿困脾土，食滞伤脾，脾阳失健，聚湿生痰等诸病证，脾虚则后天之本亏损，以致气血生化之源不足，气血亏损，必然导致脏腑、肢体、器官的病证，如寒痢、休息痢，脾气不足型的乳汁分泌不足，皆可取本穴补治。脾失统血的失血证，用本穴亦可补之。

【穴性】

用补法，健脾益胃、化湿、益气摄血。

【文献记载】

《千金要方》曰："太白、公孙主腹胀食不化。"

《医宗金鉴》曰："太白、丰隆二穴应刺之症，即身重，倦怠，面黄，舌强而痛，腹满时时作痛或吐或泻，善饥而不欲食，皆脾胃病也。"

《针灸大成》曰："太白主膝股，胫痛转筋，心痛脉缓。"

【临床应用】

1. 泄泻 导致泄泻的原因很多，本穴主要治疗脾胃虚弱型、脾阳不振型、脾肾阳虚型、肝乘脾土型的泄泻。

（1）脾胃虚弱型：脾胃为后天之本，脾主运化，胃主受纳，腐熟水谷，脾胃受损而脾胃虚弱必然导致脾运化失司而致水谷不化，导致泄泻。

治则：健运脾胃以止泻。

取穴：太白、脾俞、足三里或阴陵泉。

穴义：太白为脾经原穴，脾俞是脾的背俞穴，二穴对脾脏功能有很好的调节作用，用补法，可补益脾气；足三里为胃腑的合穴、下合穴，"合治内腑"，对胃肠功能失调有很好的调节作用；几穴共用以健运脾胃而止泻。

（2）脾阳不振型：多由脾气虚发展而来，抑或是过食生冷，或肾阳虚火不生土所致。

治则：振阳补脾以止泻。

取穴：太白、关元，或太白、脾俞、神阙。

穴义：太白为脾之原穴，补之能补脾气，振脾阳；关元为人体元阳交关之处能大补元阳；神阙灸之可温下元，振中阳；各穴相配，以健运脾气，振脾阳以止泻。

（3）脾肾阳虚型：是由脾肾两脏阳气虚弱所致，脾阳虚衰，运化无力，不能化生精微濡养各脏，肾失所养而致脾肾阳气不足。反过来，肾阳先衰，火不生土，不能温煦脾阳，均可导致脾肾阳虚，脾肾阳虚，运化无权，而见久泄不愈。

治则：健脾补肾，固肠止泻。

取穴：关元（或命门）、太白、太溪。

穴义：太白为脾之原穴，太溪为肾之原穴，"五脏有疾，取之十二原"；关元能大补人之原阳。三穴配伍以温补脾肾，固肠止泻。

（4）肝木乘脾土型：肝气郁结，横犯脾土，导致脾气虚弱而运化失司，形成泄泻。

治则：疏肝理气，健脾止泄。

取穴：太白、脾俞（或阴陵泉）、太冲。

穴义：太白、太冲，为脾经、肝经之原穴；脾俞为脾的背俞穴。几穴对调理肝脾两脏功能有很好的效果，以共达疏肝理气、扶脾止泻的效果。

2. 痢疾　导致痢疾的原因较多，本穴主治脾肾阳虚和脾阳虚弱型之痢疾。

（1）脾肾阳虚，运化失常，关门不固所致虚寒痢。

治则：温补脾肾，涩肠止痢。

取穴：太白、关元、天枢、神阙。

穴义：太白为脾经原穴，天枢为大肠募穴，二穴共用以健脾固肠；关元能大补元阳；神阙灸之可温下焦，振中阳；各穴配伍共振脾肾之阳，以达止痢之效。

（2）脾阳虚弱，正虚邪恋之休息痢。脾阳虚弱，多由脾气虚弱所致脾阳虚，脾之运化功能差，同时抗邪能力低下，感邪便溏泄痢。

治则：温补脾阳。

取穴：太白、脾俞、天枢、上巨虚、阴陵泉。

穴义：太白为脾之原穴，脾俞为脾之背俞穴，天枢为大肠募穴、上巨虚为大肠下合穴，阴陵泉为脾之合穴。几穴共同作用，以振脾阳止泻痢，其中太白、脾俞用补法，泻天枢以温补脾阳，发病时泻天枢、上巨虚、阴陵泉等以治其标；休止时，补太白、脾俞，灸神阙温补脾阳以治其本。

3. 疳积　本证多由于饮食失节，积滞日久，耗伤正气，脾胃虚弱，生化之源不足而出现的疾患。本穴主治脾胃虚弱，运化失司所导致的疳积。

治则：健脾和胃，消食导滞。

取穴：太白、胃俞、四缝。

穴义：太白为脾之原穴，胃俞为胃之背俞穴，二穴补之，可健运中州；四缝为治疗疳积的经验要穴。三穴配伍，健脾和胃，消食导滞。其中点刺四缝，挤出黄白色黏液。

4. 崩漏　崩漏多由血热、血瘀、气虚而失统失摄；或迫血妄行，或阻塞瘀滞而形成。本穴主治肺脾气虚、心脾气虚而失去统摄的崩漏证，针补太白，以助统摄。

（1）肺脾气虚，中气下陷，不能固摄者。

治则：补气血，固统摄。

取穴：太白、合谷、三阴交。

穴义：太白补之，可助统摄；补合谷以补气；补三阴交以补血。三穴共用以达补益气血而令统摄有权。

（2）心脾气虚，心主血脉，脾主统血，心脾气虚而不能主宰统摄，故导致崩漏。

治则：补益心脾，益脾摄血。

取穴：太白、神门、三阴交。

穴义：太白为脾经原穴，神门为心经原穴，"五脏有疾，取之十二原"，故取二穴用补法，以调补心脾；三阴交以补血。三穴共同作用以达补益心脾，摄血止崩止漏之效。

暴崩者，应急补合谷、足三里、三阴交，补中益气，摄血止血，应长时间捻转，每穴10分钟，待血止后，再行辨证取穴，整体治疗。

5. 便血

（1）脾气虚弱，不能统血，血溢肠内，而致便血者。

治则：补益脾气。

取穴：太白、脾俞、三阴交。

穴义：太白为脾之原穴，补之能补益脾气；脾俞为脾的背俞穴，补之能助脾益气；三阴交补血。三穴共用以补脾摄血。

（2）虚寒下血者，多由脾肾虚寒，不能统摄所致的便血。

治则：温补脾肾以止血。

取穴：太白、太溪、隐白，或脾俞、肾俞、太白。

穴义：灸太白、太溪，二穴为脾肾之原穴，温灸之可补脾肾阳气以祛阴寒；隐白为脾经井穴，为经气所流始的部位，灸之使釜底抽薪而祛寒邪。三穴共用，以达温养脾肾，止血。抑或灸脾俞、肾俞及太白，和以上三穴有异曲同工之妙。

6. 带下　形成带下的病因很多，本穴主治脾虚湿盛的带下证。

治则：补脾祛湿止带。

取穴：太白、脾俞、阴陵泉。

穴义：太白为脾经原穴，脾俞为脾的背俞穴，二穴共用以调理脾脏功能，补益脾气；泻阴陵泉，有除湿健脾，益气止带作用（阴陵泉为脾经合穴）。三穴共用，以达健脾祛湿止带作用。

7. 乳汁缺乏　薛立斋说："血者、水谷之精气也。和调于五脏，洒陈于六腑，妇人上则为乳汁，下则为月经。"导致乳汁缺乏不足的原因颇多，本穴主治脾胃虚弱所导致的乳汁不足，以及气血虚弱型乳汁不足之证。

（1）脾胃虚弱型：脾胃虚弱，纳运失职，生化不足，不能化赤为血而后生成乳汁所致的乳汁不足之证。

治则：健脾和胃，补益气血。

取穴：太白、脾俞、胃俞、合谷、三阴交。

穴义：太白、脾俞、胃俞，健胃益脾，使脾胃得健；合谷、三阴交补益气血，促其生化。

针刺时应先取太白、脾俞、胃俞，待脾胃纳运正常后，再取补合谷、三阴交；或两者交替施治，标本兼顾。

（2）气血虚弱型：多因思虑劳倦伤于心脾，心伤者，阴血暗耗，脾伤则无以化精微生血，以致气血两亏，不能生化乳汁。

治则：补益心脾，气血双补。

取穴：太白、神门、三阴交。

穴义：太白为脾之原穴，神门为心经之原穴，"五脏有疾取之十二原"；三阴交补血。诸穴共用，以达补益心脾，增益气血而达增乳之目的。

【病案举例】

患者，徐××，男，46岁。

主诉：腹胀20余年，加重1周。

现病史：因幼时饮食生冷而致胃酸腹胀，以后上学期间营养不足而使病情加剧，1周前饥饿时腹胀加剧，下午尤甚，叩之若鼓，矢气后有所缓解，伴有饮食时而减少，打嗝困难，畏寒肢冷（冬季肢冷过肘膝，夏季天热仍需着两件上衣）。神疲倦怠，大便溏泄，气短乏力，舌淡苔白而润，脉象沉迟而缓。胃镜检查为萎缩性胃炎。曾住某医院，用攻下剂治疗1个疗程无效，前来针灸治疗。

辨证：脾阳不振，运化失司，胃失和降所致之腹胀。

治则：温阳健脾，调和脾胃。

取穴：1～6诊针太白、关元、足三里，太白、关元用泻法，足三里先泻后补。

操作及效果：2诊后腹胀减轻，饮食增加，精神尚好；4诊后腹胀基本消失，畏寒肢冷不明显，6诊后原有症状基本治愈，仅感上腹满胀，余无异常，针泻上脘治疗数次，上腹满胀亦愈。

【腧穴配伍】

1. 太白配阴陵泉、人中，健脾利湿，治疗脾虚湿盛所致的水肿。

2. 太白配足三里、风池、扶突，利湿通络止痛，治疗湿阻经络所致的全身疼痛。

3. 太白配灸隐白，补阳摄血，治疗崩漏。

4. 太白配灸足三里、天枢、中脘，温阳健脾止泻，治疗脾虚性水泄。

5. 太白配三阴交、合谷、头维，益气养血止痛，治疗气血虚弱性头痛。

6. 太白配太阳、合谷、三阴交，益气养血，清热除风，治疗头晕。

7. 太白配阴陵泉、人中，灸气海，温阳化气，开窍，治疗全身水肿。

8. 太白配太渊，培土生金，治疗肺虚咳嗽。

【讨论】

1. 因太白穴为脾经原穴，是该经元气所留止之处，又为土经土穴，土可生金，是治肺气虚的主要穴位，历代医家均取此穴治脾虚泄泻、呕吐、食欲缺乏、身体困重疼痛之疾患。

2. 肾虚性及气血双虚性的头痛，太白穴透涌泉穴，使其水土相济以生气血，濡养头脑颅窍。

3. 对于四肢麻木的患者，太白穴与三间穴同时采用灸法，温补脾阳，益气养血，以达濡养四肢肌肉之效。

4. 对于虚实夹杂的腹部胀痛患者，可取太白穴透刺公孙穴，配刺内关以达扶正祛邪之目的。

5. 对于脾虚湿盛的水肿患者，应用灸法与先补后泻温阳行水以消水肿。

6. 隐白穴、公孙穴、太白穴三穴功能比较

（1）共同点：补脾养血。

（2）区别：①隐白穴为脾经井穴，处于阴阳交接之处。下为阴，上为阳，本穴始于下肢爪甲旁，其作用为峻补脾气，益气摄血，多用于灸法、补法，慎用泻法。适用于崩漏及阴寒过盛的肢端麻木及疼痛的急性病。②公孙穴为脾经络穴，络于阳明，阳明燥金土生金。太阴、阳明均为阴阳俱盛之经。本穴有调补阴阳的作用，适用于阴阳俱虚的证候，在刺法上多用平补平泻，慎用单独的补法和单独泻法以及单独灸法，以防阴阳失衡的现象出现。③太白穴为土中土穴，土能生金，本穴有健脾补肺的作用，适用于脾肺俱虚之证候，在刺法上用补法或灸法，慎用泻法。

总之，三穴的不同点是隐白适用于脾不统血的崩漏之急症，公孙适用于阴阳俱虚之病证，太白穴适用于脾肺双虚之症。在刺法上，隐白穴多用灸法，公孙穴多用平补平泻，太白穴用补法。

公 孙

【概述】

穴名释义：公孙，黄帝轩辕氏之姓也《路史》。黄帝为五帝之一，位居中央，以土母之德天下。本穴别于太阴脾土，络于阳明燥金，土以生金象征母德，故名公孙。

《常用腧穴发挥》公孙穴的命名："脾居中土，灌溉四旁，有中央黄帝，位临四方的意义，黄帝姓公孙，故以此为名。"

公孙穴，是足太阴脾经的腧穴、络穴，位于太白穴后 1 寸，当第 1 跖骨基底部前下缘，赤白肉际处，通于冲脉，直刺 0.5～1.8

寸，可灸。主治：胃痛、呕吐、泄泻、水肿、饮食不化等症。

【穴性】

健脾利湿，和胃降逆。

【文献记载】

《灵枢·经脉》曰："足太阴之别名曰公孙……厥气上逆则霍乱，实则肠中切痛，虚则鼓胀，取之所别也。"

《针灸甲乙经》曰："凡好太息，不嗜食、多寒热，汗出。病至则善呕，呕已乃衰，则取公孙及井（隐白）俞（太白）。"

《针灸大成》曰："主寒症，一不嗜食，痛气，好太息，多寒热汗出，病至则善呕，呕已乃衰，头面肿起，烦心狂言，多饮，胆虚，厥气上逆则霍乱，实则肠中切痛泻之，虚则鼓胀补之。"

《八脉八穴治症歌》曰："九种心痛延闷，结胸翻胃难停，酒食积滞胃肠鸣，水食气疾膈病，脐痛，腹痛胁胀，肠风疟疾心疼，胎衣下血迷心，泄泻公孙立应。"

《胜玉歌》曰："脾心痛急寻公孙。"

《兰江赋》曰："脐下公孙用法拦。"

《神农本草经》曰："治腹胀心痛可灸七壮。"

《针灸甲乙经》曰："霍乱公孙主之。"

【临床应用】

公孙穴以本穴的作用，位于中央，灌溉四旁，以养五脏六腑；比喻黄帝一统天下之会，取黄帝之姓公孙作为本穴穴名，为此本穴主要治疗由于脾胃虚弱引起的呕吐、泄泻、腹痛、呃逆之症。

1. 呕吐 胃主受纳，腐熟水谷，以和降为顺，如果胃失和降，气逆于上则发生呕吐。

本证可分虚实两大类。实证，是由外邪犯胃，胃失和降；或饮食不节，损伤脾胃，胃气不能下降，逆而上行；或情志所伤，肝侮脾土，横气上逆；或劳伤脾胃，健运失司，均可导致呕吐。本穴为脾经络穴，调整脾胃功能，主要治疗：

（1）饮食停滞，呕吐厌食，脘腹胀满，疼痛。

治则：消食化滞，调和脾胃。

取穴：公孙、内关、中脘、足三里。

穴义：公孙为脾经络穴，通于冲脉；内关为心包经络穴，连络三焦，通于阴维、冲脉，阳维相连，调理三焦，调和脾胃；中脘为胃的募穴，六腑的会穴，足三里为胃的下合穴。二穴合用，消食化积，健补脾胃。

（2）脾胃虚弱，劳倦伤脾，脾胃运化功能失司，饮食稍多则吐，面色㿠白，神疲，体倦，肢冷，便溏。

治则：健脾利湿，和胃降逆。

取穴：公孙、中脘、足三里、脾俞、胃俞。

穴义：公孙为脾经络穴，和胃降逆；中脘为六腑之会穴，胃之募穴，足三里为胃经下合穴。二穴合用健脾补胃。

2. 泄泻　泄泻是消化系统的一项主要证候，是由外邪影响脾胃功能的正常运化，以致粪便清稀，大便次数增多。

本病可分虚实两大类，实证是由外感暑热寒湿之邪影响胃肠功能；或饮食所伤，脾胃虚弱，健运失司；或情志不舒，肝气横逆，脾胃受损；或房事不节，脾肾亏损，运化失司，均可导致泄泻发生。

公孙穴为脾经络穴，主要治疗饮食所伤，脾胃虚弱，或脾肾阳虚运化失职。

（1）饮食所伤：由于饮食不节，胃肠功能失司所致腹痛即泄，泄后痛减，脘腹胀满，嗳气不欲食。

治则：消食化积，利湿止泄。

取穴：公孙、中脘、天枢、足三里。

穴义：公孙为脾经络穴，理气消食，调和脾胃；中脘为胃之募穴，六腑之会穴；天枢为大肠之募穴；足三里为胃经之下合穴。三穴合用，调整胃肠气机以止泻。

（2）脾胃虚弱：由于思虑过度，劳伤心脾，泻下水谷不化，食后则脘腹胀闷，神疲倦怠，脉沉细无力。

治则：益气健脾，止泻。

取穴：公孙、气海、天枢、足三里、脾俞。

穴义：气海为元气之要穴，脾俞为脾经元气输注于背部之处所，二穴合用，益气健脾；天枢为大肠之募穴，足三里为胃经下合穴，二穴合用调整胃肠气机以止泻；公孙为脾经络穴，联络调整了脾胃功能，使其健运功能正常，利湿止泻。

（3）肾脾阳虚：由于房事不节，肾阳衰微，脾阳失去温煦，黎明作泄，腰膝酸软。

治则：温补脾肾。

取穴：公孙、脾俞、肾俞、命门（灸）。

穴义：公孙穴为脾经络穴，通于冲脉，联络阴维，取此穴调整脾胃功能，健运三焦，温通气化，以助脾肾阳气之运行；脾俞为脾脏元气汇集于背部的俞穴，肾俞为肾脏元气汇集于背部的处所，命门为肾脏命门之火汇集之处。三穴合用，温补脾肾之阳气，以助消化，止泻。

3. **胃痛** 胃痛又称"胃脘痛"，病因可分情志不舒，肝气横逆；或饮食不节，食积内停；或思虑过度，损伤脾肾所致。本穴为脾经络穴，主要治疗饮食不节，思虑过度所致的胃脘痛。

（1）饮食停滞：由于饮食不节损伤脾胃，胃失和降，胃脘胀痛，嗳腐吞酸，腹痛拒按，脉滑实，苔厚腻。

治则：消食，健脾，止痛。

取穴：公孙、内关、中脘、足三里。

穴义：公孙穴为脾经络穴，通于冲脉，连系阴维脉；中脘，胃之募穴，消食导滞；足三里调理脾胃；心包经络穴内关，联络三焦，与公孙穴相交，理三焦之气以止痛。

（2）脾胃虚弱：思虑过度，劳伤心脾，脾不健运，胃失和降，则发生胃痛隐隐，泛吐清水，痛时喜按，饮食欠佳，神疲，体倦，脉沉细无力。

治则：健脾和胃，益气止痛。

取穴：公孙、中脘、足三里、气海。

穴义：公孙穴为脾经络穴，和胃止痛；中脘穴为胃之募穴，六腑之会穴，足三里为胃之下合穴，气海穴为元气的要穴，补此三穴，益气和胃止痛。

【病案举例】

患者，李××，男，50岁。

主诉：胃痛4天。

现病史：饮食不慎，诸治无效，4天前饮食生冷后出现胃脘疼痛拒按，进食则剧，脉沉细无力。

治则：健脾，消食，止痛。

取穴：公孙先泻后补，内关、足三里均用补法。

操作及效果：针第1次后疼痛减轻，进食不痛，继针3次后疼痛消失，半年后随访没有复发。

【腧穴配伍】

1. 公孙穴配泻足三里，点刺四缝，健脾消食化积，和胃降逆，治疗食积性的腹痛呕吐。

2. 公孙穴配内关、太冲，健脾和胃，疏肝理气，治疗胸膈满闷。

3. 公孙穴配丰隆，健脾利湿化痰，治疗痰湿咳嗽。

4. 公孙穴配中脘、梁门，健脾利湿散寒止痛，治疗寒湿胃痛。

5. 公孙穴配灸神阙、中脘、气海，散寒理气止痛，治疗寒邪凝滞的腹痛。

6. 公孙穴配灸中脘、内关，和胃止呕，治疗脾虚湿盛的呕吐。

【讨论】

1. 由于食积疾患引起的胃腑病，公孙穴针尖方向稍向上，不断地捻转运针，针感到达腹部后，再用泻法，以达健脾消食之目的。

2. 脾胃虚弱性的胃腑病，公孙穴针尖方向稍向上，不断地捻转运针，针感到达腹部后留针不用手法，因针时用了迎补泻法。

3. 急性腹痛、呕吐、胸膈满闷、咽喉不舒，可取公孙穴透涌泉穴，以调理脾、胃、肾三经之经气以止痛。

4. 食滞性胃痛，公孙穴配泻天枢、中脘，点刺四缝，以消食导滞，和胃降逆。

5. 寒性胃痛，公孙穴配灸中脘、天枢，散寒暖胃止痛。

第四节 补肺穴

太 渊

【概述】

太渊又名"太泉""鬼心"；太，大也，渊，深也，由于脉气大会于此，博大而深，故名太渊。本穴归肺经，为手太阴腧穴，原穴，又为脉之会穴，穴在掌侧腕横纹上，桡动脉桡侧凹陷中。本穴主治咳嗽气喘，胸痛，无脉症等。针刺本穴一般避开桡动脉，直刺0.3~0.5寸。

【穴性】

补肺益气，止咳平喘。

【文献记载】

《脉经》曰："若少气，心下有水气，立秋节即咳，手太阴经治之，在鱼际穴间（林注），即太渊穴也。"

《神农本草经》曰："治牙痛，手腕无力疼痛，可灸七壮。"

《针灸甲乙经》卷八："乍寒乍热，缺盆中相引痛，数咳，喘不得息……太渊主之。"

《针灸甲乙经》卷十一："唾血，振寒，咽干，太渊主之。"

《针灸大成》卷六："太渊主胸痹逆气，善哕，呕饮食，咳嗽……数欠，肩背痛寒，喘不得息，噫气上逆。"

《玉龙赋》曰："咳嗽风痰；太渊，列缺宜刺。"

【临床应用】

《灵枢·九针十二原》曰："五脏有疾，当取之十二原。十二原者，五脏之所以禀三百六十五节气味也。"本穴为肺经的母土穴，《难经·六十九难》曰："虚者补其母，实者泻其子。"本穴主要治疗因肺虚而引起的盗汗、咳喘、失音之证。

1. 盗汗

（1）阴虚盗汗：盗汗频作，五心烦热，午后潮热，面颊潮红，舌红，脉细数。

治则：养阴，清热，止汗。

取穴：太渊、肺俞、复溜、劳宫、心俞。

穴义：太渊、肺俞补肺，复溜养阴，劳宫、心俞补心增液清热。共奏养阴清热，补气止汗之功。

（2）气阴两虚：盗汗自汗，反复发作，神疲体倦，动则气短，口干咽燥，舌红。

治则：益气，养阴，止汗。

取穴：太渊、复溜、肺俞、照海、支沟、气海。

穴义：太渊、肺俞补肺，气海益气，复溜、照海养阴，支沟通调三焦。共奏养阴益气，收敛止汗之功。

2. 咳嗽

（1）肺阴不足：干咳无痰，咽喉干燥，午后较重。

治则：滋阴，润肺，止咳。

取穴：太渊、复溜、肺俞。

穴义：三穴合用，补肺滋阴，润肺止咳。

（2）肺气不足：咳嗽日久不愈，气短懒言，动则咳嗽较剧。

治则：益气，养阴，止咳。

取穴：太渊、合谷、气海。

穴义：三穴合用，补肺益气，养阴止咳。

（3）肺脾两虚：咳嗽气短懒言，饮食欠佳，神疲体倦，肌肉消瘦。

治则：健脾益肺，培土生金。

取穴：太渊、太白、脾俞。

穴义：三穴合用，健脾益气，补肺止咳。

3. 气喘

（1）肺气不足：喘促短气，语言无力，自汗畏风，脉象较弱。《素问·玉机真藏论》："秋脉不及，则令人喘，呼吸少气而咳。"

是揣肺虚发喘之脉证。

治则：益气，定喘。

取穴：补太渊、肺俞、气海、合谷。

穴义：四穴共用，培补元气，纳气平喘。

（2）脾肺两虚：喘促短气，饮食欠佳，面色㿠白。

治则：健脾益肺。

取穴：针补太渊、肺俞、脾俞、太白。

穴义：四穴共用，补肺益气，健脾以平喘。

（3）肺肾两虚：喘促无力，动则尤甚，腰膝酸软，形瘦神惫，舌质淡，脉微细或沉弱。

治则：补肾益肺，纳气定喘。

取穴：针补太渊、太溪、气海。

穴义：三穴合用，补肺益气，补肾纳气。

4. 失音　《直指方》曰："肺为声音之门，肾为声音之根。"声音出于肺而根于肾，肺脉通会厌，肾脉挟舌本。"足少阴上系于舌，络于横骨，终于会厌。"叶天士说，"金则无声，金破亦无声。"临床多见慢性失音病均取太渊为主，酌配他穴。如肺肾阴虚加复溜；肺肾气虚加合谷、太溪；肺气亏损加肺俞、合谷。

综上所述，太渊可治疗肺气虚弱之证。《针灸心悟》曰："养精益液，太渊，少冲同针。"

【病案举例】

患者，黄××，男，28岁。

主诉：咽喉干燥不适2年。

现病史：近2年来患者时常感到咽喉干燥，鼻燥、音哑，腰部疼痛，舌干，脉细数。此属金不生水，肾水不足不能上润咽喉之肺虚水亏证。

治则：补肺滋肾，养阴生水。

取穴：针补太渊、复溜、太溪。

操作及效果：1 诊后咽喉干燥减轻，声音增高。6 诊而愈，继针 3 次，巩固疗效。

【腧穴配伍】

1. 太渊配鱼际，滋肺清热，治疗咽干喉痛。

2. 太渊配人迎，治疗无脉症。

3. 太渊配肺俞、条口、隐白，治疗不卧。

【讨论】

1. 太渊是全身诸脉精气汇聚之所，又为肺脏真气所注之处，故为治疗无脉症的首选穴。

2. 针刺本穴时应避开桡动脉直刺 0.3 ~ 0.5 寸，局部有麻胀感觉者效果较好。可灸，艾炷灸 3 ~ 5 壮，艾条灸 3 ~ 5 分钟。

3. 太渊为肺经腧穴，阴经腧穴属土，肺属金，土生金，故太渊为肺经母穴。《难经·六十九难》曰："虚则补其母。"即当某脏腑出现虚证，可选取其母穴进行补虚，又该穴为肺经穴，据"五脏有疾也，当取十二原"的原则，针治原穴能使三焦元气通达，从而发挥其维护正气抗御病邪的作用。因此，该穴可治肺虚而引起的上述病证。

4. 列缺、太渊、鱼际的功能比较

三者均能治肺部疾患，但各有侧重。

（1）列缺：疏卫解表，宣利肺气，善治外邪伤及肺和肺卫，肺气不宣之咳嗽气喘证。

（2）太渊：补肺益气，清宣肺气，善治肺气虚弱，宣发失常之咳喘，气短乏力之证。

（3）鱼际：清泄肺热，清利咽喉，善于治疗外感风热伤肺或外感风寒入里化热伤及肺脏所表现的咳嗽，吐黄黏痰，咽喉肿痛证。

侠 白

【概述】

侠白为手太阴肺经腧穴，"侠"同"夹"，此穴居上臂内侧，适值肺腑两旁，肺脏色白，穴夹两旁，故名侠白。《素问·阴阳应象大论》曰："取穴时，两手下垂，穴侠肺胸之两旁，故名侠白，在天府穴下1寸，肘横纹上5寸取之。一般直刺0.5~1.0寸。根据穴的位置，主要治疗咳嗽，短气，心痛，上臂内侧痛等症。

【穴性】

补肺，益气，止咳。

【文献记载】

《针灸甲乙经》曰："心痛，侠白主之。"又曰："咳干呕，烦满，侠白主之。"

《针灸大成》曰："主心痛，短气，干呕逆，烦满。"

【临床应用】

该穴用补法可治疗冠心病心痛的虚实兼有证。

1. 心肺阳虚：心痛、心悸、自汗、胸间气短、神疲乏力，形寒肢冷，舌质淡，脉沉细。

治则：补肺养心，温阳行水。

取穴：取侠白、太渊、大陵、太溪、命门。

穴义：侠白属于太阴肺经，可理肺和胃，调气止痛；太渊肺经原穴，八会之一脉会，可补益肺气；大陵为手厥阴心包经的输（土）、原穴，主治心痛、惊悸等病；太溪是足少阴原穴，滋阴益肾，壮阳强腰；命门是督脉穴，主治虚损腰痛，遗尿、泄泻、遗精等病。五穴共奏补肺养心、温阳行水之力。

2. 气血两虚：胸闷隐痛，时作时止，心悸短气，神疲体倦，面色少华，头晕目眩，遇劳则甚，舌偏红或有齿印，脉细弱无力或结代。

治则：益气养血，调补阴阳。

取穴：取侠白、少冲、大陵、气海、关元、三阴交。

穴义：侠白，手太阴肺经穴，有理肺和胃，调气止痛之功；少冲穴为心经的"井穴"，穴位处是阴阳之气交接之处，可生发心气，缓解心痛；大陵别名鬼心，手厥阴心包经输（土）、原穴，可宁心安神，和营通络，宽胸和胃；气海、关元为任脉穴，可培补元气、生发阳气；三阴交为足太阴、厥阴、少阴之交会穴，调理肝、脾、肾三脏，可健脾益血。诸穴共奏益气养血，调补阴阳，治疗气血虚弱至胸闷胸痛。

【病案举例】

患者，李××，女，50岁。

主诉：咳喘短气3年。

现病史：咳喘短气3年，甚则心悸失眠，经多方治疗效果甚微，身体消瘦，四肢清冷，咳嗽短气，呼吸困难，脉沉细无力。

治则：温阳益气，宁心安神。

取穴：神门、侠白、内关、太渊、命门、关元、心俞。

操作及效果：心俞拔罐，其他穴针刺。每日1次，10次后诸症消除。

【腧穴配伍】

1. 侠白配心俞，用补法，益气养血，宁心安神，治疗咳喘短气，身体消瘦。

2. 侠白配中脘、丰隆，补肺益气化痰，治疗咳喘短气，痰多食少。

3. 侠白配肾俞、太溪、关元，用温补法，补肺肾，温气血，治咳喘无力，动则尤甚，痰多清稀症。

4. 侠白配大椎、肺俞、风门，补肺，解表止咳，治疗外感性咳喘之症。

【讨论】

1. 因本穴定位时夹胸肺之旁，肺主气，其色白，取此穴，调整肺脏功能，补气养肺。

2. 历代医家用此穴治疗心肺气虚之证，《针灸甲乙经》的心痛，《针灸大成》《针方六集》的短气。

3. 针刺方法与感应，针尖向上斜刺进针1寸半左右，运针到达胸部后，用补法，治疗心肺虚弱病，针尖向下斜刺运针到达手部，可治疗上肢痿证，灸此穴补肺散寒，治疗痰多清稀，恶寒身冷。

第五节 补肾穴

肾 俞

【概述】

穴出《灵枢·背腧》曰："肾俞在十四焦之间……皆挟脊相去三寸。"本穴为肾脏之气输注之处，是治肾脏之疾重要腧穴，故名。其取法是俯位，在第2腰椎棘突下，督脉（命门）旁开1.5寸处。本穴具有益肾壮阳、纳气利水的功能。因此可用来治遗精、阳痿、遗尿、小便频数、月经不调、白带、腰膝酸痛、水肿、洞泄、喘咳少气、耳鸣、耳聋、目昏等与肾气虚有关的疾病。

【穴性】

益肾壮阳，纳气利水。

【文献记载】

《针灸甲乙经》曰："寒热食多，身雇羸瘦，两肋引痛，心下贲痛，心如悬，下引脐，少腹急痛，热，面黑，目眮眮，久喘咳，少气，溺浊赤，肾俞主之；骨寒热，溲难，肾俞主之。"

《针灸大成》曰："主虚劳羸瘦，耳聋肾俞，水脏久冷，心腹膜满胀急，两胁满引少腹急痛。胀热，小便淋漓，目视眮眮，少气，溺血，小便浊，出精梦泄，肾中风，踞坐而腰痛，消渴，五劳七伤，虚惫，脚膝拘急，腰寒如冰，头重身热，振傈，食多羸瘦，面黄黑，肠鸣，膝中四肢淫泺，洞泄食不化，身肿如水。女人积冷气成劳，乘经交接羸瘦，寒热往来"。

《医宗金鉴》曰："主治下元诸虚，精冷无子及耳聋吐血，腰痛，女劳疸，妇女赤白带下。"

《玉成歌》曰："肾弱腰痛不可当，施为行止甚非常，若知肾俞二穴处，艾火频加体自康。"

《胜玉歌》曰："肾败腰痛小便频，督脉两旁肾俞除。"

【临床应用】

1. 阳痿 本病多由早婚纵欲，肾气亏损，以致命门火衰，精气虚竭；或因恐惧伤肾，均能导致阳痿。症见面色㿠白，阴茎不举，头晕目眩，精神萎靡，腰足酸软，舌质淡红，脉细弱等。治宜补肾壮阳，取肾俞、命门、三阴交培补肾气，以振奋肾经之功能；取关元以壮真元之气，使真元之气得充，肾气作强，则其病自可痊愈。

2. 坐骨神经痛　本病属于"痹证"范畴，症见沿坐骨神经通路，即腰、臀、大腿后侧、小腿后外侧、足背等处发生放射性、烧灼样或刀割样疼痛，治以舒筋活络镇痛。取肾俞、白环俞以温补肾阳而除湿；取环跳、承扶、阳陵泉以祛风舒筋而宣痹；继取殷门、委中以通经活络而镇痛。

【病案举例】

1. 阳痿

患者，唐××，男，26岁。

主诉：阴茎痿软2年余。

现病史：阴茎痿软，不能勃起2年余。曾服桂附八味丸、龟鹿丸、全鹿丸等未获效果。刻诊：头晕耳鸣，面色㿠白，精神不振，腰腿酸软，形寒肢冷，小便清长，脉细弱，舌淡白。证属阳痿，命门火衰，阳事不举。

治则：方药温补肾阳，方用补肾壮阳方加减。

取穴：肾俞、命门、气海、关元。

操作及效果：肾俞、命门、气海、关元轻刺重灸，留针30分钟，10次为1个疗程。经针8次后，始觉腰腹温暖，阴茎能勃起，但为时短暂。15次后，渐觉精神振奋，头晕耳鸣减轻，阴茎已能健举，为时较长。20次后，诸恙尽退，乃告痊愈。

2. 腰痛

患者，吴××，男，36岁。

主诉：腰腿酸痛3年。

现病史：长期搞航运工作，受风寒水湿，以致腰腿酸疼，遇阴雨或天冷则发作尤剧，病延3年，屡治未愈，诊得两手脉象浮缓而濡，舌苔白腻。证属寒湿腰痛，由寒湿之邪阻滞足太阳之络，使腰部气血运行失常所致。

治则：祛寒散湿，乃用祛寒散湿健腰方加减治之。

取穴：肾俞、腰阳关、腰眼、委中。

操作及效果：肾俞、腰阳关、腰眼、委中，施以平补平泻法，留针 20 分钟，每日 1 次，共治 10 天而告痊愈。

【腧穴配伍】

1. 肾俞配志室、关元、心俞，补肾宁心，治疗遗精，多梦。

2. 肾俞配太溪、委中、环跳，补肾通络止痛，治疗肾虚性的腰腿疼痛。

3. 肾俞配翳风、翳明、中渚，补肾开窍，聪耳，治疗肾虚性耳鸣。

4. 肾俞配太溪、百会，补肾活络止痛，治疗肾亏性的头脑空痛。

5. 肾俞配三阴交、太阳，补肾清热开窍，治疗肾亏性的眩晕症。

6. 肾俞配肝俞、睛明、养老，补肾养肝明月，治疗眼睛昏暗。

7. 肾俞配大肠俞、委中，治疗肾亏腰痛。

8. 肾俞配三阴交、肓俞，艾灸关元，补肾牡阳，治疗阳痿。

9. 肾俞配带脉、关元，补肾调补冲任，治疗白带过多症。

10. 肾俞配三阴交、血海、中极、次髎，补肝肾，调冲任，治疗肝肾亏损性的经脉失调。

【讨论】

1. 肾俞穴是治疗肾虚的常用穴，是治疗肾亏引起的多种病的必备穴。要想达到预期的目的，必须据"气至病所"调换针尖方向；如若治疗肾亏性的腰腿疼痛，针尖方向朝着脊柱方向刺，针感到达下肢；若治疗泌尿生殖系统病变，阳痿、遗精，经期不调、带下病，针尖方向稍朝向脊柱、腹部刺，针感到达少腹部；若治疗肾亏性头晕，头痛、耳鸣，针尖方向横向上刺，针感到达肩背，甚至头部；若治疗虚寒性的腰腹疼痛，针尖方向先直刺到腹部，后期向脊柱方向，针感到达少腹部。

2. 肾病多虚无实，肾虚可包括肾阳虚、肾阴虚。肾俞是治疗肾虚证的主要穴，如若肾阴虚可加复溜、照海，以滋补肾阴；如若肾阳虚可加命门、关元，温补肾阳；如若脾阳虚可加脾俞；如若心阳虚可加厥阴俞；如若肺气虚，可加肺俞、太渊；若肾炎尿中有红细胞可加膈俞、血海；有白细胞可加曲泉、阴陵泉；尿中有脓球加蠡沟、曲池。

3. 肾俞穴针刺时注意事项

（1）肾俞穴深部为肾脏，针刺时应根据患者体质肥瘦，严格掌握针刺深度 0.8~1.2 寸，医者始终针感沉紧，如若有落空感，是进入肾脏之兆，应立即出针，不应再向前针刺，否则刺伤肾脏尿血，尿闭。

（2）欲使针感到达下肢，针尖始终紧贴椎体，如若出现落空感应立即调换针刺方向，否则易出现不良反应。

（3）欲使针感到达腹部，针尖直刺始终不离肋骨下缘，如若有落空感，应立即调换针刺方向，不易再刺，使针尖迅速回到肋骨边缘，否则易出现不良反应。

（4）针尖方向向上只能紧贴肋骨后缘，千万不能从肋骨前面向上，否则轻则胸腹刺痛，重则刺伤脏器。

涌　泉

【概述】

涌泉出自《灵枢·本输》。《针灸甲乙经》记载："在足心陷者中，屈跷指宛宛中。"穴为足少阴经脉气所出之井穴，在足心凹陷处。喻经气初出如泉水涌出于下，故以为名。《针灸甲乙经》名为地冲。穴位的取法是跷足时，在足底第2、第3跖骨间凹陷处。该穴具有益肾开窍、平肝息风的功能。主治咽喉痛，舌干，失音，小便不利，大便难，头顶痛，头晕，眼花，小儿惊风，癫疾，昏厥，霍乱转筋，足心热。

【穴性】

益肾开窍，平肝息风。

【文献记载】

《素问·缪刺论》曰："邪客于足少阴之络，令人嗌痛，不可内食，无故善怒，气上走贲上，刺足下中央之脉各有痏。"

《针灸甲乙经》曰："热中少气，厥阳寒，灸之热去。烦心不嗜食，咳而短气，善喘，喉痹身热，脊胁相引，忽忽善忘。涌泉主之；足厥喘逆，足下清至膝，涌泉主之；腰痛，大便难，涌泉主之；少腹中满，小便不利，涌泉主之；丈夫癫疝，阴跳，痛引篡中不得溺，腹中支，胁下支满，闭癃，阴痿，后时泄，四肢不收，实则身疼痛，汗不出，目䀮䀮然无所见，怒欲杀人，暴痛引髋下节时有热气，筋挛，膝痛不可屈伸，狂如新发，衄不食，喘呼，少腹痛引嗌，足厥痛，涌泉主之；风入腹中，侠脐急，胸痛，胁支满，衄不止，五指端尽痛，足不得地，涌泉主之；肩背头痛时眩，涌泉主之；咽中痛，不可内食，涌泉主之；妇人无子，涌泉主之。"

《医宗金鉴》曰："主治足心热，奔豚，疝气疼痛，血淋气痛。"

《玉龙歌》曰："传尸劳病最难医，涌泉出血免灾危。"

《灵光赋》曰："足掌下去寻涌泉，此法千金莫妄传，此穴多治妇人疾，男蛊女孕两病痊"。

《肘后歌》曰："顶心头痛眼不开，涌泉下针定安泰。伤寒痞气结胸中，两目昏黄汗不通，涌泉妙穴三分许，速使周身汗自通。"

【临床应用】

根据涌泉穴的益肾功能，临床上可以治疗阴虚型的下列病证。

1. 咽喉肿痛　咽喉肿痛，多见于咽炎、喉炎和扁桃体炎等病症。本病有虚实之分：如因外感风热等邪熏灼肺系，或肺、胃二经郁热上壅，致生咽喉肿痛，此属实证；如肾阴亏耗，虚热上炎，亦可致咽喉肿痛，此属虚证。表现为咽喉红肿痛疼不剧烈，入夜较甚。

治则：为泻肺清喉，养阴止痛。

取穴：鱼际、涌泉、照海。

穴义：故取鱼际以清肺热，取涌泉、照海以养阴。手法用平补平泻。

2. 眩晕　由于肾水不足，肝阳上亢者，症见腰酸神疲，面赤耳鸣，头晕眼花，恶心欲呕，舌红，脉弦数。

治则：以泻肝胆，滋肾水。故取百会、风池、太冲、侠溪、肝俞，以泻肝胆上亢之阳，而治其标；更取肾俞、涌泉、太溪，以调肾滋水，而治其本。

取穴：风池、太冲、侠溪、肝俞、涌泉、太溪。

3. 尿闭　尿闭是以排尿困难，少腹胀满，甚至小便闭塞不通为主证。由肾气不足所致者，乃因肾气受损，精血亏耗，命门火衰，致使膀胱气化功能失常。

治则：益肾气，降肺气，通利水道。

取穴：涌泉、膀胱俞、小肠俞、中极、曲泉。

【病案举例】

案一：

患者，钱××，男，4岁。

主诉（代诉）：失语半月。

现病史：半月前患儿突然高烧、头痛、失语，恶心、呕吐，体温41℃，诊为"脑炎"，经抢救治疗高烧已退，头痛已止，但失语多方治疗效果不佳。脉细数，指纹紫，舌红少苔。

辨证：热盛伤阴，久病入里暗耗肾阴，舌失濡养，脑海空虚，音窍障碍所致。

治则：滋阴补肾开窍。

取穴：涌泉、廉泉。

操作及效果：取涌泉、廉泉二穴，用补法行针5分钟，患者言语清楚。能喊出足痛二字，又继治2次患者康复，1年后随访，未复发。

案二：

患者，李××，男，40岁。

主诉：头顶部剧痛5天。

现病史：原有阳痿，早泄，身体虚弱。5天前同房后晨起受凉，头部疼痛，按外感治疗效果不显，反而加重，头顶部剧痛，按压则轻喜布裹头，伴有腰膝酸软，脉细沉无力。

辨证：头顶属肝，肝为髓之海，按之痛轻伴有腰膝酸软，证属肝肾亏损。

治则：补肾养肝止痛。

取穴：涌泉穴用补法配合太溪，百会针后疼痛减半，2次后治愈，半年后随访无复发。

案三：

患者，张××，女，43岁。

主诉（代诉）：舌强语言不清半月。

现病史：患者生育频繁，体质虚弱，腰部酸痛无力。半月前因劳动久立过重，夜晚突然舌强不利，言语不便，经多方治疗效果不佳。舌肌不会上下倦动，左右摆动及搅拌，言语不清，吞咽困难，伴有神疲体倦，腰部酸痛，脉沉无力，尺部尤甚。

辨证：肾脉连舌本，散舌下，舌强不利，腰膝酸软，久立伤肾，均属肾亏舌部失养所致。

治则：补肾活络止痛。

取穴：涌泉、通里、廉泉、哑门。

操作及效果：每日 1 次，7 次为 1 个疗程。4 诊后言语较清，说话较便，吞咽正常，舌肌较前灵活，腰膝酸软已愈，又继治 3 次而愈，1 年后随访，病未复发。

【腧穴配伍】

1. 涌泉穴配照海，滋阴补肾，柔筋，治疗足部内侧足趾拘急。

2. 涌泉配复溜穴补肾养阴，治疗足心热痛。

3. 涌泉穴配三阴交、合谷，养阴清热开窍，治疗热深伤及脑窍所致的失语症。

4. 涌泉穴配廉泉、金津、玉液，滋阴开窍，治疗热盛津伤的舌强不语。

5. 涌泉穴配泻太冲、公孙，滋阴潜阳，平肝息风开窍，治疗奔豚病。

6. 涌泉穴配泻太冲、内关，活血理气开窍，治疗突然晕倒，不省人事，牙关紧闭，面赤气促的血实厥证。

7. 涌泉穴配泻曲泽、委中放血，清暑苏厥，治疗胸闷，身热，卒仆不省人事的暑厥证。

【讨论】

1. 据上病取之于下，涌泉穴为肾经井穴，可治疗上部肾亏急证。

2. 涌泉宜补勿泻。肾为先天之本，生命之根；肾益精生髓，为生殖发育之源；肾益真阴而寓元阳，肾阴为一身之根蒂，肾阳为机体生命的动力。肾宜藏不宜泄，为此《十二经子母穴补泻歌》曰："肾泻涌泉复溜焉。"不能把涌泉作为井穴以泻之。

3. 涌泉宜浅勿深，宜弱勿强，肾多虚证，宜补其不足，不可伐其有余。《千金翼方》曰："涌泉刺深杀人。"《圣济总录》曰："涌泉不可伤，伤即令人百神具散。"前人遇到肾虚患者，针刺涌泉针具较粗，针刺过深伤及肾气使神气耗伤，精神不振。

4. 涌泉穴宜浅刺勿出血。《素问·刺禁论》曰："刺足少阴脉，重虚出血，为舌难以言。"足少阴脉循喉咙挟舌本，对于肾虚之证，刺足少阴经足部腧穴，出血过多，肾气更虚，致使舌肌失灵，发生舌难言语。

5. 涌泉穴除补肾作用外，还有滋阴开窍作用，为此临床常用于治疗肾虚性的失语，亦可与哑门、人中共同列为开窍穴位，为避免重复只在补肾穴中叙述。

复 溜

【概述】

复溜又名伏白、冒阳、伏留、外命。足少阴脉气由涌泉经然谷、太溪，下行大钟、水泉，再绕至照海，复从太溪直上而流入本穴，故名复溜。《采艾编》曰："复溜言，汗出不止，溜而可复，水病不渗，复而可留也。"本穴在太溪穴直上2寸，跟腱内侧前缘处。该穴具有补肾益阴、通调水道的功能。因此，可用以治疗水肿、腹胀、腿肿、盗汗、泄泻、肠鸣、脉细无力、腰背痛、发热无汗、舌干口燥等症。刺灸法，直刺0.8~1.0寸，可灸。

【穴性】

补肾滋阴，通调水道。

【文献记载】

《针灸甲乙经》曰："疟，热少间寒不能自温，腹胀切痛引心，复溜主之；血痔泄后重，腹痛如癃状，狂仆有所扶持，及大气涩出。鼻孔中痛，腹中肠鸣，骨寒，热无所安，汗出不休，复溜主之；咽干，腹癖痛，坐卧目䀮䀮，善怒多言，复溜主之；腰痛，引脊内廉，复溜主之；风逆四肢肿，复溜主之。"

《针灸大成》曰："肠澼，腰脊内引病，不得俯仰起坐，目视䀮䀮，善怒多言，舌干，胃热虫动涎出，足痿不收履，所寒不自温，腹中雷鸣，腹胀如鼓，四肢肿，血痔，泄后重，五淋，血淋，小便如散火，骨寒热，盗汗，汗注不止，齿龋，脉微细不见，或时无脉。"

《灵光赋》曰："复溜治肿如神医。"

《肘后歌》曰："疟疾三日得一发，先寒后热无他语，寒多热少取复溜。伤寒四肢厥逆冷，脉气无时仔细寻，神奇妙穴真有之，复溜寸半顺骨行。伤寒自汗发黄复溜凭。"

《百症赋》曰："复溜去舌干口燥之悲。"

《天元太元太乙歌》曰："脊因闪挫腰难转，举动多艰行履颤，游风偏体生虚浮，复溜－刺入折羡。"

【临床应用】

1. 水肿　本病以面目、四肢及全身水肿为主证。其发病原因，主要为三焦气化功能失常，临床多分阳水和阴水两种，这里讨论阴水。阴水为阳气衰微，寒水不化，其病多属脾肾。发病多逐渐而来，初起足跗微肿，继而面、腹各部均渐水肿，时肿时消，气色晦滞，小便或清利或短涩，大便溏薄，喜暖畏寒，脉沉细或迟，舌淡苔白。

治则：温阳利水，健脾益肾，化湿。

取穴：公孙、阴陵泉、水分、复溜、肾俞、阴谷、气海。

穴义：公孙、阳陵泉健脾化湿；灸水分，温中逐寒；复溜补肾消肿；肾俞、阴谷、气海，补肾益气以通利小便。

2. 盗汗　盗汗也是临床上一种常见病，其病机主要是阴虚。白天属阳，夜晚属阴，故症见夜晚睡时汗出，醒来汗止，是谓"寐则汗出，寤则汗止。"本穴有滋阴补肾作用，对阴虚之盗汗疗效很好，特别是肾水损而不能上济于心，心火扰动迫液外出的盗汗效果更佳。症见盗汗，潮热，心烦，或腰膝酸软，舌红少苔，脉细数。

治则：滋补肾水，养阴，佐以清心火。

取穴：复溜、合谷、阴郄、曲泽。

穴义：复溜用补法，补肾滋阴，配合谷为止汗常用穴；阴郄为心经郄穴，阴经郄穴善治血病，阴、血一源，本穴有很好的养阴作用，为治盗汗常用穴；曲泽为心包经合穴，泻之能清泻心火。诸穴相配，共奏滋阴清火之效，则盗汗自除。

【病案举例】

患者，张××，女，45 岁。

主诉：排尿困难 20 天。

现病史：20 天前因子宫肌瘤手术切除后，出现排尿困难，每天插管导尿，全身指陷性水肿，面色萎黄，精神倦怠，脉象虚软。现在伤口已化脓。曾服利尿药物无效，要求针灸治疗。

辨证：肾气不足，膀胱气化失常之癃闭病。

治则：补益肾气，开通水道。

取穴：阴陵泉、三阴交、复溜。

操作及效果：1 诊、2 诊针泻阴陵泉、三阴交，收效不佳；3 诊改用针补复溜穴，针后当天下午始能自行排尿；4 诊针补复溜以巩固疗效。

【腧穴配伍】

1. 复温配补三阴交，补益精血，治疗血虚性心悸、头晕。

2. 复溜配补太溪、肾俞、百会，补肾益气，治疗肾亏性头脑空痛。

3. 复溜配肾俞、委中，补肾活络止痛，治疗肾亏性腰部疼痛。

4. 复溜配心俞，交通心肾，治疗心肾不交的心悸、失眠。

5. 复溜配肝俞、曲泉，滋补肝俞，治疗肝肾阴虚性的两目干涩疼痛。

6. 复溜配三阴交、神门，补益心肾，治疗心悸、失眠。

7. 复溜配太冲、风池，滋阴潜阳，平肝息风，治疗肝风内动的四肢抽搐。

8. 复溜配内庭，养阴清热，治疗阴虚火旺之口燥咽干、头目眩晕之症。

【讨论】

1. 复溜穴养阴而治舌干口燥之因　复溜穴为肾经母穴，肾经循行沿咽喉，挟舌本，施用补法，滋阴降火，生津止渴，以治舌干口燥之症。

2. 复溜穴针刺时宜补不宜泻，因肾病多虚勿实，为此，复溜穴操作时，千万不能误泻作补，使肾更虚。

3. 对复溜、合谷发汗、止汗的认识，历代医家诸说不一。《玉龙歌》曰："无汗伤寒泻复溜，汗多宜将合谷收。"《肘后歌》曰："当汗不汗合谷泻，自汗发黄复溜凭。"《医学入门》曰："伤寒汗法，针合谷二分，行九九数搓数十次，男左搓，女右搓，得汗行泻法，汗止身温出针，如汗不止，针阴市，补合谷。"《针灸大成》曰："多汗先泻合谷，次补复溜；少汗先补合谷，次泻复溜。"《十四经要穴主治歌》曰："复溜……伤寒无汗急泻之，主脉沉伏即可伴。"至于无汗、多汗，合谷、复溜用补或用泻法，意见不一，笔者同意《常用腧穴临床发挥》李世珍之见。合谷为手阳明大肠经原穴，肺与大肠相表里，肺主皮毛，主一身之表，司腠理开合，泻合谷能开发腠理，驱邪外出，发汗解表，汗出不止，是由于表虚，卫阳不固，腠理不密，补合谷，益气固表，使得腠理致密而止汗。汗出伤阴，误汗则重伤阴液，泻复溜，则阴液精血更伤，补复溜在解表，发汗之时以防汗出伤阴；汗多时，补复溜以补阴敛阴，以防多汗亡阳。为此，在临床运用时，无汗泻合谷，汗多补合谷，无汗、多汗均补复溜。

4. 针刺时注意事项 复溜穴操作过程中，如若足跟、内踝、足底部出现热感或热麻感，应及时调换针尖方向，否则易出现后遗症。

太 溪

【概述】

太溪为足少阴肾经的原穴，又名吕细。《针灸甲乙经》谓："其在足内踝后跟骨上，动脉内陷中。"足少阴肾经脉气出于涌泉，流经然谷，至此聚留而成大溪，大即太也，故名太溪。其为气血所注之处，因此，具有补肾益气的功能，其五行属土，培土能生金，故补之能生金纳气；金能生水，子旺则不使母气亏而导致母自旺，故也纳肺气。该穴位于足内踝尖与足跟腱之间，针刺 0.8 ~ 1.0 寸，可灸。

【穴性】

益肾纳气，培土生金。

【文献记载】

《针灸甲乙经》曰："热病汗不出，默默嗜卧，溺黄，少腹热，嗌中痛，腹胀内肿，羡心痛如锥针刺，太溪主之；疟，咳逆心闷，不得卧，呕甚，热多寒少，欲闭户而处，寒厥足热、太溪主之；胸胁支满，不得俯仰，痛咳逆上气，咽喉喝有声，太溪主之；消瘅，善喘，气塞喉咽不能言，手足清，腹胀内肿，肾胀；涎心痛如锥针刺；溺黄，大便难，嗌中肿痛，唾血，心中热，唾如胶，太溪主之。"

《针灸大成》曰："久疟咳逆、心痛如锥刺，心脉沉，手足寒至节，喘息、呕吐，痰实，口中如胶，善噫，寒疝……消瘅，大便难，咽肿唾血，痃癖寒热，咳嗽不嗜食，腹胁痛，瘦脊，伤寒手足厥冷。"

《通玄指要赋》曰："牙齿痛，吕细主之。"

《杂病要歌》曰："两足酸麻补太溪。"

【临床应用】

1. 喘咳　喘证有虚实之分，虚喘与肺肾有关，其见气短而促，语言无力，动辄汗出，舌质淡或淡红，肾气虚弱，如喘促日久，肾气虚弱，则形瘦神疲，气不得续，动即喘息，汗出肢冷，脉象沉细。

治则：补肾益肺，平喘。

取穴：太溪、太渊、肺俞、膏肓、肾俞、气海、足三里。

穴义：肾原太溪与肺原太渊相配，以补肺肾二脏真元之气；灸肺俞、膏肓培益上焦肺脏之气，肾俞、气海培益下焦肾气，使肺肾二脏之气俱充，则上有主而下能纳，气机升降自能如常。又取足三里，培养后天生化之源，使水谷精微上归于肺，肺气充盈，其病自愈。

2. 滑精　滑精多由久遗而肾元虚惫，封藏失司为之。症见不分昼夜，动念即有精液滑出，形体消瘦，脉象软弱，甚则伴见阳痿等。

治则：培补肾气，固涩精液。

取穴：肾俞、太溪、气海、大赫、精宫、足三里。

穴义：太溪为肾之原，肾俞为肾之背俞穴，二穴共用培补肾原，加配气海以调补肾气；取大赫、精宫以固关涩精；针足三里以益后天生化之源。众穴相伍，使肾气充足，血气旺盛。封藏有权，则无滑精之虞。

3. 月经不调　月经不调，是指月经的周期、经量、经色、经质等发生了不正常的改变。经行先期、多期者，症见月经先期而至，甚则1月2次，经色赤紫，伴见烦热，口干渴，喜冷饮，脉数，舌红苔黄。

治则：清热调经。

取穴：太溪、三阴交、气海、太冲。

穴义：太溪滋补肾水；气海调理一身之气；三阴交调补脾气，使血有所统，太冲平肝清热。四穴共针以达通调冲任，理气和血、清热调经之效。

【病案举例】

案一：

患者，宋××，男，48岁。

主诉：哮喘15年余。

现病史：15年前游泳不注意保养身体而发哮喘，服麻黄素片，注射肾上腺等药物而症状缓解，而后反复发作，发作时服药加药物注射以缓解，近半年来发作较剧，上述方法不见效，要求针灸治疗。诊之，形体消瘦，疲惫无力，呼吸气促，口唇发绀，汗出肢冷，不能平卧，苔薄白，脉虚。

辨证：肺气虚弱，无权宣肃，久病及肾，又致肾不纳气，属虚喘。

治则：调补肺肾，纳气定喘。

取穴：肺俞、太溪、膏肓、肾俞、太渊、足三里、喘息。

操作及效果：太溪、太渊采用补法，肺俞、膏肓、肾俞采用温针灸法，足三里亦采用温针法，喘息穴拔罐，以轻刺重灸为主。每日针灸 1 次，留针 30 分钟。经治 7 次后，症情显著好转，喘促渐以平息，夜间已能平卧，食欲亦振。继针上穴，采用原来手法，加取八华穴用羊肠线埋线治疗，以巩固其疗效，共治 8 次而告愈。3 个月后随访，述其愈后未再发作，早已参加劳动。

案二：

患者，李××，男，32 岁。

主诉：梦遗 1 年余。

现病史：由于劳累过度，年前出现梦遗，服用知柏地黄丸、金锁固精丸效果不佳，原 2～4 日梦遗 1 次，继则每日 1 次，多方救治均不理想，近来加重，常常每晚梦遗 2～3 次。诊之，形瘦神疲，舌质红，脉细数，伴腰膝酸软，心神不宁，头晕目眩。

辨证：肾阴亏虚，导致肾阳偏旺，精液妄动走泄。

取穴：太溪、神门、肾俞、心俞、关元、三阴交、志室、会阴。

操作及效果：补太溪以滋肾水而制相火，针神门以定神安心；补肾俞、泻心俞以交通心肾，使水升火降；针关元、三阴交，以降火兼补真元；志室、会阴，以调摄精宫而益肾固精。经针 2 次后，做梦依然，但未泄精。4 次后，很少做梦，亦未遗精。共针 6 次而告愈。

【腧穴配伍】

1. 太溪配肓俞、关元，补肾壮阳止痛，治疗肾亏性腰腿麻木疼痛。

2. 太溪配肓俞、阳陵泉，补肾壮筋，治疗腰腿酸困无力。

3. 太溪配肾俞、百会，补肾活络止痛，治疗肾亏性头痛。

4. 太溪配复溜、肾俞，补肾养阴止痛，治疗肾阴虚型腰痛。

5. 太溪配肝俞、肾俞，补肝肾而明目，治疗肝肾亏虚之目生云翳。

6. 太溪配廉泉、金津、玉津，补肾养阴，清热开窍，治疗舌强不语。

7. 太溪配关元、三阴交，用温灸法，补肾壮阳，治疗阳痿、遗精。

8. 太溪配曲泉、三阴交、归来，调和冲任，治疗月经不调。

9. 太溪配水道、阴陵泉，补脾益肾，止带，治疗白带过多症。

10. 太溪配脾俞、天枢、中脘，补肾止泻，治疗五更泄。

11. 太溪配肺俞、关元，补肾纳气，定喘，治疗肾虚性哮喘。

【讨论】

1. 肾为常虚之脏，肾热为肾阴不足，肾寒为肾阳虚衰；肾又主封藏，故宜补不宜泻，总的治则是培其不足，不可轻宜伐之。临床应用时，太溪多用补法、灸法，不用泻法。补肾阴时，加复溜、照海；温肾阳时，加关元、命门。

2. 太溪为肾的原穴，是该经元气作用表现的部位，《灵枢·九针十二原》篇曰："五脏有疾，应出十二原，十二原各有所出，明知其原，睹其应，而知五脏之害矣。"用经络测定义，诊察十二经脉的盛衰，以推断脏腑病情的虚实。由于肾病多虚无实，所以，太溪穴反应的数字多偏低，故太溪是补肾的主要腧穴。

3. 太溪配补气海，亦可治疗无脉症。《伤寒论》292 条"少阴病，吐利，手足不逆冷，反发热者，不死。脉不至者，灸少阴七壮"。由于吐利交作，正气暴虚，以致脉一时不能接续，艾灸本穴，通阳复脉，补气海，培补元气，二穴合用，回阳救逆，补阳复脉。

4. 依太溪可判断肾气的盛衰、疾病的预后。《活人书》中说："伤寒何以须诊太溪脉耶？答曰：'太溪脉是足少阴之经，男子右肾为命门，女子左肾的命门，主生死之要。病人有命门脉者活，无者死，故伤寒必诊太溪，以察其盛衰也。'"

5. 太溪、肾俞、复溜、命门功能比较　四穴均有补肾功能，但各有特点。肾俞偏于补气；复溜偏于补肾阴；命门偏于补肾阳；太溪既补肾气，又补肾阴。

气类穴

血类穴

补穴

祛风穴

祛湿穴

清热穴

散寒穴

开窍穴

祛痰止咳平喘穴

消食穴

第四章　祛风穴

凡能祛除机体、肌肉、经络、骨间、关节的疼痛、麻木、抽搐的穴位叫祛风穴。

本类穴位除具有祛风作用外，还兼有利湿、散寒、清热、活血、通络、止痛、止痉等多种作用。

应用本类穴位时，根据痹证的类型、病程的新久、病邪侵袭的部位、深浅等情况，作适当的选择和配伍。如寒邪偏盛的痛痹，在治疗肢体冷痛时，除用温补、艾灸外，还应加强温散寒邪穴位的应用；湿邪偏盛应用水分穴，治疗肢体重痛、麻木、关节红肿等证，应加健脾利湿穴；风邪偏盛应用风府、风市；治疗肢体走注疼痛，应加活血穴；热邪偏盛关节红肿热痛用头维、大杼等穴，还应加清热解毒穴，热极动风，抽搐昏迷，用十宣、百会，太冲等穴，另加丰隆、天突、哑门、人中，以祛痰开窍。

因此，本章祛风穴可分为祛风清热穴、祛风散寒穴、祛风除湿穴、平肝息风穴四类。

第一节 祛风清热穴

大 杼

【概述】

本穴是足太阳膀胱经的腧穴，是八大会穴之一——骨之会。杼，即织机上的梭子。脊柱两侧有横突隆起，形似织杼，故称杼骨。因而本穴又名杼骨。该穴为"胸中大腧，在杼骨之端"《灵枢·背腧》，故名大杼。其位于第 1 胸椎棘突下旁开 1.5 寸处，斜刺 0.3～0.8 寸。具有祛风解表、宣肺止咳之功。

【穴性】

用泻法时能够祛风解表，通经活络，清热利湿。

【文献记载】

《针灸甲乙经》曰："颈项痛，不可俯仰，头痛，振寒，瘛疭，气实则胁满，侠脊有寒气，热，汗不出，腰背痛，大杼主之。"

《千金要方》曰："大杼主僵仆不能久立，烦满里急，身不安席。"

《针灸大成》曰："主膝痛不可屈伸，伤寒汗不出，腰脊痛，胸中郁郁，热甚不已，头风振寒，项强不可俯仰，咳疟，头旋，劳气咳嗽，身热，目眩，腹痛，僵仆不能久立，烦满里急，身不安，筋挛癫疾，身蜷急大。"

《肘后歌》曰："风痹痿厥如何治，大杼曲泉真是妙。"

【临床应用】

1. 头痛　本穴以治疗感受风热之邪所致的头痛为主。风热外袭，内舍于肺，上扰清窍则头痛。肺气不利，宣降失职则咳嗽，风热在表则身热。

治则：通络止痛。

取穴：大杼、后顶、曲池、昆仑。

穴义：用泻法时，大杼、曲池清热解表止痛；昆仑为膀胱经腧穴，能引热下行；后顶穴祛风通络止痛。四穴配伍应用共收清热泻火止痛作用。

2. 肩背痛　本穴适用于风湿热邪或风寒湿痹郁久化热，湿聚热蕴，阻于经络，可致热痹，症见肩背疼痛，四肢烦困。

治则：通络止痛。

取穴：大杼、曲池。

穴义：用泻法，二穴配伍可祛风除湿，解肌清热，疏利经络。

【病案举例】

患者，赵××，男，47岁。

主诉：头痛3周，加重3天。

现病史：3周前，感冒愈后而患后头痛，由持续性的隐痛，发展为阵发性剧痛，近二三天，因外事活动多，感觉疲倦，复感发热，头痛，尤以枕后部疼痛较剧，难以忍受，神倦，舌质红，苔微黄，口渴，脉浮数。

辨证：太阳经风热症。

治则：散风清热，疏通经络。

取穴：大杼、天柱、玉枕、后溪、跗阳。

穴义：取大杼、天柱、玉枕疏通局部经络，后溪穴通督脉可通经止痛，跗阳穴膀胱经穴，阳跷脉郄穴，可清热通阳止痛。

操作及效果：针后数分钟，患者痛止，安然入睡达3个小时，醒后枕后无任何不适感。治疗3日后，患者邪热退除，疼痛消失，精神振作。脉平身爽，诸症消失。半年后追访，未复发。

【腧穴配伍】

1. 大杼配天柱、大椎，祛风通络，解肌止痛，治疗颈项肩背疼痛。

2. 大杼配太冲、内庭，平肝清热，降逆止痛，治疗肝阳上亢引起的三叉神经痛。

3. 大杼配合谷、内庭、曲池，祛风清热，消肿止疼，治疗肩背肿胀热痛。

4. 大杼配大椎、天突、丰隆，祛风清热，除湿化痰，治疗热痰咳喘。

5. 大杼配委中点刺放血，加膈俞、膻中，活血祛风止痛，治疗外伤性肩背疼痛。

6. 大杼配肺俞、风门，除风散寒，治疗肩背冷痛。

【讨论】

1. 从穴名释义引申本穴的祛风作用，杼，指织机上的梭子。工作时，川流不息，以动态存在，在这方面上和风有共同的属性，因而本穴引申为祛风作用。临床也证实了这一点。

2. 大杼位于两肩内侧上缘脊背相交之处，是脊背两侧凹陷的尽端，相当于自然界沟的尽端，丘陵头的尽端，均是风邪极盛之处。以取类比象之道理，说明大杼有祛风作用。

3. 临床实践表明，大杼穴处是风邪最先最易侵犯的部位，只要肩背部发紧发冷，很快出现全身性恶寒发热等外感之证；如果肩背部不舒得到治疗，外感症状便不再出现。

4. 大杼、风门祛风功能比较

（1）大杼治疗外风，尤其是治疗肩背、上半身的外感风热之风，用于风热性感冒，有祛风解表清热之功。

（2）风门治疗外风，尤以治疗上半身、肺脏受袭之风，适用于风寒性咳嗽，有祛风散寒之力。

头 维

【概述】

本穴为足少阳、阳明之会，又名颡大、天五会、五会。维，有维护之意。足阳明脉气行于人身胸腹头面，维络于前，故有二阳为维之称。穴为阳明脉气所发，在头部额角入发际处，故名头维，其位在鬓角发际前缘直上额角入发际 0.5 寸处，距神庭穴 4.5 寸。斜面下刺或向后刺，平刺 0.5 ~ 0.8 寸。由于头为诸阳之会，故本穴可治疗头部及与少阳、阳明经与风邪有关的疾病。

【穴性】

用泻法，祛风清热，息风镇痉，明目，止痛。

【文献记载】

《针灸甲乙经》曰："寒热，头痛如破，目痛如脱，喘逆烦满，呕吐，流汗难言，头维主之。"

《针灸大成》曰："主头痛如破，目痛如脱，目瞤，目风泪出，偏风，视物不明。"

《玉龙歌》曰："眉间疼痛苦难当，攒竹沿皮刺无妨，若是眼昏皆可治，更针头维即安康。"

【临床应用】

1. 偏正头痛　风为百病之长，其性轻扬向上，头痛因风邪所致者甚众，因"高巅之上，唯风可到"。"伤于风者，上先受之"，这说明头居人体最高位，不仅脏腑清阳之气上于头，手足三阳脉会于头，主一身之阳的督脉亦达颠顶；而且其位高属于阳，贼风邪火均易犯上，使清阳之气受阻，阳气郁滞，气血凝涩，阻碍脉络而致头痛。

取穴：头维、太阳、率谷、大杼、列缺、侠溪、印堂、百会。

穴义：用泻法，众穴共用有散邪通络、息风镇痉、明目、止痛的作用。

2. 面瘫　阳明者，五脏六腑之海，主润宗筋，宗筋主束骨而利机关。阳明虚则宗筋纵，加之风痰、瘀血阻于络脉，气血失和，精气不能濡养筋脉而致面瘫。

治则：祛风除痰，活瘀通络。

取穴：头维、阳白、丝竹空、上关、合谷。

穴义：用平补平泻，以息风化痰、活瘀通络、疏利筋脉。

【病案举例】

患者，周××，男，52岁。

主诉：右侧头痛6天。

现病史：6天前，乘车受风，右侧头痛，涉及颈部，遇风加重，现诸症同前，脉弦而稍缓。脉症合参，乃属外风侵袭，入客少阳经脉。

治则：祛风止痛。

取穴：患侧头维、丝竹空透率谷、风池、合谷、列缺、翳风、听会。

操作及效果：均用泻法，留针20分钟。针2日后，头痛显著好转，仅于傍晚稍痛，肩颈尚觉不适。在前次针穴基础上加绝骨（右），手法同前，再针3日后痊愈。

【腧穴配伍】

1. 头维配太冲、合谷、风池、百会，用泻法，平肝潜阳止痛，治疗肝阳上亢性头痛。

2. 头维配合谷、印堂、风池、内庭，祛风清热止痛，治疗风热性头痛。

3. 头维配阴陵泉、足三里、风池，祛风利湿，治疗风湿性头痛。

4. 头维配中冲、印堂、命门（灸），祛风清热，引火归源以止痛，治疗头痛如破、目痛如脱之急症。

5. 头维配涌泉，祛风清热，补肾止痛，治疗肾亏性头脑空痛。

6. 头维配率谷、风池、足临泣，除风清热，疏肝利胆，治疗少阳经的两侧头痛。

7. 头维配天柱、至阴，祛风清热，活络止痛，治疗太阳经的后头痛。

8. 头维配印堂、百会、内庭，清胃火以止痛，治疗阳明经之前头痛。

【讨论】

1. 头维在头部额角处，风邪易侵之处，故本穴能祛风；又头维属阳明、维少阳，阳明多肝胆，易郁而化火，热极动风而致头脑胀痛、目痛，故本穴有祛风清热、平肝息火之效。

2. 头维穴的针刺方法可根据不同的病症采用不同的针刺方法

（1）肝郁化火的头部胀痛，头维穴斜刺 1.5～2.0 寸透角孙，以达平肝清热、活瘀止痛。

（2）风热感冒重症，头目疼痛剧烈，头维向下透刺太阳或丝竹空，祛风清热、通络止痛。

（3）额部风邪所侵，额颅疼痛，鼻塞不通，头维穴斜刺透阳白，以疏风清热、开窍止痛。

（4）情志所伤，头顶热痛，头维穴向百会穴方向斜刺 1.0～2.5 寸，祛风解郁、止痛。

3. 头维，百会、风池祛风功能比较

（1）头维为足少阳、阳明之会，以祛半表半里之风、肝郁化火之风、阳明热盛之风为主。治疗少阳病的偏头痛、肝郁化火的头脑胀痛、阳明热盛的高热头痛。

（2）风池穴为少阳与阳维的交会穴，是风邪袭集之处，阳维主表，为此本穴有祛风解表的功效，治疗风寒感冒的头部外风。

（3）百会位于颠顶，属于肝，有平肝息风开窍的功能，用泻法。治疗小儿急惊风、高热、抽搐、昏迷。

4. 头维穴的针刺方法，为了减少进针时患者的痛苦，进针之处取额角咬肌粗隆处，左手捏起头皮，右手缓慢持针进针，这样既可加强针感提高疗效，又可减轻患者痛苦。

委　中

【概述】

本穴为足太阳膀胱经的合穴，是有名的四总穴之一，又名腘中。委，指委曲；中，指正中。穴在腘窝横纹中央，委曲而取之，故名。其位在腘窝横纹中央，当股二头肌腱与半腱肌腱的中间，俯卧微屈膝取穴。直刺 1.0～1.5 寸，或用三棱针点刺腘静脉出血。由于委中是膀胱经的合穴，而膀胱经行人身之后面，头、项、背、腰、臀及下肢后面均为其经脉所过，故是人身最长的经脉，共有 67 个穴位，且五脏六腑的背俞穴，都分布在膀胱经上。同时，膀胱与肾相表里，肾为先天之本，所以，本穴在临床运用范围相当广泛。但由于委中是属从腰背而来的两支膀胱经脉在腘窝的会合处，故它又是治疗腰背疾患的要穴，具有祛风活血解毒止痛之功。

【穴性】

用泻法，解暑祛湿，散风清热，避秽化毒，宣通气血。

【文献记载】

《针灸甲乙经》曰："热病侠脊痛，委中主之；疟，头重，寒背起，先寒后热，渴不止，汗乃出，委中主之；腰痛侠脊而痛至头，几几然，目䀮䀮，欲僵仆，刺足太阳郄中出血；癫疾反折，委中主之；腰痛，侠脊至头，几几然，目䀮䀮，委中主之。"

《针灸大成》曰："主膝痛及拇指，腰侠脊沉沉然，遗溺，腰重不能举体。小腹坚满，体风痹，髀枢痛，可出血，痼疹皆愈。伤寒四肢热，热病汗不出，取其经血立愈；委中者，血郄也，大风发眉堕落，刺之出血；腰脚疼痛；中风腰背拘急，委中针。"

《素问·刺腰痛篇》曰："足太阳脉，令人腰痛，引项脊尻背如重状，刺其郄中太阳正经出血，春无见血。"

《素问·刺疟篇》曰："足太阳之疟，令人腰痛头重，寒从背起。先寒后热，熇熇暍暍然，热止汗出，难已，刺郄中出血。"

《四总穴歌》曰："腰背委中求。"

【临床应用】

1. 腰痛　腰为肾之外府，腰痛病位"标在经络，本在肾脏"，乃因虚于里，风寒湿热之邪客于肌表，导致气血不利，经气不通而致，治宜祛风散邪，疏通经络，调和气血，补虚益肾，可取委中、肾俞、水沟、阿是穴。用泻法以祛风散邪，理气和血，舒筋通络。

2. 背痛　外感风寒，膀胱经气失畅，所致背部疼痛，掣及两胁，或者背部发紧，有明显压痛者，取委中、大椎、肝俞，均用泻法以祛风散寒，舒筋通络。

3. 膝腘痛　风邪外袭，经气不畅，气血失调，以致膝关节周围疼痛，腘窝处疼痛明显，以致膝关节屈伸困难者，可取委中、阴陵泉、阳陵泉，用泻法以祛风，活血，舒筋，通络。

4. 腹痛　湿热之气伤中，脾胃和降失职，中焦气机阻滞而致腹痛，可取委中刺出血，调气行血，祛邪散热以止腹痛。

5. 吐泻　湿热伤于中焦，肠胃功能失调，上吐下泻，可取委中、曲泽，均用泻法以清血分湿热，湿去热清，中焦气和，升降恢复，吐泻可止。

6. 痔疮疼痛　因湿热下注而致痔疮疼痛者，可取委中、长强、承山，用泻法泻热理血，消肿止痛。

【病案举例】

患者，刘××，女，37岁。

主诉：腰痛 2 个月，加重 10 天。

现病史：伤湿腰痛 2 个月，服用中药 10 余剂效果不显来诊。刻下见：腰部疼痛，痛处伴有热感，热天或雨天疼痛加重，活动后可稍微减轻，小便短赤，苔黄腻，脉濡数。此乃湿热壅于腰部，筋脉弛缓，经气不通而致。

治则：清热利湿，通经活络，舒筋止痛。

取穴：委中、肾俞、大肠俞、阿是穴。

操作及效果：每日 1 次，7 次为 1 个疗程。经治疗 2 个疗程后痊愈。

【腧穴配伍】

1. 委中配腰阳关、内庭、阴陵泉，祛风清热，活瘀止痛，治疗湿热性腰痛。

2. 委中配尺泽、曲池、合谷，活血逐瘀，清热止痛，治疗瘀血性的腰肋疼痛。

3. 委中配太溪、足临泣、肾俞，补肾祛风止痛，治疗肾虚性腰痛。

【讨论】

1. 委中穴为足太阳膀胱经的合穴，位于腘窝横纹中点，其经脉通过横纹直达足部，比喻河流横穿深沟，交点为穴位。本处风邪较盛，气候凉爽，水流较急，无泥沙瘀积，穴位作用祛风清热，活瘀通络。

2. 历代医家临床证实，本穴有祛风作用。《胜玉歌》曰："委中驱疗脚风。"《类经图翼》曰："本穴治疗风痹枢痛，半身不遂。"

3. 委中穴与肩髃穴祛风作用比较　二穴的共同特点是均有祛风通络作用，均属于外风范畴，但各有其特点。

（1）委中穴属外风兼治内风，是内外风兼有的穴位，既可治疗外风引起的腰背麻木疼痛，又可治疗内风引起的角弓反张。本穴主要是活血祛瘀，除腰背之风。

（2）肩髃穴治外风，不能兼治内风，只能治疗风邪侵袭，经脉瘀滞，所引起的上肢肩关节疼痛麻木、活动不便。本穴主要是祛肩关节之风。

4. 本穴的针刺方法　因本穴为血中之郄穴，只能采用针刺方法及放血方法，忌用灸法。如若瘀血引起的腰背部疼痛、麻木，可采用点刺放血法，活瘀祛风止痛；如若外风引起的腰背部疼痛，身体较弱，可采用针刺方法，有针感后用补法；如若是瘀血引起的体质虚弱病的腰背疼痛，可多次少量放血，千万不能视出血颜色的深浅，以衡量出血的多少。

5. 本穴的适应证　因本穴为血中之郄穴，又根据临床经验证明，适用于风邪侵袭，血瘀气滞的实证，不适用于虚证；如若用于虚证，必配其他补穴，否则会加重病情。《行针指要减》曰："或针虚，气海、丹田，委中奇。"气海，用于脏虚气急，真气不足，久病不瘥病证；丹田，用于诸虚百损之证；而委中在本经条文中不起补的作用，而起活血化瘀的作用，因本经文是虚中有实，以虚为主的病证，在整个补虚穴中，兼有祛瘀穴，是补而不滞，符合临床实际。

通　天

【概述】

本穴为足太阳膀胱经之穴，又名天白、天伯。通，指通达；天，指位高。本穴在承光后 1.5 寸，足太阳之脉上额交颠，脉气从此上交督脉之百会，百会位于颠顶。为一身最高之处，寓有天象，通天之意指脉气经本穴通达天顶。其位在承光后1.5寸，距头正中线1.5寸。平刺0.2～0.5寸，可灸。由于该穴具有祛风清热、宣肺利鼻之功，故可治疗因风邪外侵、肺气失宣而致的肺系疾病以及眩晕等。

【穴性】

用泻法，祛风清热，宣肺利鼻。

【文献记载】

《针灸甲乙经》曰："头项痛重，暂起僵仆，鼻窒鼻衄，喘息不得通，通天主之。"

《针灸大成》曰："主颈难转侧难，瘿气、鼻衄，鼻疮、鼻窒，鼻多清涕，头旋，尸厥，口㖞，喘息，头重，暂起僵仆，瘿瘤。"

《百症赋》曰："通天去鼻内无闻之苦。"

《医宗金鉴》曰："上星、通天二穴，主治鼻渊，鼻塞，息肉，鼻痔，左鼻灸右，右鼻灸左，左右鼻俱病者，左右俱灸……"

【临床应用】

1. **鼻渊** 肺主气，司呼吸，上连气道，喉咙，开窍于鼻，外合皮毛。鼻渊的发生，与肺经受邪有直接关系，外感风寒，内侵于肺，蕴而化热，肺气失宣，而致鼻塞。风邪解后，郁热未清。酿为浊液，壅于鼻窍，则发为鼻渊。取通天、迎香、列缺、上星，用泻法，祛风清热，宣肺开窍。

2. **眩晕** 肾主化气利水，脾主运化水湿，久病肾阳衰败，蒸化失司，损及脾阳，使脾阳虚弱，健运失职，聚湿为浊，浊邪中阻，郁而化热，浊热上逆，蒙闭清窍，发为眩晕。治则祛风利湿，清热开窍。取通天、阴陵泉、行间、水泉，以化湿除痰。

【病案举例】

患者，刘××，男，30岁。

主诉：鼻塞4年。

现病史：4年前鼻塞日渐严重，分泌物增多，每日早晨或气候骤寒时喷嚏发作，鼻黏膜呈肿胀红褐色，嗅觉减退，乃至逐渐消失。曾在某医院五官科治疗1年多不愈。诊断：鼻渊（过敏性鼻炎）。

治则：清肺热，通鼻窍。

取穴：通天、迎香、列缺、风池用泻法，上穴连续针刺3日后，晨间喷嚏大减。鼻黏膜之肿胀红褐色减退，6次后黏性分泌物减少，左侧鼻腔亦觉通气，近日虽气候骤寒亦无喷嚏。11次后，两侧鼻腔均呈正常，嗅觉恢复，各种不适症状消失。

【腧穴配伍】

1. 通天配头维、太冲，平肝清热，疏风止痛，治疗肝火性头痛。

2. 通天配太冲、曲泉、风池，平肝潜阳，治疗肝阳上亢性眩晕。

3. 通天配中脘、丰隆、头维，和胃化痰，治疗痰浊中阻性眩晕。

4. 通天配肾俞、太溪，补肾益精，治疗肾虚性眩晕。

【讨论】

1. 以穴名释义浅谈本穴的祛风作用　通，指通达；天，指位高，意指脉气经本穴通达天顶。本穴是风气聚集之处，风邪善行数变，易循脉气达本穴，故本穴有祛风作用。

2. 通天为足太阳膀胱经的腧穴，本经循行起于目内眦，上额交颠。本穴又通于督脉之交会穴，督脉下行通于鼻部。为此，通天主要治疗风邪伤及头部及鼻部的一切疾患。

3. 通天、风门、头维、百会祛风作用比较

（1）通天穴根据经脉循行及经脉与经脉的关系，其主要治疗风邪侵袭鼻部所产生的疾患，若邪进而及肺，取之可祛风开窍，止痛。

（2）风门位于背部，距肺较近，是风邪出入之门户，功能祛风宣肺止咳，主要治疗肺部受风邪所侵而产生的咳喘疾患。

（3）头维穴位于额角处，为足阳明、足少阳之会穴，功善祛风清热，平肝潜阳，主要治疗外感风热重症引起的头痛及肝郁化火的头脑胀痛。

（4）百会穴位于颠顶，颠顶属足厥阴肝，功专镇肝息风，止痛，主要治疗肝风内动的头脑热痛及急惊风。

第二节　祛风散寒穴

风　池

【概述】

风池穴为胆经腧穴，在项后与风府穴相平，当胸锁乳突肌与斜方肌上端之间的凹陷处，深层为夹肌，有枕动静脉分支，布有枕小神经，《针灸学》曰："穴在颞颥后发际陷者中，穴处凹陷似池，为治风之要穴，故名风池。"《谈谈穴位的命名》曰："风为阳邪，其性轻扬，头顶之上，唯风可到，风池穴在颞颥后发际陷者中，手足少阳、阳维之会，主中风偏枯，少阳头痛，乃风邪蓄积之所，故

名风池。"风池为少阳、阳维之会，阳维主一身之表，其病寒热头痛，颈项痛，眉棱骨痛，少阳之为病，寒热往来，胸胁苦满，默默不欲饮食，心烦喜呕，口苦，为风寒外感的太阳病，寒热往来的少阳病，以及经脉线上因受风寒所致的一切疼痛，均是本穴治疗的范畴。

【穴性】

除风散寒，解表止痛。

【文献记载】

《伤寒论·辨太阳病脉证并治上第五》："太阳病，初服桂枝汤，反烦不解者，先刺风池、风府，却与桂枝汤则愈。"

《胜玉歌》曰："头风头痛灸风池。"

《席弘赋》曰："风府风池寻得到，伤寒百病一时消。"

《玉龙歌》曰："偏正头风有两般，有无痰饮细推观。若然痰饮风池刺，倘无痰饮合谷安。"

【临床应用】

1. 风寒头痛 "风为百病之长""伤之风者上先受之"，颠高之上，风可到，风挟寒邪，经脉凝滞不通，发为疼痛。

治则：疏风散寒止痛。

取穴：风池、列缺、大椎。

穴义：三穴合用，疏风解表，散寒止痛。

2. 风寒咳嗽 肺的卫外功能失司，风寒之邪乘虚而入，侵袭于肺，肺失宣发而致咳嗽声重，肺窍不利，而见鼻塞不利，咳吐稀痰。

治则：疏风散寒。

取穴：风池、列缺、风门。

穴义：三穴合用，疏风散寒，通络止痛。

3. 颈项强痛　风寒瘀滞经络而患疼痛，寒邪收引、颈项强直。

治则：疏风散寒，解肌止痛。

取穴：风池用热补手法，绝骨、后溪。

穴义：三穴合用，祛风散寒，通经止痛。

4. 风寒感冒　风为六淫之首，易随四时之气候而发病。在冬季，患者体质虚弱，风寒侵袭，卫外功能失司，而患发热恶寒，全身疼痛。

治则：疏风散寒，解表。

取穴：风池、外关、大椎。

穴义：三穴合用，疏风解表，散寒解热。

【病案举例】

案一：

患者，李××，男，32 岁。

主诉：头两侧疼痛 3 天。

现病史：感冒 3 天，头两侧疼痛较甚，虽服治感冒药，但效果不佳，服药则轻，药停则剧，服药 3 天仍未治愈。查体温 39℃，面色㿠白，恶寒，头痛涉及全身，脉浮紧，苔薄白，证属风寒感冒。

治则：疏风散寒止痛。

取穴：风池、列缺、大椎。

操作及效果：风池，先补后泻针感到达头的两侧，使风寒之邪从少阳引向太阳而解；列缺平补平泻，使阳明之邪从表而出；大椎穴用补法，益气解表。第 2 天患者诸证皆轻，加足三里，继针 2 次而愈。

案二：

患者，赵××，男，28 岁。

主诉：颈项强痛 2 个月。

现病史：颈痛治疗，效果不佳。2 个月前出差在外，身衣单薄，途中，气候骤变，风雨交加，身受其害，恶寒发热，筋骨作痛，颈项强直，多方治疗全身疼痛减轻，颈项强直疼痛有增无减，夜重昼轻，患处温度较差，脉弦滑，证属寒湿痹证。

治则：散寒祛湿，通经活络。

取穴：风池、膈俞、阴陵泉、阳陵泉。

穴义：风池透风池用灸补法，补正祛邪，从里达表；膈俞放血拔火罐，活血祛风；阴陵泉祛风除湿；阳陵泉通经活络止痛。

操作及效果：每日 1 次，10 次为 1 个疗程。针第 1 个疗程后患者温度基本恢复正常，颈项活动较前好转，疼痛减轻，又继针 1 个疗程而愈。1 年后随访无复发。

【腧穴配伍】

1. 风池配列缺，祛风散寒止痛，治疗风寒性头痛。

2. 风池配外关，祛风散寒解表，治疗风寒性感冒。

3. 风池配天柱、后溪，疏风散寒，解肌止痛，治疗颈项强痛，脊背寒冷。

4. 风池配补复溜、太溪，补肝肾以明目，治疗眼疾，亏损之症。

5. 风池配阳陵泉，柔筋活络，治疗全身性筋脉拘急之症。

【讨论】

1. 本穴针尖应朝向对侧眼球下方，切忌针尖方向向上。

2. 针感方向应视病情而定，头部及眼部疾患，应针感向上，颈部及全身疾患针感向下，寒证用补法，热证用泻法。

3. 因本穴近于延髓，因寒所致的头脑，鼻疾效果最好。用轻微的热补法，少用灸法，否则，助热上行形成头脑胀痛。

4. 因本穴是手足少阳, 阳维之会, 对于寒邪所致的表证, 如头痛、眩晕、经脉拘急、抽搐, 效果较好。

5. 大椎、风池、肺俞、列缺散寒功能比较

(1) 风池为手足少阳、阳维之会, 属胆经穴, 位颈项部, 风为阳邪, 易伤于上, 治疗少阳、太阳合并的风寒感冒、风寒头痛、颈项强急之症。

(2) 大椎为手足三阳、督脉之会, 治疗表阳不固、寒邪内侵所致的诸阳经疾患。

(3) 肺俞为肺经经气输注于背部的俞穴, 肺主皮毛, 背部为太阳经脉循行之处, 主皮表, 是外邪内侵首当其冲之处, 为此本穴应治疗寒邪内侵、肺失宣发所致的寒饮咳嗽。

(4) 列缺为肺经络穴, 治疗风寒咳嗽未解, 兼见阳明经寒伤肠胃疾患。

6. 治疗肩背寒冷疼痛, 针尖向对侧眼球稍向下, 进针 1.0 ～ 1.5 寸时, 拇指向后, 食指向前针感到达肩背部以祛肩背之寒邪。

7. 风池穴治疗寒邪外束所致的颈项痛, 需风池透风池, 用努针热补手法, 以解肌止痛。

风　市

【概述】

风市别名垂手, 为足少阳胆经腧穴。"市"乃聚集之意, 因该穴为下肢风气集结之处所, 又善治中风、偏枯、湿疹、麻痹等证, 为祛风要穴, 故名。本穴位于大腿外侧, 腘横纹上 7 寸, 大腿外侧中点, 直刺 0.8 ～ 1.3 寸, 可灸。

【穴性】

祛风散寒，止痛。

【文献记载】

《针灸大全》曰："浮风，浑身瘙痒……风市二穴。"

《针灸资生经》曰："风市，疗冷痹，脚胫麻，腿膝酸痛，腰重，起坐难。"

《十四经要穴主治歌》曰："风市主治腿中风，两膝无力脚气冲，兼治浑身麻瘙痒，艾火烧针皆就功。"

《胜玉歌》曰："腿股转酸，难移步，妙穴说与后人知，环跳、风市及阴市。"

《玉龙赋》曰："风市、阴市驱腿脚之乏力。"

《杂病穴法歌》曰："腰连脚痛怎生医，环跳、行间与风市。"

《医学纲目》曰："两足麻及足膝无力，取风市针五分，补多泻少，留五呼。"

【临床应用】

1. 痹病　本病由于外邪侵袭经络，气血闭阻不通，而引起肢体、关节酸痛、麻木、重着、屈伸不便等症。风善行而数变，若是走窜性疼痛者为行痹；若痛处固定不移，遇冷则剧者为痛痹；若痛处重着麻木者为着痹。

治则：祛风散寒，利湿止痛。

取穴：除局部取穴外，行痹取风市、风府、膈俞、血海；痛痹取风市、命门、神阙；着痹取风市、阴陵泉、足三里。

穴义：风市、风府祛风止痛；膈俞为血之会穴，与血海相配可活血止痛；命门、神阙可散寒止痛；阴陵泉、足三里相配可除湿止痛。

2. 荨麻疹　本病主要是由于风邪外侵，气血运行不畅，而出现红色或白色的片状痒疹。

治则：活血祛风，清热和营。

取穴：风市、血海、足三里、曲池。

穴义：风市、血海活血祛风利湿；足三里为胃经下合穴，曲池为大肠经合穴，二穴合用清热利湿。

3. 半身不遂，肌肤不仁，手足麻木　上述病症主要是由于风邪外侵，气血运行不畅而致。

治则：活血祛风，通经活络。

取穴：风市、膈俞、血海、三阴交。

穴义：风市、膈俞、血海活血除风，三阴交养血柔筋祛风。

【病案举例】

患者，赵××，男，40岁。

主诉：皮肤瘙痒3个月。

现病史：3个月前因睡卧湿地后下半身皮肤出现小红色疹子，夜间痒甚，影响睡眠，溲黄，舌绛苔白，脉象浮数。

辨证：依其脉证，系风热挟湿侵袭肌表，干扰血分，流窜经络之皮肤瘙痒症。

治则：疏风清热，祛湿凉血。

取穴：针泻风市、合谷、阴陵泉、三阴交。

操作及效果：隔日针治1次。1诊后疹子已不出，溲黄减轻；2诊后皮肤不痒；4诊治愈。

【腧穴配伍】

1. 风市配血海、足三里、曲池，活血祛风，清热和营，治疗荨麻疹。

2. 风市配血海、阳陵泉、三阴交，养血除风，柔筋，治疗下肢活动不便。

3. 风市配阴市、阳陵泉，祛风散寒，柔筋，治疗下肢外侧凉麻疼痛。

4. 风市配阳陵泉、绝骨、丘墟，疏肝利胆，治疗下肢内翻。

5. 风市配内庭、行间用泻法，清热祛风利湿，治疗下肢热痛。

6. 风市配三阴交、气海、足三里，用补法，益气养血祛风，治疗下肢酸软无力。

【讨论】

1. 本穴的针感　若治疗下肢外侧股部病变，宜直刺，局部酸麻沉胀；若治疗膝部病变，针尖稍向下，针感到达膝部；若治疗髋部病变，针尖稍向上，使针感到达髋部。

2. 风市、风府、风池、风门、百会功能的比较　五穴均有祛风作用，但各穴又有其特点。

（1）风市：为胆经腧穴，具有祛风散寒的作用，偏于治疗下肢风邪。

（2）风府：为督脉腧穴，深部连系于脑，具有祛风开窍的作用，偏于治疗脑风。

（3）风池：为胆经与阳维之会，具有祛风散寒止痛的作用，偏于治疗外感风邪及头风。

（4）风门：为背部膀胱经腧穴，具有祛风宣肺、散寒解表的作用，偏于治疗背部风寒之邪。

（5）百会：位于颠顶，属于肝，具有平肝息风的作用，偏于治疗内风。

3. 小儿麻痹的剪刀腿患者，此穴禁忌针刺。

第三节　祛风除湿穴

肩　髃

【概述】

本穴是手阳明、阳跷脉之会穴，又名中肩井、髃骨、肩骨、偏骨。髃，髃骨也，为肩端之骨。穴在肩端部肩峰与肱骨大骨节之间，故名肩髃。其位在锁骨肩峰前下方，当肩峰与肱骨大结节之间取穴。当上臂平举时，肩部出现两个凹陷，前方凹陷是肩髃穴，直刺0.5~1.0寸。本穴具有疏风活络、通利关节、泄热止痒、祛痰活血之功，能治疗本经病证和有关的疾病，但在临床上主要用于风热或风湿热所致的肩臂疼痛、手臂挛急、半身不遂及肌肉萎缩、瘫痪等。

【穴性】

用泻法，祛风除湿，通利关节止痛。

【文献记载】

《针灸甲乙经》曰："肩中热、指臂痛，肩髃主之。"

《针灸大成》曰："主中风手足不遂、偏风、风痪、风瘘、风病……热风有中热，头不可回顾，肩臂疼痛，臂无力。手不能向头。挛急、风热瘾疹，颜色枯焦，劳气泄精，伤寒热不已，四肢热，诸瘿气。"

《千金要方》曰："库狄钦患偏风不得挽弓，针肩髃一穴，即得挽弓，甄权所行。"

《针灸大成》曰："肩背红肿疼痛，肩髃、风门、中诸、大杼。"

【临床应用】

肩凝证多为外伤劳损或肩部感受风寒湿，或风寒湿邪郁久化热，或感受风湿热邪，使经络阻滞，气血不畅，经筋作用失常，日久气血凝滞，筋脉失养，肌肉萎缩，或肩关节粘连，功能障碍日趋严重。

治则：散风清热除湿，理气活血通络。

取穴：肩髃、肩前、肩髎、肩臑、巨骨、曲池、尺泽、陷谷、合谷。

穴义：用泻法以散风除热，宣痹祛湿，疏通气血。

【病案举例】

患者，秦××，男，47岁。

主诉：右肩酸痛2周。

现病史：2周前受风湿后出现右肩酸痛，继而出现伸屈不利，肩臂酸痛乏力日渐增剧，以静止及午夜时为甚，项背出现阵发性剧痛，发病后神疲肢怠，食欲不佳，腹间隐痛，大便溏，每日1次，小便微浊，经内服及外敷药物效果不显，而针灸治疗。现症见形胖而面色微晦，精神怠倦，右肩微肿，皮色稍红，轻压痛，提臂、外旋、后弯均中度受限，苔薄白微腻，脉濡数。脉证合参，乃因腠理空疏，卧处潮湿，为风湿之邪侵袭，痹阻气血不通而痛，病属风湿痹而有化热之势，且湿邪偏盛。

治则：散风清热，化湿通络，活血止痛。

取穴：肩髃、肩贞、曲池、合谷、肩外陵、肩内陵、臂臑。

操作及效果：每日1次，7次为1个疗程，经治疗1个疗程后疼痛减轻，右肩上举可过头，夜间已能安然入睡；继续治疗1周后，右上肢上举，外展，后旋活动自如，已能参加一般劳动，视其右肩肿胀消失，按之无痛，苔薄润，脉平，病已痊愈。

【腧穴配伍】

1. 肩髃配阴陵泉、补足三里、商丘，祛风除湿，通利关节，治疗湿邪较重所致的肩凝证。

2. 肩髃配曲池、合谷、陷谷、大椎，祛风除湿，清热消肿，治疗热象较重的肩凝证。

3. 肩髃配风门、灸命门、关元，祛风利湿散寒，治疗寒邪较重的肩凝证。

【讨论】

1. 以穴名释义，阐述本穴的穴性。本穴在肩端部肩峰与肱骨大骨节间，好似两山峰之间，风邪较盛，气候凉爽，为此本穴有祛风清热、疏利关节作用。

2. 历代医家临床证明，本穴有祛风作用。《针灸甲乙经》治肩中热，指臂痛；《针灸大成》曰："治中风手足不遂，偏风、风瘫、风痿、风病……"《玉龙赋》曰："风湿传于两肩，肩髃可疗。"

3. 肩髃、曲池二穴祛风功能比较　二穴均属外风，共同治疗半身不遂，上肢疼痛，区别如下。

（1）肩髃穴位于两肩峰之间，其性偏凉，适用于肩关节的热证；如若用于肩关节冷痛、麻木，必用灸法，本穴主要以除肩关节之风。

（2）曲池穴位于肘横纹尽端，属大肠经的合穴，有清热祛风养阴作用，适用于风邪外侵，经脉失养，肘关节屈伸不变以及风邪郁于皮肤所致的风疹、发热。本穴主要祛肘关节及周身皮肤之风。

4. 艾灸注意事项

（1）肩关节热痛，或红肿疼痛，本穴用泻法，不宜用灸。

（2）肩关节冷痛，脉迟，针上加灸，灸之脉复接近正常为度，不宜每次灸的时间过长，以加重病情。遇一患者，肩关节冷痛较甚，第1次针上加灸15分钟，患者自感肩关节疏松痛轻。要求第2次针灸40分钟，但效果相反，第2次针后疼痛到第1次针前程度，脉由迟变数，其症由寒变热，针法由灸法变凉泻。此后据脉的变化酌情针、灸时间，其病而愈。

5. 本穴针刺方向应据病情而定。如若治疗肩关节上举疼痛，肩髃穴针刺方向，斜透三角肌；治疗肩关节的内收疼痛，肩髃穴后透肩贞；治疗肩关节外展性疼痛，肩髃穴前透前横纹；肩关节伴有肘关节共同疼痛，肩髃穴直透极泉穴；肩关节伴有颈项疼痛，肩髃穴向上平刺透肩井。

风　府

【概述】

本穴为足太阳、督脉、阳维之会，又名舌本、惺惺、鬼枕、鬼穴。风，指风邪；府，聚也。风府，指风邪聚结之处。伤于风者，上先受之，穴当人身上部枕骨下凹陷处，易为风邪所袭，本穴主治一切风疾，故名风府。其位在后发际正中直上1寸，两侧斜方肌之间的凹陷中，正坐头微前倾取穴。直刺0.3~0.7寸，主治中风偏瘫及与风邪有关的疾病。

【穴性】

祛风除湿，通关开窍，疏利经气。

【文献记载】

《素问·骨空论》曰："风从外入，令人振寒，汗出头痛，身重恶寒，治在风府，大风，颈项痛，刺风府。"

《针灸甲乙经》曰："足不仁，刺风府，头痛项急，不得倾倒，目眩，鼻不得喘息，舌急难言，刺风府主之，狂易多言不休及狂走，欲自杀，及目妄见，刺风府，暴喑不能言，喉痛，刺风府。"

《针灸大成》曰："主中风，舌缓不语，振寒汗出，身重恶寒、头痛、项急不得回顾，偏风半身不遂、鼻衄，咽喉肿痛，伤寒狂走，欲自杀，目妄视，头中百病，马黄黄疸。"

《肘后歌》曰："腿脚有疾风府寻。"

【临床应用】

中风偏瘫乃是由于脏腑阴阳严重失调，气血运行失常，痰湿内盛，复因摄生不慎等诱因，以致阴亏于下，阳浮于上，肝阳暴涨，阳盛风动，扰动气血，挟痰挟火，上冲于脑，蒙蔽心窍，横窜经隧，最终使风痰阻滞气血运行，经络失养而致口眼㖞斜、语言謇涩，半身不遂。

治则：祛风除湿，通经活络。

取穴：风府、风池、阴陵泉、环跳、昆仑。

【病案举例】

患者，关××，男，30岁。

主诉：右侧肢体活动不便3天。

现病史：3天前，受风后出现语言謇涩，右侧肢体欠灵活，右侧手不能握物，下肢不能下地步行，继而失语，饮水稍呛，小便失禁，舌苔薄白，脉虚弦。辨证属络脉空虚，风邪入中，风痰痹阻，血脉不通。

治则：祛风除湿，醒脑开窍，涤痰化瘀。

取穴：风府、风池、内关、廉泉、人中、合谷、环跳、三阴交、足三里。

操作及效果：经8天治疗后，患者进食量增加，小便恢复正常；调治 1 个月后，患者肢体障碍全部恢复，语言流利清楚，血压稳定而痊愈。半年后随访患者已上班开始工作，唯右侧有时手足发胀，天冷时皮肤欠温，血压一直稳定。

【腧穴配伍】

1. 风府配肩髃、曲池、外关、合谷、风市、环跳、昆仑、阴陵泉，祛风除湿，通经活络，治疗半身不遂的中风后遗症。

2. 风府配风池、地仓、颊车、合谷、下关、翳风，祛风除湿活络，治疗口眼喎斜的中风后遗症。

3. 风府配廉泉、通里、照海，祛风除湿开窍，治疗舌强不语的中风后遗症。

4. 风府配风池、太冲、太溪，滋肾平肝除风，治疗肾虚阳亢的头昏头痛。

5. 风府配次髎、大肠俞、关元，除风开窍固涩，治疗二便失禁的中风后遗症。

6. 风府配地仓、足三里，祛风除湿，治疗口涎甚多的患者。

【讨论】

1. 风府指风邪聚结之处，伤于风者，上先受之，人身上都之头项处易为风邪所侵。《会元针灸学》："风府者，风邪所入之府，脑后之空窍之……人之一身风眼甚多，如肩井、云门、背缝、手足心、九窍、太阳、肩心、胸中、腋下、阴囊，皆令人受寒，唯不若其风府、风门伤人之甚，故名风府。"《素问·太阴阳明论》："……本穴主治一切风疾，故名风府。"鉴上所述，风府有祛风作用。

2. 风府穴位于枕骨大孔下缘凹陷处，针感随督脉进入脑内，治疗脑中风的昏迷，半身不遂，口眼喎斜，舌强不语。

3. 风府、百会、风池、头维祛风功能的比较

（1）风府位于枕骨大孔下缘，为督脉经腧穴、督脉入孔连系于脑，以除脑颅之风，主要治疗中风后遗症。

（2）百会位于颠顶属于肝，平肝息风，治疗急惊风。

（3）风池为少阳、阳维之会，祛风解表，治疗外感表证。

（4）头维连系少阳、阳明，和解清热，主要治疗偏头痛，头脑发胀，头脑热痛。

4. 风府穴针刺时注意事项　风府穴针刺时头微前倾，针尖朝着下颌方向，刺入 0.5～1.0 寸，切忌针尖方向向上，刺入后不提插，不捻转、不留针。不宜用粗针。

环　跳

【概述】

环跳穴属足少阳胆经，位于臀部，是足少阳胆经与足太阳膀胱经的交会穴。环者，弯曲之意；跳者，跳跃、跃起之意。跳跃时必须弯身环腿，方可跳起，而此穴正在髀枢中，跳跃时环转之处；又因腿股病（如坐骨神经痛）时，环腿难伸，不能跳跃，针灸此穴能治该病，故名环跳。别名环谷、髋骨、髀压、髀枢、分中、枢合中。在长期的临床运用中，总结出本穴具有祛风通络止痛作用，主要用于下肢疾患。

【穴性】

祛风化湿散寒。

【文献记载】

《铜人腧穴针灸图经》曰："治冷风湿痹，风疹、偏风半身不遂，腰胯病不得转侧。"

《针灸大成·卷七》曰："环跳……主冷风湿痹不仁，风疹遍身，半身不遂，腰胯痛塞，膝不得转侧伸缩。"

《马丹阳天星十二穴治杂病歌》曰："其九，环跳在髀枢，侧卧屈足取，折腰莫能顾，冷风并湿痹，腿胯连腨痛，转侧重欷歔。若人针灸后，顷刻病消除。"

《杂病穴法歌》曰："腰痛环跳委中神。腰连腿痛怎生医？环跳行间与风市。脚连胁腋痛难当，环跳、阳陵泉内杵。"

《千金要方》曰："环跳、束骨、交信、阴交、阴陵，主髀枢中痛不举。"

《针灸资生经》曰："环跳、至阴，主胸胁痛无定处腰胁相引急痛。"

《针灸大成·卷八》曰："腿膝酸痛，环跳、阳陵、丘墟。""膝以上痛，灸环跳、风市；髀枢痛，环跳、阳陵、丘墟；足麻痹，环跳、阴陵、阳辅、太溪、至阴；风痹足胻麻木，环跳、风市。"

《林幽赋》曰："中风环跳宜刺。"按，当指治中风后遗症、下肢瘫痪，宜刺环跳。

《通玄指要赋》曰："髋骨将腿痛以祛残。"按"髋骨"为环跳别名；"祛残"意为完全消除症状，不残留一点痛苦。

《玉龙赋》曰："风湿痛，居髎兼环跳与委中。"

《胜玉歌》曰："腿股转酸难移步，妙穴说与后人知。环跳、风市及阴市，泻却金针病自除。"

【临床应用】

1. 下肢痹证　痹，有闭阻不通的含义。此病由于风寒湿邪侵袭肌肉、关节，使经络闭阻不通，气血运行不畅，引起肢体疼痛或麻木不仁，关节肿胀，甚至影响肢体活动。其风邪盛者，痛处游走不定，称为行痹；寒邪盛者，疼痛较剧，遇寒则甚，得温则轻，称为痛痹；湿邪盛者，酸痛重者，或麻木不仁，称为着痹；若邪郁化热，则肢体关节红肿酸痛，局部灼热，称为热痹。痹证包括现代医学的风湿性关节炎、肌纤维组织炎、坐骨神经痛等病。

治疗痹证的取穴特点是：循经取穴，配合辨证取穴。环跳能祛风活络止痛，正合痹证病机。本穴位于臀部，足少阳经经过本穴，沿下肢外侧中线向下循行，达第 4 趾外侧端；足太阳经也过本穴与足少阳经交会，然后通过臀部，沿下肢后侧下行，至小趾外侧端，结合本穴穴性特点，祛风，散寒，利湿。主要治下肢痹证。

2. 下肢瘫痪　此症的主要表现是肢体萎弱无力，肌肉萎缩，甚至丧失运动功能，属痿证范畴。常见于中风后遗症、急性脊髓炎、多发性神经炎、重症肌无力、癔病性瘫痪等。

针灸治疗下肢瘫痪可取环跳穴，配太溪、足三里、三阴交。养血补肾活络止痛。

针刺治疗癔病性瘫痪则常可见奇效，有时一针而愈。《浙江中医杂志》报道了一种针刺环跳治疗癔瘫的方法：仅取环跳，针尖向外生殖器方向直刺 3 寸，行提插泻法，使有麻感或触电感向下肢放射，运针 2~3 分钟，针后起针，不留针。

3. 腰痛　有人单取环跳一穴针刺治疗腰及腰骶部软组织损伤而致的腰痛 100 例，取得良好效果。方法是：侧卧，屈腿，取环跳，常规消毒，快速刺入，深 1 寸左右，强刺激（以患者能耐受为度）1 分钟，留针 10~15 分钟，其间行刺 1~2 次，一般针刺 5 次可痊愈，留有余痛不解，可加刺委中放血如绿豆大。腰骶部软组织损伤后，可致局部气滞血瘀，故疼痛、活动不利。环跳为足少阳经与足太阳经之会穴，足太阳经两条支脉都夹脊过腰，针刺环跳可疏调二经，通气血之壅滞，活络止痛，临床运用可配委中、昆仑等穴，用泻法。然而对肾虚腰痛不宜取环跳。

【病案举例】

患者，任××，男，3岁。

主诉（代诉）：双下肢瘫痪40天。

现病史：患儿40天前突然发高烧，急到医院就诊，烧退后发现双下肢发软，不能站立，感觉迟钝，双下肢温度减低，肢体发凉，臀部出冷汗，经多方治疗病情逐渐加重。

诊断：小儿麻痹。

治则：祛风散寒通络，佐以壮腰补肾。

取穴：环跳、风市、殷门、太溪、大肠俞。

操作及效果：针10次，双下肢能站立，温度恢复正常；继针5次，自走10米多远，但双下肢后伸，前穴加合阳、白环俞；继治10次，全都恢复正常。8个月后家长前来，答谢告知，小孩一切与正常孩子一样，没有任何后遗症。

【腧穴配伍】

1. 环跳配殷门、昆仑，祛风解表散寒，治疗下肢后面疼痛。

2. 环跳配髀关、梁丘、足三里，益气养血，佐以活络止痛，治疗下肢前面疼痛。

3. 环跳配风市、阳陵泉，祛风散寒止痛，活络，治下肢外侧面疼痛。

4. 环跳配白环俞、太溪，养肝补肾，佐以活络止痛，治疗下肢内侧面的疼痛。

5. 环跳配膈俞、风市，活血祛风，治疗行痹。

6. 环跳配关元、命门，用温针灸，壮阳补肾，散寒止痛，治疗下肢疼痹。

7. 环跳配足三里、阴陵泉，祛湿活络止痛，治疗着痹。

8. 环跳配大肠俞、风市、殷门、大椎、肩髃、曲池，壮腰补肾，通经活络，治疗半身不遂。

【讨论】

1. 本穴在股骨大转子与骶骨连线的中间环形之中，比喻自然界两山峰相结构成的环形状，是风邪聚集之处，是气候温暖、地面潮湿之所在，为此本穴有祛风散寒、化湿的作用。

2. 历代医家临床证实，本穴有祛风化湿散寒作用。《针灸甲乙经》的麻痹不仁、《针灸大成》的冷风湿痹不仁、《杂病穴法歌》的冷风湿痹、《玉龙歌》的治疗腿股风均取环跳穴为主祛风散寒化湿。

3. 环跳、风市、阴市、阴陵泉祛风功能比较

以上四穴均有祛风作用，治疗痹证。但各有其特点。

（1）环跳穴：足太阳膀胱经与足少阳胆经会穴，除治疗外风外，又可治疗内风。既治疗外风引起的痹证，又治疗肝风内动引起的半身不遂，总之本穴以祛下肢之风。

（2）风市穴：为胆经腧穴，治疗半表半里的风及下肢外侧风所形成的行痹为主，适用于下肢酸楚无力、内翻。

（3）阴市穴：为胃经腧穴是阴气聚集之处，治疗寒邪凝滞经络所致的痛痹为主，适用于下肢冷痛。

（4）阴陵泉穴：为脾经腧穴，治疗脾失健运、湿邪留滞经络所致的着痹痛，适用于下肢重着活动不便。

4. 针刺方法应根据不同病证，采用不同的针刺方法。本穴治疗腰骶部病变，针尖朝向脊柱方向进针 1.5 ~ 3.0 寸，针感到达臀部；如若治疗下肢疾患，针尖朝下，针感到达足部；如若下肢疾患为虚证，必采用热补法，否则会加重病情；如若治疗下肢瘫痪，可先泻健侧，后补患侧。痹证辨证属寒者，可用温针或灸。

5. **注意事项** 针刺过程中，当出现向下肢放射的触电感时，

不要大幅度提插捻转，以免损伤神经纤维。环跳处肌肉丰厚，一般又针刺较深，所以，针刺后不可变换下肢体位，以免弯针、断针。《针灸大成》也载有"已刺不可摇，恐伤针"之训。

6. 现代研究

（1）环跳穴局部解剖：由浅至深依次为皮肤、皮下脂肪及结缔组织、臀大肌下缘、梨状肌下缘；内侧为臀下动、静脉；穴区布有臀下皮神经、臀下神经，深部正当坐骨神经。

（2）环跳穴镇痛作用的研究：有人用50℃热水烫大白鼠尾巴，以举尾反应时间为痛阈指标，观察电针"环跳"穴的镇痛作用，实验组电针20分钟后与对照组同时测定痛阈。结果电针组痛阈提高274%，而对照组仅提高10%，差异十分显著，提示针刺环跳有明显的镇痛作用。

（3）环跳镇痛机制的研究：中医研究院针灸研究所用微电极细胞外记录方法，同时分别记录丘脑中央中核、束旁核神经元，研究电刺激腓肠神经的伤害性反应以及电针穴位的效应。观察到电针足三里、环跳后，中央中核、束旁核神经元的伤害性反应皆以减弱为主。提示电针足三里、环跳抑制了传入到该核团的伤害性信息，所以有镇痛作用。

实验证明，中枢乙酰胆碱是加强针刺镇痛作用的一个重要环节，乙酰胆碱功能活动的增强或减弱，可以用胆碱乙酰化酶和胆碱酯酶活性的增强或减弱来表示。有人用组织化学的方法研究针刺大白鼠环跳穴对弓状核的乙酰胆碱酯酶的影响，结果针刺组弓状核内乙酰胆碱酯酶阳性细胞数比对照组显著增多（$P < 0.01$），表明在针刺环跳穴镇痛调整过程中，大白鼠弓状核内乙酰胆碱酯酶的活性明显增强，也表示针刺环跳穴后乙酰胆碱释放增多，从而加强了镇痛作用。

7. 小结　环跳穴属足少阳胆经，位于臀部，是足少阳经与足太阳经的交会穴，深部正当坐骨神经，其功能是祛风活络止痛，主治下肢痿痹、挫闪腰痛，主要用于实证，针刺多用泻法；历代文献记载及现代临床应用均不出此范围；从所属经脉、所处部位，交会经脉及功效这几个方面，不难理解和掌握本穴的主治作用；其主治重点是下肢疾患。现代研究证明本穴具有明显的祛风散寒镇痛作用。

第四节　平肝息风穴

太　冲

【概述】

本穴为肝经原穴，在足背第 1、第 2 跖骨结合部前方凹陷中。《针灸学》曰："太，大也。冲，指冲盛。穴为肝经之原，为冲脉之支别处。肝主藏血，冲为血海，肝与冲脉，气脉相应合而盛大，故名太冲。"《素问·阴阳离合论》王冰注："然太冲者，肾脉与冲脉合而盛大，故曰太冲。"直刺 0.5~1.0 寸，可灸。本穴主要功能为活血理气。其主治范围如下。

1. 肝为风木之脏，主升主动，喜条达，主疏泄而恶抑郁。凡郁怒伤肝，气机阻滞；气郁化火，火随气窜或上扰颠顶；气郁化火，灼伤血络；寒滞肝脉，气机阻滞等引起的病证，均可取本穴治疗。

2. 血证　肝为血脏，司贮藏和调节血液之职。气为血帅，血随气行，气行则血行，气滞则血瘀，气郁则伤肝；又肝疏则气畅，气畅则血活，血液从于气而进行升降运行。太冲为肝经元气之所聚，故刺之能疏肝理气，以达活血祛瘀之效。

【穴性】

平肝息风，活血理气。

【文献记载】

《通玄指要赋》曰："且如行步难移，太冲最奇。"

《百症赋》曰："太冲泻唇㖞以速效。"

《玉龙歌》曰："行步艰难疾转加，太冲二穴效堪夸。更针三里中封穴，去病如同用手抓。"

《针灸甲乙经》曰："瘛互引善惊，太冲主之。"

《内科手册》（上海第二医学院）曰："中暑，合谷、太冲、大椎、风池、足三里，中刺激。"

《针灸学简编》曰："痫症宜清火熄风化痰，取心俞、巨阙、大陵、内关、足三里、行间、太冲、阳陵泉、涌泉。"

《医学纲目》曰："痫症、鸠尾、后溪、涌泉、心俞、阳交、三里（足）、太冲、间使、上脘。"

《马丹阳天星十二穴治杂病歌》曰："太冲能医惊痫风。"

《针灸学简编》曰："太冲主治……精神分裂症，癫痫，癔症。"

《神应经》曰："血崩、气海、大敦、阴谷、太冲、然谷、三阴交、中极。"

《中华针灸学》曰："太冲主治……小儿惊风，羊痫风。"

《针灸学简编》曰："急惊风，治以清热，开窍，除痰熄风镇痉，选穴百会、印堂、人中、十宣、合谷、外关、阳陵泉、太冲。慢脾风，治宜调补脾胃，平肝熄风，选穴脾俞、胃俞、中脘、足三里、曲池、阳陵泉、太冲。"

【临床应用】

1. 中风闭证　本病证见神昏，两手握固，牙关紧闭，面赤气粗，喉中痰鸣，二便闭塞，脉弦滑。

治则：平肝息风，豁痰开窍，醒神。

取穴：太冲、人中、十二井、百会、风池、丰隆。

穴义：首选太冲以平肝息风，配风池共祛风邪；十二井、百会开窍，醒神志以救急；丰隆豁痰，使痰除神苏。

2. 子痫　本病是在妊娠后期或分娩时及分娩 24 小时内发生全身痉挛，角弓反张，流涎，目睛直视，牙关紧闭，不省人事，时发时止。

治则：平肝息风解痉，开窍醒神，佐以滋肾。

取穴：太冲、风池、行间、内关均用泻法；配补三阴交、太溪、强刺激人中、百会。

穴义：针泻太冲、风池、行间、内关以平肝息风；补三阴交、后溪以滋养肾阴；强刺人中、百会苏醒神志。诸穴相配，共奏滋肾、平肝息风、开窍醒神之巧妙功效。

3. 急惊风　本病是小儿常见的中枢神经系统之功能异常的紧急症状，表现为壮热面赤，摇头弄舌，咬牙露齿，睡中惊悸，手足乱动，烦躁不宁；继则神志昏迷，两目直视，牙关紧闭，角弓反张，四肢抽搐，或阵发，或持继不已，呼吸迫促，便秘尿赤，脉浮数紧弦，指纹青紫等。

治则：平肝息风，清热开窍，镇惊安神。

取穴：太冲、水沟、大椎、合谷、十宣、阳陵泉。

穴义：太冲为肝经原穴，刺泻之以平肝息风；水沟配十宣而苏醒神志；大椎配十宣放血以退热；合谷清热又能治风；阳陵泉为筋会，刺之可缓解痉挛。

4. **破伤风**　本病发作于创伤之后，在创伤后短时间内，一般无全身症状，常在肿痛已退，创面逐渐愈合时，始发现牙关微急，或有烦躁不安现象，继则口噤不开，呈苦笑面容，项背强急，角弓反张，四肢抽搐，筋肉痉挛，阵阵发作。如病延不解，正气大虚，邪毒内陷，则见呼吸急促，语声难出等危候。

治则：镇痉息风为主，兼以清热。

取穴：太冲、大椎、风府、筋缩、腰阳关、下关、颊车、合谷、曲池、昆仑。

穴义：太冲平肝息风；大椎退热兼以祛风；风府祛风；筋缩、腰阳关、昆仑为治疗角弓反张及四肢抽搐之要穴；下关、颊车、合谷，祛风而又清头面之热，共治口噤不开等面部疾患。诸穴相配，功效大增，诸症治愈。

【病案举例】

患者，乔××，男，62岁。

主诉（代诉）：右侧肢体活动不利3天。

现病史：高血压病5年（收缩压最高200mmHg）。3天前同房后10分钟，突然大汗出，心悸，面色苍白，随即右侧肢体活动不利，神志尚清，头痛，无恶心呕吐，当即送往我院就诊，因不同意腰穿，而转入我院门诊医院。查体：神志恍惚，双目紧闭，精神萎靡，且有烦躁不安，时时用左手拍打前额，示意头痛，口臭，瞳孔等大等圆，对光反射存在，右半身全瘫，无失语，生理反射消失，病理反射巴氏征阳性。心界稍向左扩大，心音有力，律整，心率为每分钟76次，两肺清晰，患者不断"申述"头痛，小便尚可知，无大便。体温36.7℃，呼吸每分钟16次，血压155/95mmHg，诊断为中风（高血压，蛛网膜下腔出血）证。

治则：先行危重期抢救：①止血。②降颅内压。③镇静。④氧气间断吸入。⑤补充体液。随后针治以镇肝息风。

取穴：风池、大椎、太冲、太阳。

穴义：风池、大椎，治风邪兼除热；太阳治头痛兼疏风通络；主穴太冲用泻法，强刺激以镇肝息风。

操作及效果：经 9 天的积极抢救，终于脱险。患者神清，头痛减轻，眼睑下垂消失，右眼外直肌麻痹消失，右侧巴氏征弱阳性，右半身全瘫。

【腧穴配伍】

1. 太冲与合谷配伍称"四关"穴。针泻太冲有疏肝理气、平肝息风的作用；合谷具有清热、祛风，开窍醒神的作用。用于治疗闭证、厥证、癔症、破伤风、急惊风、痫证、舞蹈症、面肌痉挛及各型脑炎等病证。

2. 太冲与光明配伍，称"原络配穴法"。具有清肝利胆、清降肝胆之火的作用，多用于肝胆病和眼病。

3. 太冲配阳陵泉，具有和调肝胆、理气止痛、疏土抑木、消胀除满、活血散瘀的作用，尤其对急性肩痛疗效甚佳。

4. 太冲配太溪，具有滋肾平肝、移盈补亏、清上安下、潜降血压的作用。

5. 太冲配足三里，善治慢性肝炎，具有培土抑木、和胃舒肝、清泻肝胆的作用。

6. 太冲配归来，善治前阴之病证，具有升阳举陷、清热利湿、消肿止痛的作用。

【讨论】

1. 本穴针感沿足厥阴经上行，循阴器至小腹，治疗泌尿，生殖系统病变，如痛经，疝气及少腹疼痛。

2. 本穴针感自小腹上行走至中脘，上脘穴处，少数患者继续从上腹部歧行于期门，章门穴处。可以治疗肝郁气滞性腹疼、胸胁痛。

3. 针感从小腹直上颠顶者，可以治疗血管性头痛及头顶热疼。

4. 肝经经肝上入颃颡，连系目系，可以治疗气滞血瘀性咽喉疼痛及眼底动脉硬化症。

5. 本穴多用泻法，因肝病多实证，"宜疏泄条达，不可瘀滞"，所谓"木郁达之"，故取本穴多用泻法。

百 会

【概述】

本穴为督脉、足太阳之会。又名三阳五会、天满、泥丸宫、鬼门、巅上、维会。因本穴为诸脉交会之处，百脉所汇，故名百会。正如《会元》载曰："百会者，五脏六腑奇经三阳，百脉之所会，故名百会……"百会在后发际正中直上7寸，当两耳尖直上，头正中线上取穴。平刺0.5~0.8寸，可灸，由于本穴汇五脏六腑之精，聚百脉朝会之气，故治疗范围较广，尤其对于肝风内动而致的头痛，眩晕疗效较好。

【穴性】

平肝清热息风。

【文献记载】

《针灸甲乙经》曰："顶上痛、风头重，目如脱，不可左右顾，百会主之。"

《针灸大成》曰："主头风中风，语言謇涩，口噤不开，偏风半身不遂……脑重鼻塞，头痛目眩，食无味，百病皆治。"

《胜玉歌》曰："头痛眩晕百会好。"

《玉龙歌》曰："中风不语最难医，发际顶门穴要知，更向百会明补泻，即时苏醒免灾危。"

【临床应用】

1. 头痛　若抑郁忿怒，气郁化火，上扰头目；或水亏火旺，风阳上扰，可致肝风头痛，遇怒则加重。

治则：平肝息风，理气止痛。

取穴：百会、太冲、合谷、风池、悬颅。

穴义：百会、太冲平肝息风，合谷清热、理气，风池祛风，悬颅理气止痛。

2. 眩晕　情志不调，肝阳上亢，风阳内动，上扰头目；或素体肥胖，嗜食肥甘，脾运失健，湿盛生痰，上蒙清窍，均可致头晕目眩、恶心呕吐。

治则：平肝息风，和胃化痰。

取穴：百会、印堂、太冲、风池、曲泉、头维、中脘、丰隆。

穴义：百会、太冲用泻法以平肝潜阳，息风；风池祛风，曲泉为肝经合穴亦起平肝作用；中脘、丰隆健脾利湿，和胃化痰；印堂、头维治疗眩晕。

3. 中风　多由年高体衰，精气渐耗，肝肾元阴不足，肝阳上亢，复因情志失控，起居失宜，使气血逆乱，上冲于脑，阴阳失调，可发生中脏腑之闭证。

治则：平肝息风，醒脑开窍。

取穴：百会、太冲、劳宫、涌泉、十宣、人中。

穴义：百会、太冲、涌泉平肝息风；涌泉、劳宫、十宣、人中醒脑开窍。

【病案举例】

患者，黄××，女，37 岁。

主诉：头目眩晕不能行走 2 个月，加重 2 天。

现病史：2 个月前患者自觉颈部不适，如虫爬感，并有麻木感觉及头晕，同时不能行走，走时欲倒。虽经中西医调治，效果不太明显。近 2 天每日均感头颈不适，有倒仆之兆。有时日发数次，需人扶之，伴见双目干涩，头目胀痛，视物昏花，目喜常闭，舌红苔白，脉弦。

辨证：肝郁不舒，肝风内动。

治则：疏肝理气，平肝潜阳息风。

取穴：百会、风池、天柱、大椎、曲池。

操作及效果：采用平泻平补之法，留针 30 分钟，每日 1 次，每 7 天为 1 个疗程。2 个疗程后诸症明显好转，已能自行走动，针加率谷、风府，又调治 3 个疗程后，诸症基本消失，行如常人。

【腧穴配伍】

1. 百会配太冲、头维、太阳，用泻法，平肝清热止痛，治疗肝火性头痛。

2. 百会配合谷、头维、曲池，清热祛风，治疗风热性头痛。

3. 百会配十宣放血，平肝清热开窍，治疗急惊风。

4. 百会配太冲、天突、丰隆，平肝清热化痰开窍，治疗痰火性头痛。

5. 百会配合谷、太冲、十宣，平肝清热解毒开窍，治疗热极生风的抽搐昏迷。

【讨论】

1. 本穴对机体的调节有双向性。当机体功能旺盛时用泻法，可平肝息风清热；当机体功能低下时用补法，有益气回阳、升提作用。

2. 热极生风，扰乱神明，出现抽搐昏迷，百会穴用泻法可凉血息风，开窍。

3. 百会、风府祛风功能比较　二穴均可治疗因风邪引起的病证，但各有不同的特点：百会偏于治疗内风（肝风）；风府偏于治疗外风、脑风。

4. 百会、太冲祛风功能比较　二穴均可祛除内风，但各有特点：百会偏于治疗内风的神志病、脏腑病，如昏迷抽搐；而太冲偏于治疗内风的经脉病，如抽搐、痉挛。

5. 本穴针刺方向与针感　如若治疗角弓反张，四肢抽搐的阳实证，针尖方向向脊椎方向横刺，其针感走向后头、颈后、胸椎部，极少数患者可走至肛门部；若治疗腹部寒冷疼痛、子宫脱垂，针尖方向向鼻柱横刺，在不断捻转运针的同时，其针感走向前额、鼻部，极少数患者腹部有温热感及子宫升提收缩感。

6. 百会位于颅顶矢状缝之间，五岁以下的小儿和顶骨愈合不良的小儿，不能针刺本穴，如刺伤大脑，即刻死亡，对脑积水患儿，更应注意。

7. 头为诸阳之会，足厥阴肝经之脉，上于颠顶，肝风内动，肝阳易于上扰清窍，头顶多出现阳实证。若风寒或寒邪所致的头脑疾患不宜用艾灸，否则易致头晕目胀。

第五章 祛湿穴

凡有通利水道、发汗利尿作用的穴位，叫祛湿穴。

祛湿穴适用于水湿停蓄体内形成的水肿、小便不利、湿温、淋证、关节疼痛、腹泻等证。

湿证由于发病因素不一，病情发生发展的脏腑部位不同，病者体质状况各异，因而临床表现为多种类型，既有内湿、外湿的不同，又有寒湿、湿热的区别；既有实证的差异，又有脏腑经络的辨别。为此，治疗时必须选择针对性强的祛湿穴，才能达到预想的目的。

祛湿穴大多数具有广泛作用，但又各有所长，有的以发汗为主，有的以健脾为主，有的以利尿为主，有的以开窍为主，等等。为了使学者便于学习、了解、掌握本类穴位的共性及特性，可将祛湿穴分为：①祛风除湿穴。②散寒祛湿穴。③清热利湿穴。④健脾利湿穴。⑤开窍祛湿穴。由于穴位作用广泛，既要突出重点，又要避免重复，为此，祛风除湿穴在祛风穴中讨论，清热利湿穴在清热穴中讨论，开窍利湿穴在开窍穴中讨论。本章只讨论散寒祛湿穴与健脾利湿穴。

在应用祛湿穴中，应采用解表、利尿、健脾、温肾、开窍的方法，灵活应用，但根据人中交接任督、平衡阴阳、醒脑开窍的作用，不论何种湿型病证，均可配人中，效果极好。

根据祛湿穴作用的特点，阴亏津伤的病证应当忌用。

第一节　散寒祛湿穴

水　分

【概述】

本穴出自《针灸甲乙经》，又名中守、分水。因穴在脐上 1 寸，内应小肠，小肠能分别清浊，该穴主治水病，故名水分。其位在脐中点上1寸，腹正中线上，仰卧取穴，直刺0.8~1.5寸，可灸。由于该穴具有通利水道、宣泄水湿之功，故可治疗水湿内停之疾。

【穴性】

通调水道，散寒渗湿，理气止痛。

【文献记载】

《针灸甲乙经》曰："痉，脊强里紧，腹中拘痛，水分主之。"

《针灸大成》曰："主水病，腹坚肿如鼓，转筋，不嗜食，肠胃虚胀，绕脐痛冲心，腰脊急强，肠鸣状如雷声……"

《天星秘诀歌》曰："肚腹浮肿胀膨膨，先针水分泻建里。"

《灵光赋》曰："水肿水分灸即安。"

《行针指要歌》曰："或针水，水分挟脐上边取。"

《玉龙歌》曰："水病之疾最难熬，腹满虚胀不肯消，先灸水分并水道，后针三里及阴交。"

《杂病穴法歌》曰："水肿水分与复溜。"

《百症赋》曰："阴陵水分，去水肿之脐盈。"

《铜人腧穴针灸图经》曰："水病灸之大良，可灸七壮至百壮止。禁不可针，针水尽即毙。"

《千金要方》曰："水分、石门，主少腹中拘急痛。"

【临床应用】

1. 水肿　风邪外袭，内舍于肺，肺失宣降，水道不通，以致风遏水阻，风水相搏，流溢肌肤；或久居湿地，或冒雨涉水，水湿之气内侵，或平素饮食不节，多食生冷，使中阳受伤，脾为湿困，健运失职，水湿不运，泛于肌肤；或生育不节，房劳过度，肾精亏耗，肾气内伐，不能化气行水，遂使膀胱气化失常，开合不利，水道不通，水液内停、均可形成水肿。

治则：疏风宣肺，通调水道，利水消肿。

取穴：水分、肺俞、脾俞、肾俞、气海、太溪、足三里、阴陵泉，用泻法以利水除湿。

2. 泄泻 起居不慎，寒湿或湿热内侵，损伤脾胃，运纳失常，清浊不分；或暴饮暴食，恣啖生冷肥甘，误食腐馊不洁，伤及肠胃，运化失职；或肝郁乘脾，脾运不健；或肾阳衰弱，脾阳失温；"湿胜则濡泻"而发为本病，而见腹泻腹胀、腹中作痛、呕吐反胃等。

治则：通调水道，理气止痛。

取穴：水分、天枢、足三里、上巨虚、阴陵泉、中脘、脾俞，用泻法。

【病案举例】

患者，唐××，女，17岁。

主诉：全身水肿4个月。

现病史：4个月前出现全身水肿，经某医院诊为"肾炎"，经治疗后效果不佳，后服中药数剂，症状虽稍缓，但病情缠绵，要求配合针灸治疗。刻下见面部四肢水肿，尤以腰以下为甚，尿量减少，舌质淡，苔白滑，脉濡缓或沉迟。患者少年体弱，感受风寒之邪，伤及肺卫。肺为水之上源，肃降失权，风水互结，久则累及脾肾，致水湿内停，使全身发生水肿。

治则：通调水道，健脾补肾。

取穴：水分、阴陵泉、三阴交、脾俞、肾俞。

操作及效果：水分、阴陵泉用泻法；三阴交、脾俞、肾俞用补法。用上法治疗1个月，全身水肿消退，后调治半月，病情完全康复，尿常规及肾功能检查均恢复正常。半年后随访已能正常学习。

【腧穴配伍】

1. 水分配肺俞、风门、三焦俞、外关，用泻法以疏风宣肺，通调水道，治疗风水。

2. 水分配肾俞、太溪、关元，温阳化气利水，治疗腰以下肿甚。

3. 水分配中脘、天枢，健脾利湿止泻，治疗腹部肿甚，大便溏泻。

4. 水分配人中、四白、风池，除风散寒利湿，治疗面部肿甚。

【讨论】

1. 《针灸聚英》："水分，下脘下一寸，脐上一寸。穴当小肠下口，至是而泌别清浊，水液入膀胱……"为此本穴有利湿散寒消肿之效。

2. 历代医家临床证实，本穴有散寒利湿消肿之效。《针灸甲乙经》所述的："脊强里紧，腹中拘痛，乃因寒主收引，寒盛则脊强里紧，寒凝气滞则腹中拘痛。"《灵光赋》曰："水肿水分灸即安。"《行针指要歌》曰："或针水，水分挟脐上边取。"等均证明本穴有散寒渗湿利水之效。

3. 针刺方法　根据寒湿之邪得寒则凝，得热则行，为此本穴宜用灸法，温阳化气，散寒利湿消肿。

4. 水分、中极、阴陵泉功能比较　三穴均有祛湿作用，但各有特点。

（1）水分偏于利水行湿，温阳化水，治疗腹部水湿。

（2）阴陵泉为脾经腧穴，健脾利湿，治疗全身各部水湿。

（3）中极为膀胱经募穴，泻之清利膀胱，开通水道；补之束约膀胱，助气化以利小便，治疗膀胱之水湿潴留。

5. 水分、曲泉功能比较　二穴均有祛湿作用，但各有其特点。

（1）水分温阳化气利水，治疗腹部寒湿之邪。

（2）曲泉清热利湿，治疗胆之湿热。

第二节　健脾利湿穴

阴陵泉

【概述】

阴陵泉别名为阴之陵泉，阴陵，膝之内侧为阴，股骨内侧髁高突如"陵"，髁下凹陷如"泉"，穴为足太阴之合，属水，故谓之阴陵泉。本穴位于骨内侧起点凹陷处，直刺 0.5 ~ 1.2 寸，可灸。本穴主要功能是健脾渗湿，治疗尿潴留及全身水肿之疾。

【穴性】

祛湿健脾，清热清肿。

【文献记载】

《针灸甲乙经》曰："溏泻不化食……阴陵泉主之。飧泄补三阴交，上补阴陵泉，皆久留之。"

《千金要方》曰："阴陵泉，关元。主寒热不节，肾病不可俯仰……气癃尿黄""阴陵泉、隐白，主胸中热，暴泄。"

《百症赋》曰："阴陵、水分，去水肿之脐盈。"

《席弘赋》曰："阴陵泉治心胸满，针到承山饮食思；脚膝肿痛针三里、悬钟、二陵、三阴交。"

《玉龙赋》曰："阴陵，阳陵除膝肿之难熬。"

《通玄指要赋》曰："脚气四穴先寻取，阴阳陵泉亦主之。"

《玉龙赋》曰："膝盖红肿鹤膝风，阳陵二穴亦堪攻，阴陵针透尤收效，红肿全消见异功。"

《杂病穴法歌》曰："心胸痞满阴陵泉，针到承山饮食美。""小便不通阴陵泉，三里泻下溺如注。"

《针灸大成》曰："小便不通，阴陵泉，气海三阴交……"

《针灸学》曰："阴陵泉，能化湿浊，利下焦。"

【临床应用】

1. 泄泻　泄泻又称腹泻。本穴主要治疗因进食不当，感受外邪，胃肠受损，运化传导功能失常所致的急性腹泻。症见腹痛肠鸣，大便次数增多，四肢厥冷，或肛门灼热，口渴饮冷。

治则：疏调胃肠气机，利湿止泻。

取穴：阴陵泉、天枢、足三里。

穴义：阴陵泉健脾利湿；天枢为胃之募穴，主要调理胃肠功能；足三里为胃经合穴，能够健脾胃而理肠腑；三穴为伍则脾胃健，湿邪祛，肠腑通而腹泻得止。

2. 水肿　水肿是全身气化功能障碍所形成的头面、眼睑、四肢、腰背，甚至全身浮肿的病证。本穴主要治疗足跗先肿，渐及全身，腰以下肿甚，皮肤晦暗的阴水。

治则：健脾利湿，温阳利水。

取穴：阴陵泉、脾俞、肾俞。

穴义：阴陵泉为健脾利湿之要穴；针补脾俞、肾俞，则脾肾阳气得温，阴水得除。

3. 带下病　带下是指妇女阴道内流出的一种黏稠液体，伴全身症状者为带下病。引起本病之因不外乎脾虚、肾虚、湿毒三个方面。本穴主要治疗饮食不节，劳倦过度，脾失健运，湿流下焦，伤及任脉，所致带下量多，无臭味，伴有面色萎黄，饮食欠佳，神疲，肢倦的脾虚湿盛证。

治则：健脾利湿止带。

取穴：阴陵泉、足三里、带脉穴。

穴义：阴陵泉、足三里健脾利湿止带；带脉穴连接了带脉，为治疗带下病的重要穴位。

【病案举例】

患者，李××，男，10岁。

主诉：四肢软瘫1个月，加重2天。

现病史：1个月前，不明原因开始发烧，腹胀痛，恶心呕吐，食欲缺乏。经某卫生院按肠道寄生虫病治疗后腹痛消失，仍发烧，恶心食少，口渴少饮。2天前出现双下肢痿软，继而双上肢不会活动，腰软不能端坐，脘闷食少，恶心呕吐，烦躁不安，溲黄便秘。点刺四肢皮肤，知觉尚存但不灵敏，口臭，语声重浊，手足轻度水肿，舌苔白腻略黄，脉象濡数。

辨证：系湿热之邪内蕴肠胃，外淫筋脉，气血阻滞之痿证。

治则：清热利湿，泻热畅中。

取穴：阴陵泉、合谷、足三里、肾俞、大肠俞。

操作及效果：1～6诊，泻阴陵泉、合谷、足三里；7～8诊，针补肾俞、大肠俞。本病2诊后烦躁不宁、恶心呕吐等症消失，双上肢能抬举，饮食增加；6诊后双下肢已能站立，但乃腰软不支；8诊治愈。

【腧穴配伍】

1. 阴陵泉配三阴交、合谷，清热利湿，治疗湿热性的关节疼痛。

2. 阴陵泉配泻中极、水道，清热利湿，治疗湿热性的尿潴留。

3. 阴陵泉配泻足三里、人中、曲池，渗湿开窍，治疗全身性水肿。

4. 阴陵泉配补足三里、天枢，健脾利湿止泻，治疗脾虚湿盛的泄泻。

5. 阴陵泉配泻丰隆、肺俞，利湿化痰，宣肺，治疗痰湿性咳嗽。

6. 阴陵泉配泻太冲，泻肝利湿，治疗肝经湿热证。

【讨论】

1. 阴陵泉与水分功能比较　二穴均为治疗水湿的要穴，但又各具特点。

（1）水分温阳利水，治疗腹部水湿。

（2）阴陵泉健脾渗湿，治疗全身各种水湿。

2. 阴陵泉、中极功能比较　二穴均为治疗水湿的要穴，但主治不同。

（1）阴陵泉健脾利湿，主治中焦水湿，兼理下焦水湿。

（2）中极为膀胱经募穴，调膀胱以利水道，主治下焦水湿兼理中焦水湿。

3.《通玄指要赋》曰："阴陵开通于水道。"其含义有二：一是指阴陵泉与水道配伍，开通水道，渗利水湿之功更为显著；二是指阴陵泉有开通水道之功。

4. 阴陵泉为脾经合水穴，膝内侧为阴。股骨内侧髁高突如陵，故本穴有健脾、清热、利湿之效。

第六章 清热穴

第六章　青森穴

凡有清热作用的穴位，叫清热穴。

清热穴用于热证，通过清热解表、解毒、泻火、凉血等功效，达到热清病愈的目的。主要适用于温热病、泄泻、痢疾、抽搐、疮疡、肿毒等多种感染性疾病。

热证由于发病因素不一，病情发展变化的阶段不同，病者体质状况各异，因而临床表现为多种类型：既有表热里热的不同，又有气分与血分的差异；既有局部与整体的区别，又有脏腑经络发病部位的不同。治疗时，必须选择针对性强的清热穴，才能达到理想的效果。

清热穴大多数具有广泛作用，各有所长，有的以解表为主，有的以解毒为主，有的以凉血开窍为主，有的以清热除湿为主等。为了使学者便于学习、了解、掌握本类穴位的共性及特性，兹将本类穴位分为四类：①清热解表穴。②清热祛湿穴。③清热泻火解毒穴。④清热凉血开窍穴。除此之外，还应掌握穴性的双向性，如天枢穴即可治疗湿热性泄泻，又可治疗热伤津液的便秘；大椎穴既可治疗表寒证，又可治疗表热证。

在应用清热穴时，应根据五腧穴的特性、五腧穴与脏腑五行的配伍关系、腧穴的特性、热病的兼证等，恰如其分地配伍不同的腧穴，熟练掌握凉泻手法，以达到治愈疾病的目的。

第一节 清热解表穴

合 谷

【概述】

该穴为手阳明大肠经的"原"穴，又名虎口。其名为合，合拢也；谷，山谷也。穴在手拇指、食指肌肉联合处，二指分张时，形如深谷，故名之。其位于手背第 1、第 2 掌骨之间，约当第 2 掌骨中点处。简便取穴法：以一手的拇指指骨关节横纹，放在另一手拇指、食指之间的指蹼缘上，当拇指指尖下取穴。直刺 0.5～1.0 寸，或深透后溪穴。本穴是常用穴，有良好的疏风止痛、清泻阳明、通络之功，应用范围相当广泛，特别是对风邪引起的一些外感、头痛、中风等均有较好的疗效。

【穴性】

用泻法，疏风解表，清热止痛，通络开窍。

【文献记载】

《针灸甲乙经》曰："齿龋痛，合谷主之，痹痿，臂腕不用，唇吻不收，合谷主之。"又曰："偏风、风疹。"

《针灸大成》曰："伤寒大渴，脉浮在表，发热恶寒，头痛，脊强，无汗。"

《马丹阳天星十二穴治杂病歌》曰："合谷在虎口，两指歧骨间，头痛并面肿，疟病热还寒，齿龋鼻衄血，口噤不开言，针入五分深，令人即便安。"

《医宗金鉴》曰："破伤风，风痹，筋骨疼痛，诸般头痛，水肿，难产及小儿急惊风。"

《四总穴歌》曰："面口合谷收。"

《千金要方》曰："合谷，五处主风头热；合谷、水沟，主唇吻不收，喑不能言，口噤不开；合谷、阳池、侠溪，京骨主疟寒热。"

《标幽赋》曰："寒热痹痛，开四关而已之。"

《席弘赋》曰："手连肩脊痛难忍，合谷针时要太冲；冷嗽先宜补合谷，却须针泻三阴交。"

《杂病十一穴法歌》曰："头风头痛与牙痛，合谷、三间两穴寻。"

《杂病穴法歌》曰："汗吐下法非有他，合谷内庭阴交忤；鼻塞、鼻痔及鼻渊，合谷太冲随手取。"

【临床应用】

1. 感冒 最常见的外感疾病，因人体正气不足，病邪侵袭而发病，可见于一年四季，尤以风寒、风热两者最多见。风性轻扬，多犯上焦，肺处胸中，位居上焦，主呼吸，开窍于鼻，外合皮毛。故外邪从口鼻、皮毛入，肺卫首先受邪，而后出现卫表及上焦肺系症状。

治则：祛风清热，解表宣肺。

取穴：合谷、鱼际、迎香、风池。

穴义：合谷、风池用泻法以祛风解表、通络止痛；鱼际宣肺止咳平喘；迎香开窍通鼻。诸穴共用以奏清解热邪、祛风解表之功。

2. 头痛 头为"诸阳之会""清阳之府"，又为髓海所在之处，凡五脏精华之血，六腑清阳之气，皆上注于头，故六淫之邪外袭，上犯颠顶，邪气羁留，阻抑清阳，或内伤诸疾，导致气血逆乱，瘀阻经络，脑失所养，均可发生头痛。

治则：疏通经脉，开窍止痛。

取穴：合谷、风池、曲池、翳风、丝竹空透率谷。

穴义：合谷为大肠经的原穴，曲池为大肠经的合穴，二穴合用，疏风清热；风池是阳维与少阳交会穴，配翳风和解清热；丝竹空透率谷，以引经气上达病所。

3. 中风 中风的发生多由心、肝、肾三脏阴阳失调，加之忧思恼怒，或外邪侵袭等诱因，以致阴亏于下，阳浮于上，气血运行受阻，肌肤筋脉，失于濡养，或肝阳暴作，阳化风动，扰动气血，血随气逆，挟痰挟火，上冲于脑，蒙蔽清窍，横窜经隧，而形成上实下虚，阴阳互不维系的危急证候。

治则：调和气血，活络通经。

取穴：合谷、曲池、环跳、阳陵泉。

穴义：初病宜泻，久病宜补。各穴均有调和气血、疏通经络的作用。

【病案举例】

患者，张××，男，3岁。

主诉（代诉）：头痛发热2天。

现病史：2天前因感受风热，体温高达39.3℃，经门诊用磺胺类药物及解热治疗，身热不退，烦躁不安，抽风。刻下见微咳发烧，头痛，不思乳食，颈项不强直，胸背等处未见麻疹，身热如灼，有时抽搐，指纹紫暗。

辨证：外感风热，热极化风。

治则：疏风清热。

取穴：合谷、十宣（放血）、印堂、百会。

操作及效果：上穴均用泻法，不留针，约5分钟后患儿汗出，3小时后，体温渐正常，安然入睡。次日早晨，患儿正常，告之痊愈。

【腧穴配伍】

1. 合谷配承浆、地仓，祛风除湿，治疗口中流涎的中风病。

2. 合谷配印堂、太阳，祛风清热，治疗外感病头痛较重者。

3. 合谷配少商，清热利咽，治疗咽喉肿痛。

4. 合谷配人中、十宣、百会，平肝清热，治疗小儿高热惊厥。

5. 合谷配上星、阳白，清泻阳明，治疗前头痛。

6. 合谷配百会、前顶，平肝清热，治疗头顶痛。

7. 合谷配天柱、后顶，祛风清热止痛，治疗后头痛。

8. 合谷配率谷、太阳，舒肝补胆，治疗侧头痛。

9. 合谷配下关、颊车，内庭，清热止痛，导热下行，治疗风火牙痛。

10. 合谷配三阴交，活血祛瘀，引血下行，治疗经闭、难产。

11. 合谷配委中，活血祛瘀，通经止痛，治疗手连肩脊痛。

【讨论】

1. 本穴位于手背第 1、第 2 掌骨之间，平第 2 掌骨中点，比喻自然界两山峰之间，平第 2 山峰中点，是风邪较盛、气候凉爽、空气新鲜之处，为此本穴有祛风清热、升清开窍之功。

2. 历代医家临床实践证明，本穴有祛风清热、开窍的作用。《针灸甲乙经》的痱痿臂腕不用、唇吻不收；《针灸大成》的偏风、风疹；《医宗金鉴》的破伤风、风痹；《杂病十一穴法歌》的头风头痛等均取合谷予以治疗，可祛风清热、开窍止痛。

3. 合谷、曲池、肩髃、百会、风门祛风功能的比较　此五穴均有祛风作用，但各有其特点。

（1）合谷治疗外风，祛上半身之风，特别是头顶、口面之风邪。适用于风热感冒、头痛、牙痛及上肢疼痛，有祛风清热、开窍止痛的作用。

（2）曲池治外风，祛周身之风，特别是周身肌肤之风邪。适用于风邪侵袭肌肤的皮肤病及风邪瘀阻经脉的半身不遂、肢体疼痛，有祛风解表、通经活络止痛的作用。

（3）肩髃治疗外风，祛肩关节，颈项之风。适用于风邪侵袭肩关节疼痛、活动不便、颈项活动困难之症，有祛风通络止痛之效。

（4）百会治疗外风，兼治内风，祛头风及肝风内动之风。适用于风邪侵袭于上的头顶热痛及肝风内动的头脑胀痛、小儿急惊风、抽搐、昏迷，有祛风止痛、平肝息风之效。

（5）风门治疗外风，祛上半身之风，特别是颈项、肩背之风邪。适用于风邪侵袭于表的外感感冒及外感咳嗽之病。

4. 本穴的针刺方法　应根据不同的病证，采用不同的针刺方法。若针尖向上不断地捻转运针，针感可到达臂、肘、肩、颈项及头面部，以治疗上肢颈项及头面部疾患；若治疗发热，全身不舒可用泻法，解表清热；若风邪侵袭手部，手指活动不便，可针刺合谷透后溪，祛风舒筋活络；若治疗气厥证可用捻转提插重泻法，以祛风醒脑开窍。

5. 对于虚弱患者及孕妇，最好不予针刺，如若根据病情需定要取本穴时，手法一定要轻，要用补法，切忌用泻法。

曲　池

【概述】

本穴为手阳明经的合穴，又名鬼臣、阳泽。曲，屈曲也；池，水池也。穴为手阳明之合，脉气流注此穴时，似水注入池中；又取穴时，屈曲其肘，横纹头处有凹陷，形似浅池，故名曲池。其位在肘横纹桡侧端凹陷处，也即侧腕屈肘成直角，当肘横纹外端与肱骨外上髁连线的中点取穴。直刺 0.5～1.5 寸。曲池有疏风解表、散风止痒、清热养阴、通经活络、消肿止痛之功。它不但是治疗上肢臂细筋缓或拘急挛痛、半身不遂等经络病证的常用穴，而且还对本经腑病功能失常之便秘、痢疾、肠痈等病证及肺经之咳嗽、咽痛、喉痹也有一定的疗效。

【穴性】

用补法，祛风清热养阴；用泻法，散风通络开窍。

【文献记载】

《针灸甲乙经》曰："伤寒余热不尽，曲池主之；目不明，腕急身热惊狂，躄痿痹，瘈疭，曲池主之；肩胛中痛，难屈伸，手不可举，腕重急，曲池主之。"

《针灸大成》曰："主绕踝风，手臂红肿，肘中痛，偏风，半身不遂，恶风邪气，泣出喜忘，风瘾疹，喉痹不能言，胸中烦满，臂膊疼痛，筋缓捉物不得，挽弓不开，屈伸难，风痹，肘细无力，伤寒余热不尽，皮肤干燥，瘈疭，癫疾，举体痛痒如虫啮，皮脱作疮，皮肤痂疥，妇人经脉不通。"

《肘后歌》曰："鹤膝肿痛难移步，尺泽能舒筋疼痛，更有一穴曲池妙，寻根源流可调停。"

《马丹阳天星十二穴治杂病歌》曰："曲池拱手取，屈肘骨边求；善治肘中痛，偏风手不收，挽弓开不得，筋缓莫梳头；喉闭促欲死，发热更无休；遍身风癣癞，针着即时瘳。"

【临床应用】

1. 痿证　风热之邪犯肺，津液耗伤，不能输注百脉，筋脉失去濡养，发为痿证。或久居湿地，或冒雨涉水，水湿外侵，郁而化热，宗筋弛缓，不能束筋骨利关节。

治则：散风清热，理气祛湿，疏通经络。

取穴：曲池、大椎、合谷、尺泽、手三里、肩髃。

操作：上述穴位用泻法。

2. 风湿热痹　风湿热邪蕴积经络，经气不利，络脉不畅，气血失和，使气血痹阻而发为风湿热痹。

治则：疏风定痛，利湿清热，疏筋通络。

取穴：曲池、大椎、陷谷、合谷、支沟、悬钟。

操作：上述穴位用泻法。

【病案举例】

患者，赵××，女，5岁。

主诉（代诉）：右侧肢体活动不利3天。

现病史：不明原因地发烧3天，经中西医治疗，烧退，随后出现右侧上、下肢痿软不用，口角㖞斜。西医诊断"流感病毒所致瘫痪"，转针灸治疗。刻下见神志清醒，右侧上、下肢不能自如活动，被动活动存在，肌力减退，腱反射消失，舌尖红，苔少，脉稍数。脉证合参，乃因热郁阳明，耗津灼液，筋脉失去濡养，致宗筋驰缓，筋骨失束而痿。

治则：泄邪兼调经气，清热舒筋和络。

取穴：曲池、大椎、合谷、地仓、伏兔、足三里、上巨虚、肾俞。

操作及效果：5诊后，患肢活动伸展有力，可行走十余米。10诊后，上肢基本恢复正常，下肢行走如常，但跨高上楼仍不便。面瘫好转，唯哭笑时口歪偏向健侧。休息1周，行第2个疗程，原法施治，针刺10次后，肢体完全恢复正常。半年后随访，小孩健康活泼，肢体活动正常，已上幼儿园。

【腧穴配伍】

1. 曲池配尺泽，用泻法，清宣肺热，治疗肺热伤津所致痿证。

2. 曲池配大椎、肩髃、合谷，温阳益气，通经活络，治疗上肢瘫软。

3. 曲池配命门、环跳、伏兔、足三里，养气血，壮筋骨，治疗下肢瘫软。

4. 曲池配内庭、中脘，清热养阴，濡养筋脉，治疗胃热炽盛所致痿证。

5. 曲池配阴陵泉、脾俞，清热利湿，舒筋活络，治疗湿热淫犯筋脉所致痿证。

【讨论】

1. 以取类比象法论述曲池的清热祛风、养阴作用。本穴在肘横纹头外凹陷处，形似浅池。在自然界中，沟的尽端凹陷处，是风邪较盛、气候冷爽、地面潮湿之处。自然界的沟比作肘横纹，凹陷比作水坑，为此本穴有祛风清热、养阴作用。

2. 历代医家临床验证本穴有祛风清热、养阴作用。《针灸甲乙经》治余热；《针灸大成》治风痹皮肤干燥；《马丹阳天星十二穴治杂病歌》治遍身风癣癞，均取曲池穴为主，进一步证实了本穴有祛风清热养阴作用。

3. 曲池、风池、头维、风府祛风功能比较　四穴的共同点，均有祛风作用，但各有其特点。

（1）曲池治外风，祛周身之风，尤其是周身肌肤之风邪。适用于风邪侵袭肌肤的皮肤病，风邪阻塞经脉的肢体病。有祛风散邪、通经活络之效。

（2）风池为胆经腧穴，是足少阳、阳维之会穴，阳维主表，肝胆互为表里。本穴治外风，又治内风，尤其是头面外感之风邪。适用于风邪侵袭肌表的太阳病、风邪入里的少阳病、风邪阻塞头面的偏头痛。有祛风解表、通经活络止痛作用。

（3）头维为胃经腧穴，又是胃经与胆经的会穴。治外风，又治内风，尤其是治疗头面热盛之风邪。适用于风热之邪侵袭于头部的热极生风病变。本穴有祛风平肝、清热开窍之功。

（4）风府治外风兼治脑风，祛上半身、头顶、脊背之风邪，又治脑颅、舌部、肢体之风邪。适用于外感风寒、风热，舌强不语，半身不遂。有祛风解表、开窍通络的作用。

4. 曲池的针刺方法　应根据疾病的不同采用不同的针刺方法。

（1）曲池透少海治疗风邪侵袭关节引起的肘关节屈伸不便。

（2）曲池针尖向上不断运针，针感到达肩部及颈项、头部。可治疗风邪阻塞上肢引起的上肢颈项疼痛、麻木、活动不便。

（3）曲池用泻法，祛风清热，治疗外感性的头痛、周身关节活动不便、风疹。

第二节　清热祛湿穴

内　庭

【概述】

该穴为足阳明经之荥穴。"内"，纳入之意；"庭"，指堂前空地。穴当第2、第3趾缝纹端处，趾缝如门，其处平坦似空地，故名内庭。一般直刺0.5～0.8寸。主要用于治疗湿热泄泻、痢疾、齿痛、咽喉肿痛等。

【穴性】

清肠胃湿热。

【文献记载】

《针灸甲乙经》曰："热病汗不出，下齿痛……口噤辟，不嗜食，内庭主之。"

《针灸大成》曰："主四肢厥逆，腹胀满，数欠，恶闻人声……汗不出，赤白痢。"

《玉龙歌》曰："小腹胀满气攻心，内庭二穴要先针。"

《通玄指要赋》曰："腹䐜而胀，夺内庭兮以休迟。"

【临床应用】

1. 湿热痢疾　湿热之邪，侵袭肠胃而致，症见腹痛，里急后重，下痢赤白，肛门灼热，小便短赤，苔腻微黄，脉滑数。

治则：清热利湿，调气活血。

取穴：内庭、大椎、合谷。

穴义：内庭清热利湿，调理肠胃；大椎清热；合谷调气机以散瘀血。三穴共用，使湿热除，气机顺，瘀血祛而达治疗目的。

2. 湿热泄泻　泄泻可由多种病因引起，本穴主治由于湿热之邪侵犯肠胃而致的泄泻。症见腹痛泄泻，泻下急迫或泻下不爽，泻下黄褐而臭，肛门灼热，烦热口渴，小便黄短，舌苔黄腻，脉濡数或滑数。

治则：清热利湿。

取穴：内庭、大肠俞、天枢。

穴义：内庭清理肠胃湿热；大肠俞、天枢为大肠的俞募穴，二者共同调理肠胃功能。三穴共用而达止泻之目的。

【病案举例】

患者，陈××，男，46岁。

主诉：胃脘满闷不适1月余。

现病史：1个月前，由于过食辛辣厚味而导致胃脘不适，经诊所医生诊查，服用健脾消食药5日，疗效不佳，又经他医治疗，效果仍不理想，且症状逐渐加剧，出现胃脘满闷，食入即出，伴有咽喉疼痛、肢体困重、口渴而不思饮水等症状。又经县人民医院钡餐透视检查，诊为浅表性胃炎。经服用西药治疗5日后，效果仍不理想。刻下见胃脘满闷，恶心呕吐，咽喉肿痛，神疲肢重，心烦意乱，口渴而不思饮水，大便不爽，小便短赤，苔黄腻，脉滑数。

辨证：过食辛辣厚味，导致湿热内蕴，而见胃脘满闷、恶心呕吐等症，湿热上行则咽喉肿痛，下注则大便不爽。

治则：调理胃肠，清热利湿。

取穴：内庭、足三里、中脘、鱼际。

操作及效果：用泻法针刺各穴，每日 2 次，3 日为 1 个疗程。针 1 日后，胃脘不适有所好转，并能少量进食。第 1 个疗程后，恶心、呕吐基本消失，咽喉肿痛消失，但胃脘仍稍有满闷，减鱼际继针 2 日，每日 1 次而愈。半年后随访，未再复发。

【腧穴配伍】

1. 内庭配合谷、大椎，清热泻火，治疗阳明经发热、口渴等症。

2. 内庭配泻公孙、丰隆，降逆止呕，治疗胃热呕吐。

3. 内庭配合谷，治疗因胃热而导致的牙痛、咽喉肿痛。

4. 内庭配天枢、曲池，清热利湿，治疗湿热痢疾。

5. 内庭配泻合谷、三阴交，清热解毒，凉血止血，治疗鼻衄、口疮。

【讨论】

1. 该穴的针刺方向及针感　针刺该穴时，针尖向上斜刺，得气后运针，其针感可循经上行至胫、股、腹部，甚者上行至咽，前额部。

2. 该穴为胃经荥穴，"荥主身热"，取之可清热利湿，对湿热所致的泄泻、痢疾、齿痛、咽喉肿痛等症，取内庭穴治疗常可取得满意的效果。

3. 据三阳合病症状，宜刺泻大椎清泻太阳之邪热，刺泻外关清泻少阳之邪热，刺泻内庭清泻阳明之邪热。

4. 内庭配泻合谷、曲池、补复溜，治疗《灵枢·五禁》篇中"一逆"之病。一逆如《灵枢·五枢》所云："热病脉静，汗已出

216

脉盛燥，是一逆也。"热病之脉，应洪大，而该病脉却沉静，是邪盛正虚；热病汗出，病从汗解，而该病脉反盛而燥，是因汗出津伤，邪气反盛，取上述穴位，清热、养阴、扶正，可获理想之疗效。

天　枢

【概述】

天枢为大肠之募穴，归胃经。又名长溪、谷门、长谷、循际。前人以天文假借星象而命名该穴。天枢，指北斗第一星。枢，又指枢纽，此穴在脐旁，为上下腹的分界，脐上为天，脐下为地，穴当天地之间，故名之。其当脐部旁开2寸处取穴，一般直刺1.0~1.5寸。主要治疗腹痛、泄泻、痢疾等肠胃疾患。

【穴性】

清热利湿，调理肠胃。

【文献记载】

《针灸甲乙经》曰："疟振寒热甚狂言，天枢主之。""腹胀肠鸣，气上冲胸，不能久立，腹中痛濯濯。冬日重感于寒则嗜泄，当脐而痛，肠胃间游气切痛，食不化，不嗜食。身肿，侠脐急，天枢主之。""女子胞中痛，月水不以时休止，天枢主之。"

《针灸大成》曰："主奔豚，泄泻，胀疝，赤白痢，水脐不止……妇人女子癥瘕，血结成块，漏下赤白，月事不时。"

《医宗金鉴》曰："内伤脾胃，赤白痢疾，脾泻及脐腹鼓胀，癥痕。"

《玉龙歌》曰："脾泄之证别无他，天枢二穴刺休差。"

【临床应用】

1. 便秘　本穴主要治疗肠胃湿热所导致的便秘，伴见面赤身热，腹痛腹胀，口干口臭，小便短赤，苔黄腻，脉滑数。

治则：祛湿热，理肠胃，通便软结。

取穴：天枢、大肠俞、支沟、复溜。

穴义：天枢、大肠俞调理肠胃，润肠通便；复溜滋阴润肠；支沟为治疗各种便秘的有效经验穴。

2. 腹痛　湿热侵袭肠胃，肠胃功能失调所导致的腹痛拒按，伴见胸闷不舒，烦渴引饮，自汗，大便秘结或溏泄不爽，小便短赤，苔黄腻，脉濡数。

治则：泻热通腑，理气止痛。

取穴：天枢、中脘、内关、足三里。

穴义：天枢、中脘、足三里调理肠腑，泻热利湿；足三里、内关理气止痛。

3. 月经不调　湿热犯及胞宫，侵袭冲任，导致月经失调。

治则：调和冲任，清热利湿。

取穴：天枢、关元、三阴交、归来。

穴义：天枢清利湿热；关元、三阴交通调冲任；归来为治疗月经不调的常用有效穴。

【病案举例】

患者，李××，男，32岁。

主诉：腹痛伴脓血便半年。

现病史：半年前始患此疾，虽多方治疗，效果不佳，后每日大便5～6次，腹部疼痛，里急后重，下痢脓血，以白色黏液较多，肛门瘙痒，伴有梦遗现象，体弱面黄，舌嫩红，脉沉数而弦。

辨证：温热瘀滞肠道，传导失司，而见里急后重；湿热熏蒸而下痢脓血。

治则：清热化湿，宽肠导滞。

取穴：天枢、大巨、足三里。

操作及效果：均采用泻法。针1次后加泻太冲，5次痊愈。

【腧穴配伍】

1. 天枢配支沟，润肠通便，治疗习惯性便秘。

2. 天枢配下巨虚、合谷，清热利湿，理肠止泻，治疗湿热泄泻。

3. 天枢配上巨虚、气海，清热止痛，治疗阑尾炎。

4. 天枢配泻三阴交，清热凉血止痢，治疗赤白痢疾。

5. 天枢配中脘、公孙，清热导滞止痛，治疗食滞性腹痛。

6. 天枢配补合谷、足三里，益气固脱，治疗气虚泄泻。

【讨论】

1. 该穴一般直刺1.0～1.5寸，局部酸胀，可扩散至同侧腹部。针尖略向上斜刺，其针感沿足阳明经循腹里逐渐走至不容穴处；略向水道方向斜刺，其针感沿胃经循腹里走至水道、归来处。

2. 天枢为大肠募穴，募穴为脏腑之气结聚于腹部的腧穴。该穴主要用于调理肠胃，治疗肠胃病。针用泻法，用于治疗肠胃湿热所导致的腹痛、泄泻、痢疾等。

3. 天枢与大肠俞功能比较

（1）大肠俞：补之而不滞塞，多用于治疗脏腑本虚证。

（2）天枢：补而易滞，故多用泻法，治疗肠腑实证，有清热利湿、通肠祛浊之功效。该穴临床虽多用泻法，但穴下深层为大肠，泻时手法不宜过强，否则会引起肠腑绞痛。

第三节　清热泻火解毒穴

曲　泽

【概述】

曲泽穴之曲是弯曲之意，泽则表示为水流归聚之处，较池浅而广。位于肘窝处，是心包经的合穴，该经脉气合入之处，故得名曲泽。用放血疗法，多治疗急性热病、神志病，直刺 0.8~1.0 寸，治疗厥阴经络之病变。

【穴性】

清热解毒，和胃止痛。

【文献记载】

《针灸甲乙经》曰："心澹澹然，善惊，身热，烦心，口干，手清，逆气，呕血，时瘛，善摇头，颜青，汗出不过肩，伤寒温病，曲泽主之。"

《千金要方》曰："主伤寒，温病身热烦心口干。"

《针灸大成》曰："心痛，善惊，身热烦渴口干，逆气呕涎血，心下澹澹，身热、风疹，臂肘手腕不时动摇，头清汗出不过肩，伤寒，逆气呕吐。"

【临床应用】

1. 腹痛　本穴主要治疗由暑热浊气侵袭，复感受寒邪，中焦阻滞所致的腹痛。症见腹痛剧作，拒按，恶心呕吐，胸闷，腹泻。

治则：清热解毒，理气止痛。

取穴：曲泽、委中。

穴义：二穴用三棱针点刺放血，均能泻热解毒。

2. 呕吐　该穴治疗由于湿热浊气侵犯胃腑，导致胃失和降所致的呕吐。症见突然恶心呕吐，胸腹满闷，烦热口渴。

治则：清热解毒，和胃降逆止呕。

取穴：曲泽、委中、内关。

穴义：曲泽、委中二穴点刺放血以清热解毒，内关和胃降逆气。

3. 丹毒　热毒侵犯肌肤，初则周身寒热，继则颜面焮红肿痛，甚则延及头部。

治则：清热解毒，活血止痛。

取穴：曲泽、委中、合谷、膈俞。

穴义：曲泽、委中点刺放血以清热解毒；合谷为气穴，膈俞为血会，刺之可调理气血，以达活血止痛之效。

【病案举例】

患者，钱××，男，16 岁。

主诉：右上肢前臂红肿疼痛 20 天，加重 10 天。

现病史：20 天前，右前臂跌伤，疼痛，经拍片检查，骨无异常，属前臂软组织损伤，仅短时服消炎药治疗，仍坚持劳动。10 天后，前臂疼痛加剧，肿胀发热，活动不便，能屈不能伸，苔黄，脉数。

辨证：血瘀日久，瘀而化热。

治则：清热解毒，消肿止痛。

取穴：尺泽、膈俞、合谷、曲池。

操作及效果：尺泽、膈俞点刺放血；合谷、曲池用泻法以清热解毒，活血消肿，散结止痛。每日针 2 次，5 天为 1 个疗程。2 天后热退肿消，5 天后痛止。1 年后随访，一切活动正常。

【腧穴配伍】

1. 曲泽配金津、玉液放血，清泻胃肠之热，活血止痛，治疗急性腹痛、恶心呕吐。

2. 曲池配委中放血，清热解毒，舒筋活络，治疗四肢拘挛、肘膝关节屈而不伸、急性高热、腹痛、吐泻交作。

3. 曲泽配中冲放血，清热凉血开窍，治疗热入血室，神昏谵语。

4. 曲泽放血，配泻合谷、太冲，清热凉血，舒筋活络，治疗抽搐、昏迷。

【讨论】

1. 曲泽没有生水之功，因心包属相火，外邪内侵，痰蒙心包，情志失和，温邪逆转而发病，心包多实而无虚，曲泽是治疗急性热病和神志病的常用穴。

2. 曲泽放血的适应证，可分两个方面；一方面临床症见疔疮、热毒病、中暑、急性胃肠炎；另一方面是瘀血现象，如《灵枢·血络论》所云："血脉者，盛坚横以赤，上下无常处，小者如针，大者如筋，则而泻之万金也。"二者疗效均不错，若瘀血现象不很明显，临床症状显著，亦应放血，但效果稍差。

3. 曲泽刺灸时注意事项

（1）因本穴放血，易造成出血不止的医疗事故，故禁用粗针。

（2）本穴禁用灸法。《伤寒论》119条指出"微数之脉，慎不可灸……火气虽微，内伤有力，焦骨伤筋，血难复也"。说明灸法若用不当，可能产生不良后果。

（3）气血虚弱患者，曲泽穴不宜用放血疗法。《灵枢·血络论》："脉气盛而血虚者，利之则脱气，脱气则仆。"说明脉气虽盛，但血虚患者放血，会使其元气走泄而虚脱。

（4）曲泽进针或捻针时若出现刺痛或剧痛，则示刺伤血管，应缓慢调换针刺方向。

4. 曲泽与行间功能比较

（1）曲泽偏于清心安神，清上焦之热，消散肘窝部及上肢、胸部之瘀血肿毒。

（2）行间偏于清肝泻热消肿，善清下焦及眼目、泌尿、生殖系之邪。

5. 曲泽与尺泽功能比较　二穴均有清热解毒、消散肘关节瘀血肿痛的功能，治疗肘关节能屈不能伸之疾患。由于归经不同而各有特点。

（1）曲泽偏于清心安神，消散胸部之疮疖肿痛。

（2）尺泽偏于清热泻肺定喘，消散胸腹胃肠之瘀血。

6. 曲泽与委中的比较　二穴共同点是清热舒筋活络消肿，治疗肘膝关节能屈不能伸之疾患。其不同点如下。

（1）委中偏于清热降火，消散膝窝部之瘀血及腰背下肢肿痛、疮疖。

（2）曲泽穴偏于清心安神，消散肘窝部之瘀血及胸臂上肢之疮疖、疼痛。

尺　泽

【概述】

该穴为手太阴经之合穴。又名"鬼受""鬼堂"。尺泽之"尺"字为长度一尺之意，古代有从腕横纹至肘横纹为一尺的说法；泽同尺泽之泽，表示浅而广的水域。《子午流注难》曰："盖阴合为水，肺为金藏，水乃金之所生，邪之实针之，泻其子故也。肺乃藏气之

古今穴性探微

藏，山泽通气，此穴恰在太阴尺中，故名。"微屈肘，在肘横纹上，肱二头肌腱桡侧取穴，一般直刺 0.5～0.8 寸，主要治疗邪热犯肺等病证。

【穴性】

清热泻肺，活瘀通络，肃降肺气。

【文献记载】

《针灸甲乙经》曰："咳逆上气，舌干，胁痛，心烦，肩寒，少气不足以息，腹胀喘。"

《千金要方》曰："五脏一切诸疟，呕吐上气。"

《针灸大成》曰："主肩臂痛，汗出中风，小便数，善嚏、悲哭，寒热，风痹，臑肘挛，手臂不举，喉中痹，上气呕吐，口干，咳嗽唾浊、疟疾。"

《医宗金鉴》曰："咳唾脓血、喉痹、肺积息贲。"

《肘后歌》曰："鹤膝肿痛难移步，尺泽能舒筋骨痛，更有一穴曲池妙……更有手臂拘挛急，尺泽深刺去不仁。"

《杂病穴法歌》曰："吐血尺泽功无比。"

【临床应用】

1. 咳嗽咯血　因热邪犯肺所致。症见咳嗽频剧，气粗，或咳声嘎哑，喉燥咽痛，咯痰不爽，咯血，苔黄脉数。

治则：清热止咳。

取穴：尺泽、鱼际、合谷、列缺。

穴义：尺泽清泻肺热，肃降肺气；鱼际为肺经荥穴，能散热止咳；合谷、列缺，清热宣肺止咳。

2. 咽喉肿痛　本穴治疗因热毒上壅所致的咽喉肿痛，伴见口干、口臭、咳嗽，或喉中如有物梗阻、吞咽不利，苔黄，脉洪数。

治则：清热泻火，利咽止痛。

取穴：尺泽、天突、扶突。

穴义：尺泽泻热清肺；天突、扶突利咽止痛。三穴共奏治疗之功。

3. 急性吐泻　本穴主要治疗由于热邪侵犯肠胃所导致的急性吐泻，伴见胸脘痞闷，烦热口渴，腹部疼痛，小便短赤，苔黄，脉数等症。

治则：调理肠胃，清热止泻。

取穴：尺泽、委中、内关、中脘、足三里。

穴义：尺泽、委中放血以清散热邪；内关降逆止呕；中脘、足三里，调理肠胃以止泻。

【病案举例】

患者，张××，男，3 岁。

主诉（代诉）：四肢不能活动 21 天。

现病史：21 天前发热 3 天，退烧 4 天后，出现四肢不能活动、言语及哭啼声低微等症，以多发性神经炎收住我院小儿科治疗。在治疗期间曾合并肺炎，现已治愈。刻下见四肢不能活动，不会端坐，颈项发软，饮食减少，口唇干燥，舌红少津，脉象细数，现由小儿科病房转针灸科治疗。

辨证：温热犯肺，肺热伤津，津液不布，筋脉失养之痿证。

治则：清肺养阴。

取穴：尺泽、复溜、环跳。

操作及效果：1～9 诊针泻尺泽，取补复溜。10～14 诊上方加补环跳。4 诊后四肢能活动，且比针前有力；5 诊后能端坐；9 诊后下肢活动有力；12 诊后能立起扶物行走，下肢仍较软；14 诊治愈。

【腧穴配伍】

1. 尺泽配少商，治疗咽喉肿痛。

2. 尺泽配委中放血，治疗腹疼吐泻。

3. 尺泽配内庭，补复溜，清热润肺止咳，治疗阴虚咳嗽。

4. 尺泽配泻合谷，清热泻肺，治疗肺热性咳喘。

5. 尺泽配泻丰隆，清热化湿，治疗湿热性咳喘。

6. 尺泽配泻肺俞、膈俞，清热泻肺止血，治疗肺热性吐血。

【讨论】

1. 针刺与针感　本穴直刺 0.5～0.8 寸，或三棱针点刺放血。针感为局部酸胀或有触电样感向前臂放散。

2. 针刺注意事项　刺时要掌握深度，太深，刺中动脉易引起出血或内出血，使邪气内陷，而结于内，造成手臂不能屈伸，临床上针刺深度一般不超过 1 寸。

3. 该穴为肺经之合水穴，因肺属金，金生水，水能克火，又为肺经之子穴，"实则泻其子"。因此，针泻尺泽可用于肺经实热所导致的咳嗽、咯血、咽喉肿痛等。

4. 《素问·刺禁论》指出："刺臂太阴脉，出血多。立死。"由于前人针具较粗，穿透动脉血管出血过急，无条件抢救而死亡，用三棱针刺本穴较深时，则上肢肿痛，久久不能恢复。故刺本穴要注意深度及出血量，以防不良后果的发生。

行　间

【概述】

行间穴的"行"字为足之用也，气得行而通，滞得行而解。本穴为行走着力之处，其用，着重泻法。"间"，病愈为间，即病得通而行而告愈也，犹若气得行，郁火得泻，病得间，故名。该穴为足厥阴肝经荥穴，主要用于肝火亢盛所致的头痛、头晕、癫狂等证。位于第 1、第 2 趾间足背纹头处。

【穴性】

疏肝理气，清热泻火。

【文献记载】

《针灸甲乙经》曰："善惊，悲不乐，厥，胫足下热，面尽热，渴，行间主之。""癫疾，短气，呕血，胸背痛，行间主之。"

《通玄赋》曰："治膝肿腰痛。"

《百症赋》曰："观其雀目肝气，晴明、行间而细推，兼涌泉，疗消渴。"

【临床应用】

1. 胁痛　本病多由肝气郁结，郁而化火所致。症见胁肋疼痛，胸闷，心慌，烦躁，口干口苦，溺黄便秘，舌红苔黄，脉弦数。

治则：疏肝理气，清热泻火。

取穴：行间、丘墟。

穴义：行间疏肝解郁，丘墟清泻肝胆实火，二穴共达疏肝理气、清热泻火之效。

2. 头痛眩晕　引起头痛的病因既有外感，又有内伤。本穴主要治疗因肝气郁结，化火上扰所致的肝火头痛。

治则：疏肝解郁，泻火止痛。

取穴：行间、百会、丘墟。

穴义：行间、丘墟分别为肝经荥穴和胆经原穴，刺之可疏肝解郁，清泻肝胆实火，此时二穴均受用泻法，并要求针感达患部。点刺百会出血以清热泻火、通络止痛。三穴共用而达治疗之目的。

3. 目赤肿痛　肝开窍于目，肝火循经上犯于目，则导致目赤肿痛。症见目赤、干涩、肿痛、急躁易怒等症。

治则：泻肝明目。

取穴：行间、太阳、攒竹。

穴义：泻行间以泻肝经实火，用三棱针点刺太阳穴处血络（表浅小静脉）以泻血散热，泻攒竹以祛邪滞，三穴相伍而达泻肝明目之效。

4. 失眠　失眠与心、肝、脾、肾、胃、胆等脏腑都有密切的关系。或由于思虑劳倦，内伤心脾，气血无以生化而致；或由于惊恐、房劳，或因情志抑郁，肝阳扰动；或由于饮食不节胃气不和等均可导致。本穴主要治疗因情志抑郁、久郁化火所致之失眠。

治则：平肝清热，镇静安神。

取穴：行间、阴郄、神门、内关。

穴义：行间平肝清热，神门为心经原穴，泻之能清热镇静安神；内关为心包经络穴，泻之可畅通心络，安神志；阴郄能清热凉血，宁心安神。四穴共刺以达平肝清热，镇静安神之效而疗失眠。

5. 狂证　狂证多由气郁化火，痰火扰心所致，或为阳明热盛，邪热扰乱神明，或由蓄血瘀阻，蒙蔽神明所致。症见疯狂怒骂，打人毁物，不避亲疏，或登高而歌，弃衣而走，妄行不休。本穴主要治疗因暴怒伤肝，肝火暴涨，火盛痰结，上扰神明之狂证。

治则：泻肝清火，镇心涤痰。

取穴：行间、神门、丰隆、内关、大椎。

穴义：泻行间以泻肝，泻神门以镇心安神，泻丰隆以祛痰开窍，泻内关以畅心宁神，加泻大椎以清脑安神。各穴相伍，共奏泻肝火、祛痰结、镇心神、醒脑窍的作用。

6. 中风　中风多由风、火、痰阻滞于经络或清窍所致。本穴主治由于肝阳上亢，气血上逆，痰火壅盛，闭塞清窍所致者，症见突然昏仆，不省人事，两手紧握，牙关紧闭，面赤气粗，喉间痰鸣，脉象弦滑而数等阳闭之证。

治则：清肝泻火，息风涤痰。

取穴：行间、合谷、丰隆。

穴义：行间清肝泻火；合谷疏风散邪，启闭开窍；丰隆为祛痰之要穴。三穴合用使肝火得泻，风邪得息，痰祛而窍开。

【病案举例】

患者，张××，男，68 岁。

主诉：左侧颞部疼痛 40 余天。

现病史：于 40 天前患化脓性脑膜炎，收住本院内科治疗，头痛至今。左侧颞部刺痛、跳痛、热痛（得凉则舒），下午尤甚，伴有口苦口干、耳鸣、耳痛、心烦易怒等症状，舌苔黄厚，脉弦数。

辨证：系肝胆火逆，上扰头窍所致。

治则：清降肝胆实火。

取穴：行间、丘墟、太冲、解溪、行间、左太阳、阿是穴。

操作及效果：1～3 诊针泻行间、丘墟；4～6 诊针泻太冲、解溪；7～12 诊泻行间，丘墟和左太阳、阿是穴。1 诊后口不苦，耳聋减轻，下午头仍痛甚。2 诊后头痛时间缩短。4～6 诊收效不佳故改换穴位，7 诊后头痛减轻。10 诊后基本治愈，每日疼痛数次极少而短暂，有时仅跳痛几下即消失。11～12 诊巩固疗效。

【腧穴配伍】

1. 针行间、丘墟、阴陵泉，用泻法，泻肝胆实火，清肝胆湿热。

2. 针行间、风池，用泻法，平肝泻火，清脑明目。

3. 针行间、丘墟，用泻法，清降肝胆实火。

4. 针行间、合谷、丰隆，用泻法，平肝息风，祛痰开窍。

5. 针行间、尺泽、三阴交，用泻法，平肝泻肺，凉血止血。

【讨论】

1. 该穴为肝经荥火穴，《难经·六十八难》曰："荥主身热"，又肝属木，故该穴是肝经子穴。"实则泻其子"，故针泻本穴，可用于肝火亢盛所致之病证。

2. 腧穴功能比较　本穴与太冲均可治疗肝经实证，火热之证，但行间偏于治疗肝气郁结、肝火上炎之肝实证，多用泻法，少用补法及灸法。而太冲不能治疗行间所治的肝实证，用于治疗寒滞肝脉和肝的虚证，多用泻法，也可根据病证采用用补法和灸法。

3. 本穴针刺方向与针感　一般斜刺 0.5～0.8 寸，麻胀感向足部放射，也有沿肝经上行，循阴器至少腹，个别患者从少腹走至中脘、上脘处。极少数患者针感可达颠顶。

第四节　清热凉血开窍穴

少　商

【概述】

《会元针灸学》曰："少商者，阴中生阳，从少，五音六律，分宫商角徵羽；从商，属二肺，肺金音商，肺经之根。故名少商。"也就是说，该穴为肺经井穴，所出为井，言其脉气外发，似浅小水流，故名少商。本穴主治肺卫病、神志病、咽喉病等。其位处于大拇指桡侧爪甲角旁开 0.1 寸，直刺 0.1 寸或点刺放血。可灸。

【穴性】

清热凉血，利咽开窍。

【文献记载】

《针灸甲乙经》曰："疟寒厥及热厥，烦心善哕，心满而汗出，刺少商出血立已。"

《乾坤生意》曰："凡初中风，暴卒，昏沉，痰涎壅滞，不省人事，牙关紧闭，药水不下，急以三棱针刺此穴及少冲、中冲、关冲、商阳，使血流行，乃起死回生，急救之妙穴。"

《外科证治全生集》曰："喉中似有物如龙眼大，吞不下，吐不出，名梅核气，男妇皆有此证，针少商穴妙。"

《肘后方歌》曰："刚柔二痉最乖张，口噤眼合面红妆，热血流入心肺腑，须要金针刺少商。"

《针灸大成》曰："咽喉肿痛，少商、天突、合谷。"

《针灸资生经》曰："咽中肿塞，谷粒不下，针此穴立愈。"

《十四经要穴主治歌》曰："少商唯针双蛾痹，血出喉开功最奇。"

【临床应用】

1. 急性喉炎　该病多由感受外邪，肺失清肃所致。症见喉部干痒，阵咳，继则疼痛，失音。

治则：清宣肺气。

取穴：少商、廉泉、合谷、尺泽。

穴义：少商为肺经井穴，有清热凉血、利咽开窍的功能；廉泉为治疗失音的有效经验穴；泻合谷能够清热利咽；尺泽为肺经之合穴，能滋阴清热。几穴共用，以收清宣肺气、滋阴清热、利咽开窍的作用。

2. 咳嗽 本穴主要治疗由于风热袭肺，肺失宣降而致的咳嗽。

治则：清热宣肺止咳。

取穴：少商、商阳、尺泽、合谷。

穴义：少商、商阳清热利咽，合谷理气止咳，尺泽滋阴清热。针刺四穴，使邪热清，气机顺而咳嗽自止。

【病案举例】

患者，李××，男，27 岁。

主诉：咽喉热痛 5 天。

现病史：咽喉热痛，吞咽不利，伴有发热头痛、面赤，脉数、舌红，诊为邪热侵袭所致。

治则：清热开窍，利咽止痛。

取穴：少商、廉泉、合谷。

操作及效果：少商点刺放血，廉泉、合谷用泻法。针 2 次而愈。

【腧穴配伍】

1. 点刺少商、商阳，清热利咽开窍，治疗热盛失音。

2. 少商配泻合谷、旁廉泉、丰隆，清热化痰利咽，治疗急性咽炎，咽喉阻塞不利。

3. 少商、商阳点刺放血，配泻翳风穴，清热利咽止痛，治疗咽喉肿痛。

4. 少商、商阳点刺放血，补太渊、泻列缺，宣肺清热解表，治疗风热性感冒咳嗽。

5. 少商点刺放血，配补复溜，清热养阴止痛，治疗咽喉干痛。

6. 少商点刺放血，配泻孔最、尺泽，清热降逆定喘，治疗肺热性咳喘。

【讨论】

1. 因本穴为肺经井穴，以井代荥，荥主身热，故慢性喉炎，久服寒凉之品，形成真阳衰微之证候，不宜刺本穴，宜灸神阙、命门、中脘、关元，使阳复阴散，虚火下降，诸症自除。

2. 针刺手部井穴，可泻热开窍，主要用于治疗阳盛阴衰，热盛侵犯心包所致的昏迷，因此脱证昏迷不宜刺此穴。

3. 少商、商阳、少泽、少冲、中冲功能比较　五穴均有开窍苏厥作用，但其各有特点。

（1）少商，清热宣肺，利咽开窍，解表止痛。

（2）商阳，清泻阳明之热，利咽退热。

（3）少泽，清心除烦，解表退热，通调乳汁。

（4）少冲，清心火，散郁热，通心气。

（5）中冲，清心开窍，清散心包之郁热。

中　冲

【概述】

中冲之"中"是中央之意，冲有搏动的含义。其位于中指尖端，指下有搏动的感觉，故名中冲。此穴为心包经的井穴，荥主身热，以井代荥，所以该穴有清热凉心开窍的作用。主要治疗热病昏迷、急惊风、中暑等证。直刺 0.1～0.2 寸，或用三棱针点刺放血。

【穴性】

泻热，清心，开窍。

【文献记载】

《针灸甲乙经》曰："热病烦心，心闷而汗不出，掌中热，心痛，身热如火，浸淫烦满，舌本痛，中冲主之。"

《针灸大成》曰："热病，烦闷汗不出，掌中热，身如火，心痛烦满，舌强。"

《玉龙歌》曰："中风主症，症非轻，中冲二穴可安宁，先补后泻如无应，再刺人中立便轻。"

《百症赋》曰："廉泉、中冲舌下肿痛，谌取。"

【临床应用】

1. 中风　本穴治疗心热极盛，热盛生风，风火相并，蒙蔽清窍所导致的中风。症见突然昏倒，不省人事，牙关紧闭，两手握固，颜面潮红。

治则：泻热清心，平肝息风，豁痰开窍。

取穴：中冲、人中、太冲、丰隆。

穴义：中冲清心泻热开窍，人中开窍苏厥，太冲平肝息风，丰隆祛痰开窍。共用四穴以达治疗之目的。

2. 急惊风　本病多由痰火蒙蔽清窍而形成。症见壮热面赤，口渴烦躁，继则神志昏迷，抽搐，牙关紧闭，角弓反张，两目直视。

治则：泻热息风，豁痰开窍。

取穴：中冲、百会、丰隆、人中、太冲。

穴义：中冲放血以泻热开窍，百会用泻法以清热醒脑，丰隆豁痰开窍，人中开窍苏厥，太冲平肝息风。五穴共用使邪热清，肝风熄，痰浊祛而达开窍醒脑之目的。

【病案举例】

患者，李××，男，3岁。

主诉（代诉）：高热2天伴抽搐1天。

现病史：随母外出受凉，曾服感冒药治疗，体温时高时低，近

2 天高热不退，抽搐 1 天，体温 40℃，神志昏迷，壮热面赤，指纹青紫。诊为小儿急惊风。

治则：泻热息风，豁痰开窍。

取穴：中冲、百会、合谷、太冲、丰隆。

操作及效果：中冲放血，百会用泻法，配取合谷、太冲、丰隆。日针数次，每 30 分钟 1 次。针 5 次后，体温降至 39℃，此时加刺人中，针 3 次后体温降至 38.5℃，神志已渐清醒。每日针 2 次，配合输液，9 天后热退康复。

【腧穴配伍】

1. 中冲配少冲、少泽、少商、商阳，有清热开窍作用，治疗高烧不退、抽搐。

2. 中冲放血，配百会用泻法，泻热息风，治疗急惊风。

3. 中冲放血，配针头维，泻热止痛，治疗肝火上亢头痛。

4. 中冲放血，配针人中，泻热开窍，治疗中风闭证。

5. 中冲放血，配合谷、曲池，泻热凉血，治疗风热性感冒。

【讨论】

1. 中冲适用于厥证的实证，因中冲为心包经之井穴，以井代荥，治疗热极生风，扰乱神明的昏厥证。对于虚弱的脱证，则禁用或慎用。

2. 中冲针刺的深浅可依昏厥的时间长短，昏厥的轻重程度而定。昏厥时间短，程度轻可浅刺；昏厥时间长，病情重可深刺，病情危重者，可深刺入中指中节。

3. 中冲针刺的疗程　一般热厥证，可每日 1 次，或者每日 2 次；对热厥重证，可每日数次。

4. 中冲放血量的多少，可以根据患者的体质及出血颜色的深浅而定。体质强壮者，放血颜色由紫红到浅红；体质弱者，放血由紫红到红，宜多次，每次少量放血，切不可如对待强壮者一样，1次大量放血，否则，轻者导致晕针，重者可能出现医疗事故。

少　泽

【概述】

少泽又名小吉。少，小也；泽，润也。此穴为手太阳小肠经井穴，又小肠主液，井穴脉气始出而微小，液有润泽身体之功，故名少泽。少泽是主治神志病变、意识昏迷、乳房病变的常用穴。位于手小指尺侧爪甲角根部，去爪甲角约0.1寸许。斜刺0.1~0.2寸，或点刺放血，可灸。

【穴性】

清热，凉血，开窍。

【文献记载】

《针灸甲乙经》曰："寒热汗不出，头痛，喉痹，舌卷，小指之间热，口中热，烦心心痛，臂内廉及胁痛，聋、咳、瘈疭，口干，头痛不可以顾，少泽主之。"

《针灸大成》曰："主疟寒热汗不出，喉痹舌强，口干心烦，臂痛，瘈疭，咳嗽，口中涎唾，颈项急不得回顾，目生肤翳复瞳子，头痛，取少泽。"

《医宗金鉴》曰："少泽主治鼻衄不止，妇人乳肿。"

《玉龙歌》曰："妇人吹乳痛难消，吐血风痰稠似胶，少泽穴内分补泻。"

【临床应用】

1. 急性乳腺炎　本病由于胃热炽盛或肝气郁结化火，经络壅塞不通所致，症见乳房肿胀疼痛，发热，口渴，胸膈满闷。

治则：清热解毒，散结消肿。

取穴：少泽、内庭、膈俞。

穴义：少泽配加内庭、膈俞点刺放血或用泻法，能凉血，清热解毒。泻内庭乃《难经》中"泻井刺荥"之法，可通泻胃经之热；气滞者加太冲、膻中、期门以达疏肝理气立功。

操作及效果：少泽点刺放血或用泻法；内庭、膈俞放血，若与情志有关加太冲、膻中及期门。

2. 昏迷　本穴主要用于热入营血之高热昏迷，伴见壮热烦躁等症。

治则：泻热开窍，清心安神。

取穴：少泽、少商、商阳、中冲点刺放血或酌配大陵、人中。

穴义：少泽、少商、商阳为苏厥醒神要穴，配中冲点刺放血，能起到很好的泻热开窍功效，加配人中而救急醒神。大陵为心包经原穴，能清心安神。诸穴相配，泻热开窍，神志清醒，诸症自愈。

【病案举例】

患者，张××，男，4岁。

主诉（代诉）：高热6天。

现病史：初病发烧头痛，按外感病服药，汗出热退，继而复发，时轻时重，家人不予重视，到第6天，突然壮热，抽搐，神昏，体温40℃，指纹青紫。

辨证：热入营血，扰及清窍。

治则：泻热，凉血，开窍。

取穴：少泽、少商、中冲、百会、合谷、曲池、复溜、足三里。

穴义：少泽、少商、中冲均为井穴，点刺放血，泻热开窍；百会为诸阳之会，开窍醒神效佳；合谷、曲池属阳明经，泻之能够清热；补复溜、足三里滋肾阴以制火，益气血。对症取穴，适当补泻，配服西药，故诸症自愈。

操作及效果：少泽、少商、中冲点刺放血，百会、合谷、曲池用泻法，复溜、足三里用补法。针刺后抽搐已止，体温 39.5 ~ 40℃；30 分钟后按上法继刺，又加服小儿退热剂，全身大汗淋漓，汗后体温 38℃，神志已清，能睁眼，要喝水，饮面汤 400ml。以后改用少泽、中冲、合谷用泻法，足三里、气海、复溜用补法。继治 3 次而愈。

【腧穴配伍】

1. 少泽配合谷、涌泉，泻热开窍，治疗热性病后期失语。

2. 少泽配尺泽、委中放血，泻热解毒，治疗急性腹痛，呕吐。

3. 少泽配百会、太冲，泻热除风，治疗热极抽搐。

4. 少泽配天柱、强间，清热解表止痛，治疗外感性后头痛。

5. 少泽配上星穴，泻热，凉血止血，治疗肺热性鼻衄。

6. 少泽配二间、合谷，泻热和胃，治疗齿衄。

【讨论】

1. 少泽配少商、商阳、少冲、中冲、关冲，为手十二井穴，为阴阳交接之处，以荥代井，为此井穴可治疗急性病、热病。

2. 井穴肌肤浅薄，反应强，临床多以快速点刺放血为主，不宜行施补泻手法。

3. 少泽穴为肺金秋之始，为小肠经的井穴，主液，肺主肃降；少泽又可养阴益液，充乳清热；少泽又为阴阳交接之处，能通络。为此，少泽可清热消肿、散结，治疗乳腺炎、乳汁不通。

气类穴

血类穴

补穴

祛风穴

祛湿穴

清热穴

散寒穴

开窍穴

祛痰止咳平喘穴

消食穴

第七章 散寒穴

　　凡能解除寒证为主要作用的穴位，叫作散寒穴。散寒穴可分为解表散寒穴和温里散寒穴。

　　解表散寒穴主要通过发汗而起到发散寒邪的作用，主要用于恶寒发热、头身酸楚疼痛、肢体凉麻、活动不便证。取穴的理论依据：表阳不固，寒邪内侵，以太阳经、少阳经、阳明经为主。大椎穴为诸阳之会，风池为少阳与阳维之会，风门穴为风寒之邪出入门户，故常以上穴为主。采用的针刺方法为浅刺，热补，发汗法。

　　温里散寒穴，适用于里寒证，其内容包括：①胃肠寒邪内侵，阳气被困，症见脘腹冷痛，呕吐泻痢，饮食不佳。②下焦泌尿系统寒邪内侵，症见腰痛，遗精，阳痿，痛经，下腹部及下肢冷痛。取穴理论依据：温胃散寒，壮阳补肾，常取六腑的会穴中脘、命门、神阙，多采用灸法，拔罐，用针施以温补手法，所谓散寒益气补肾法。

命　门

【概述】

　　本穴为督脉经腧穴。又名属累，在第 2 腰椎刺突下凹陷中。《针灸学》曰："命，指生命。门，指门户。穴在第 2 腰椎刺突下，两肾俞之间，当肾间动气处，为元气之根本，生命之门户，故名命门"。《针灸穴名解》曰："中医称两肾之间为生命之门，简称命门，此就内景而言。若自外景观之本穴两旁，平于肾俞。本穴居其中间，亦犹内景命门居于两肾脏之间也。故称本穴为'命门'。以其横通足少阴之经，本穴又为本经沟通肾脏之门户。肾气为一身之本，在脉中称为'五脏六腑之本'，十二经之根，呼吸之门，三焦之原，一名守邪之神也之。"《常用腧穴临床发挥》曰："命生命之根，主命之门；生气之源，精神之所舍，元气之所系；男子以藏精，女子以系胞，五脏六腑之本，十二经之根，三焦气化之源。"陈士铎在《石室秘录》曰："心得命门而神明有主，始可应物；肝得命门而谋虑；胆得命门而决断；胃得命门而能受纳；脾得命门而能传输；肺得命门而治节；大肠得命门而传导；小肠得命门而布化；肾得命门而作强；三焦得命门能决渎；膀胱得命门而收藏。无不借命门之火以温养之。"综上所述，命门之火甚为重要，如若肾阳衰微，则人体各种功能活动呈现衰退现象，诸病丛生，故常取命门以补肾阳，壮命门之火。

【穴性】

补肾壮阳。

【文献记载】

《类经图翼》曰："肾虚腰痛，赤白带下，男子精泄，耳鸣，手足冷痹挛疝。惊恐头眩……头痛如破、身热如火、骨蒸汗不出。"

《医学入门》曰："命门治老人肾虚腰痛。"

《扁鹊神应针灸》曰："老人虚弱小便多，夜起频频更若何，针助命门直妙穴，艾加肾俞疾能和。"

《玉龙歌》曰："肾虚腰痛小便频，夜间起止苦劳神。命门若能金针助，肾俞艾灸起遭迍。"

《常用腧穴临床发挥》曰："寒湿腰痛，灸命门、大肠俞、膀胱俞或阿是穴，温散寒湿。"

【临床应用】

1. 阳痿　本病是因命门火衰所致，症见阴茎不起，或勃起不坚，腰膝酸软，头晕，目眩，神疲体倦，四肢不温，面色㿠白。

治则：补肾壮阳。

取穴：灸命门、肾俞、关元，针补三阴交。

穴义：命门为生命之根蒂，联系命门之真阳；肾俞为肾脏之气输注于背部的腧穴，肾气为五脏六腑之本，十二经之根，灸之可加强全身各脏腑的功能，强化命门之火；关元为任脉与足三阴之会，三阴交为足三阴之会，补此二穴调和冲任，补益足三阴，引经气直达病所。诸穴相配，温补命门，可调整五脏六腑的功能，使阳痿得愈，各伴见症状消失。

2. 尿频　肾阳不足，命门火衰，寒邪侵袭膀胱，水液失约，形成尿频。其症状除尿频外，多伴见头晕目眩，腰膝酸软，面色㿠白。

治则：壮阳补肾，散寒固摄。

取穴：灸命门、肾俞，针膀胱俞、三阴交、中极、百会。

穴义：艾灸命门、肾俞有很好的强壮命门之火、温补肾脏作用；膀胱俞为膀胱之气输注于腰背的穴位，中极为膀胱经之募穴，俞募相配，以振奋膀胱之气，使膀胱约束有权；百会又名三阳五会，为阳经所交会之处，取补此穴益气升提，固摄，并有调整大脑之功。

3. 腰痛　本穴有补肾壮阳的作用，且能散寒，可治疗肾虚性和寒湿两种类型的腰痛。

（1）肾虚性腰痛：表现为腰部酸痛，面色㿠白，脉沉迟或沉细无力。

治则：壮腰补肾以止痛。

取穴：命门、肾俞、太溪、委中。

穴义：命门、肾俞补肾壮阳；太溪补肾；委中补中有泻，通络活络止痛。

操作及效果：命门、肾俞针加灸，太溪用补法，委中穴放血。

（2）寒湿腰痛：表现为腰痛日久缠绵不愈，冬重夏轻，遇冷更甚。

治则：散寒利湿，止痛。

取穴：命门、阴市、阴陵泉、血海。

穴义：命门、阴市补肾温阳，散寒通络止痛；血海活血散寒；阴陵泉健脾利湿。

操作及效果：命门用补法，阴市补中有泻，阴陵泉先补后泻，血海先泻后补。

【病案举例】

患者，李××，男，45岁。

主诉：腰部酸痛3年。

现病史：前几年由于房事不节，身体逐渐消瘦。近1年来伴有阳痿现象发生，虽经多方治疗收效甚微。现在腰部酸困疼痛，遇劳则重，休息则轻，伴有阳痿早泄，头晕目眩，精神疲倦，脉沉细无力，舌苔白，舌质淡。

治则：壮阳补肾，活络止痛。

取穴：命门、肾俞、关元、肓俞、三阴交。

操作及效果：命门、肾俞、关元，用强补法；肓俞用补法；三阴交运针使针感到达少腹。每日1次，7次为1个疗程。第1个疗程后腰部酸困疼痛减轻，阳痿早泄好转，余症如前。前穴加太溪、中脘、足三里，继针2个疗程。诸症痊愈，2年后随访，未有复发。

【腧穴配伍】

1. 补命门配补肾俞、太溪，补肾壮阳，以治疗肾阳虚性腰痛。

2. 命门配肾俞、气海、百会，均用补法，壮阳补肾，益气升提，以治脱肛、子宫脱垂、遗精、早泄。

3. 命门配肾俞、太溪，均用补法，太阳穴平补平泻，三阴交针感向上，补肾益气，养血开窍，治疗肾虚性头晕目眩。

4. 命门配肾俞用补法，大肠俞用补法，肓俞平补平泻，壮腰补肾，治疗肾虚性腰腹酸困疼痛。

5. 命门配肾俞、气海、足三里、环中上均用补法，壮阳补肾，益气养血，濡养机体，治疗全身酸困无力。

6. 命门配肾俞、中极用温补法，阴陵泉平补平泻，壮阳补肾，温阳行水，治疗全身性水肿。

7. 命门配肾俞、肓俞、止泻穴、脾俞，均用温补法，温补脾肾，涩肠止泻，治疗黎明泻。

【讨论】

1. 命门穴位于两肾之间，为生命之根蒂，历代医家文献记载、现代动物实验及笔者临床实践均说明了命门穴为壮阳补肾的重要而且常用的穴位。

2. 本穴针刺方向与针感　若治疗虚寒性腹痛、阳痿、早泄，可直刺，针感到达小腹；若治疗阳虚性腰痛，针稍斜刺向两旁，针感达到肾俞穴；若治疗寒湿性下肢疼痛，针尖稍斜向外下侧，麻电感到达下肢；治疗右侧肩背痛，针直刺后，向右侧按压针柄，针感可达患处；若治疗左侧肩背痛，针直刺后，向左侧按压针柄，针感可达左侧肩背。

3. 命门对于阴虚性疼痛，或阴虚发热性疼痛，或阳亢性的疼痛，不宜温补此穴，否则出现口苦咽干、心中烦躁等副作用。

4. 针刺命门若手法过强出现晕厥时，可急取人中、百会、承浆。《圣济总录》曰："命室不可伤，伤即令人命绝，宜治人中、百会、承浆。"

5. 命门不宜用粗针刺及进针过深，否则出现不良反应。《素问·刺禁论》曰："刺脊间中髓为伛。"《类经图翼》指出："刺脊太深，误中髓者，伤腰脊中之精气，故令人踡曲不能伸也。"若患者出现不良反应，身前伛，下肢萎弱无力，可取肾俞、命门、合谷，均用补法，益气补肾。

6. 针命门及督脉经穴，治疗过程中，若疾病逐渐加重，或椎体高突，应排除椎体结核及其他病变，千万不要简单结论为针刺所致。

神　阙

【概述】

神阙为任脉经腧穴，位于脐中央，又名脐、脐中、气舍、气合。《针灸学》曰："阙，意为宫门，穴当脐中，胎儿赖此从母体获得营养而具神形，喻为元神之阙门，救而得名。"《腧穴学》曰："阙原指门楼、牌楼、宫门，神阙即神气通行之门户。"此指胎儿赖此处从母体获得营养以发育之意。禁针，重灸。因本穴在脐中，介于中下焦之间，凡真阳虚衰、下元虚冷、胃肠虚寒、脾胃不足等均属本穴治疗范围。

【穴性】

回阳固脱，健运脾阳。

【文献记载】

《针灸甲乙经》曰："水肿大平脐，灸脐中，无理不治……肠中常鸣，时上冲心，灸脐中；绝子灸脐中，令有子。"

《类经图翼》曰："阴症伤寒中风，不省人事，腹中虚冷伤惫，肠鸣泄泻不止，水肿臌胀，小儿乳痢不止，腹大，风痫。角弓反张，脱肛，妇人血冷不受胎者，灸此永不脱胎。"

《千金翼方》曰："凡霍乱灸之或虽未即瘥，终无死忧，不可逆灸，或但先腹痛，或先下后吐，当随病状灸之，内盐脐中灸二七壮，并主胀满。"

《针灸大成》曰："肠鸣而泻，神阙，水分之间。"

《医宗金鉴》曰："主治百病及老人虚人泄泻，又治产后腹胀小便不通，小儿脱肛等症。"

【临床应用】

1. 脱证

（1）吐利汗出亡阳证及既吐且痢、四肢厥逆、精神疲倦不堪、阴阳俱亡之证，均灸本穴以回阳益阴。

（2）真阳急败之证，神昏厥逆，脉象微弱，可急灸关元、太溪、神阙，温补肾阳，回阳固脱。

（3）四末不温，阳气不振，无脉乃阳气衰竭之象，可灸神阙、关元、气海以振奋欲绝之阳。

2. 泄泻

（1）脾胃虚寒型：泄泻日久，形体消瘦。饮食不佳，腹痛喜按，脉沉迟无力，宜取配灸关元、天枢、足三里温阳运脾，逐寒止泻，或配灸中脘，温阳益脾，暖胃散寒，以奏温健脾胃之功。

（2）脾胃阳虚型：黎明作泻，腰膝酸软，可配灸命门、肾俞、脾俞，温肾益脾。

3. 荨麻疹长期不愈，诸治无效，疹时现时无，色不鲜泽，宜益阳托邪，神阙穴拔火罐。

【病案举例】

案一：

患者，郝××，男，30 岁。

主诉：腰部疼痛 3 年，加重半月。

现病史：3 年前，由于工作不慎而致腰部严重扭伤，当时治疗以后症状消除。而后只要稍有诱因就有腰部扭伤现象，按摩活动后症状减轻，反复发作。近半月来，病情有所增重，只要稍微劳作，如拖地、抱小孩、擦桌子、搬椅等均引起原病发作，出现腰部疼痛，经多方治疗，效果始终不佳，特来我院就诊。刻下见腰痛，伴有头晕、遗精、早泄、面色㿠白、精神疲倦，脉沉细无力。

辨证：经脉瘀阻，气血凝滞，肾阳亏虚。

治则：补肾壮阳，活络止痛。

取穴：肓俞、神阙、关元、三阴交。

操作及效果：神阙穴用隔盐灸法；其他各穴均采用补法。每日 1 次，7 次为 1 个疗程，2 个疗程后，腰部扭伤痊愈，伴随症状减轻，继针 1 个疗程而停针，嘱其饮食起居注意调养。4 年后随访，无复发。

案二：

患者，周××，男，4 岁。

主诉（代诉）：腹泻 2 天。

现病史：1 岁时因患咳嗽，曾服凉性药治疗，愈后每日腹泻达 5 次之多，泻下物为半消化食物。虽多方治疗，但疗效不佳。机体虚弱，面色无华，指纹淡红，肢冷自汗。

辨证：药性过凉，入里伤及脾、肺、肾三脏。

治则：温补脾肾，益肺固表止汗。

取穴：神阙（灸），关元、肺俞、肓俞。

效果：每日 1 次，7 天为 1 个疗程，10 天而愈。

【腧穴配伍】

1. 灸神阙配补足三里，治疗五更泄泻。

2. 灸神阙配合谷、足三里、曲池，治疗顽固性荨麻疹。

3. 灸神阙配人中、合谷，治疗虚脱。

【讨论】

1. 神阙位于脐中，连系命门之真阳，介于中下焦之间，是胎儿从母体获得营养发育之源，在此处重灸以挽回垂危之阳，是起死回生的危救穴位。

2. 神阙穴拔火罐回阳固脱，以治长年日久的腹泻。

3. 神阙穴拔火罐治疗风寒性感冒，是补正祛邪，托里达外，驱邪外出之机。

4. 神阙穴拔火罐治疗顽固性荨麻疹，是取其温通血脉、活血祛风、补正祛邪之功。

5. 神阙穴拔火罐治疗肚脐周围痛及腹痛，取其温通血脉、调和中下焦、疏通胃肠气机以止痛。

6. 神阙穴禁针、重灸之理　《针灸甲乙经》曰："禁不可刺，刺之令人恶疡遗矢者，死不治。"《医宗金鉴》曰："灸三壮，禁针，一法纳炒干净盐，填满脐上，加厚姜一片，盖定，上加艾，灸百壮，或以用椒代盐亦炒。"据现代科学分析，神阙穴脐中内陷，藏物较多，古代针粗，消毒也不严密，或无消毒，刺之易感染加重病情，为此为禁针穴。现代因针具细，又消毒严密，为此有人针刺此穴，可治急性肠梗阻，肚脐周围疼痛，可予以参考。

7. 神阙穴拔火罐治疗哮喘，补肾纳气，以治肾虚性哮喘。而对实热性或痰湿性的哮喘，不但无效，反而会加重病情，故临床必须辨证取穴。

8. 神阙穴配合肓俞治疗习惯性腰扭伤，是标本兼治，从阴到阳，直达病所，补肾活络止痛的理想有效穴位。

关　元

【概述】

关元为任脉经腧穴，又名下纪、三阴结、次门、大中极、丹田。《针灸学》曰："穴在脐下三寸，为人身元阴、元阳关藏之处，故名关元。"《黄帝内经》曰："卫气出下焦，而行于表，元阴元阳之交关，故名关元。"直刺0.8~1.3寸，可灸。本穴是人身元阴元阳之交关处，是足三阴及任脉的交会穴。穴下是小肠、膀胱和子宫的底部，为小肠募穴，大补元阳的要穴，对于真阳不足、脏腑虚惫、肾阳虚衰、寒从中生之疾，补之可壮元阳，使阳生阴散，所谓"益火之源以消阴翳"。这是治疗"温之不温，是无火也"的病证的常用穴；是真阳欲绝，"阴难急复，阳当速固"，回阳固脱之急救穴；是寒凝血结、阴寒内积所致病证的常用穴。临床用于肾阳不足、命门火衰、膀胱虚寒而不能约束水液的遗尿，膀胱气化失常、水液停积、泛滥横溢的水肿，阳气未复、阴气极盛、命门火衰而致的经闭，肾阳不足、命门火衰所致的诸般虚证。

【穴性】

温肾，散寒，益气。

【文献记载】

《针灸甲乙经》曰："奔豚寒气入小腹，时欲呕，伤中溺血，小便数，背脐痛引阴，腹中窘急欲凑，后泄不止，关元主之。"

《脉经》曰："主脉伏，中焦有水气，溏泄，易服水银丸，针关元，利小便，溏泄便止；关脉濡，若虚冷，脾气虚重下痢，宜服赤石脂汤，女萎丸，针关元补之。尺脉紧，脐下痛，宜服当归汤，灸天枢，针关元补之。"

《千金要方》曰："脐下绞痛，流入阴中，发作无时，此冷气也，灸关元百壮。"

《针灸聚英》曰："阴病盛，则微阳消于上，故沉重。四肢逆冷，脐腹筑痛，厥逆或冷，六脉沉细，灸关元、气海。"

《寿世保元》曰："阴厥者，始得之，自身冷脉沉，四肢厥逆，足踡卧，唇口青，或自利不渴，小便色白，宜四逆理中汤之类，灸关元百壮，鼻尖有汗为度。"

《扁鹊心书》曰："真气虚则人病，真气脱则人死。保命之法，灼艾第一，丹药第二，附子第三。人至三十可三年一灸脐下三百壮；五十可二年一灸脐下三百壮；六十可一年一灸脐下三百壮，令人长生不老。"又曰："四肢厥冷，六脉微细者，其阳欲脱也，急灸关元三百壮。"

《医学入门》曰："关元主诸虚损及老人泄泻，遗精白浊。"

《行针指要歌》曰："针虚，气海，丹田委中奇。"

《针灸心悟》曰："关元暖（子）宫阳气振。"又曰："下焦虚寒腹痛，小便不利取关元、三阴交、阴陵泉。"

《针灸大成》曰："积冷虚乏，脐下绞痛，渐入阴中，发作无时。冷气结块痛，寒气入腹痛，失精白浊，溺血，七疝，风眩头痛，转胞闭塞，小便不通，黄赤，劳热，石淋，五淋，泄利，奔豚抢心，脐下结血，状如复杯，妇人带下，月经不通，绝嗣不生，胞门闭塞，胎漏下血，产后恶露不止，灸关元。"

《席弘赋》曰："小便不禁关元好。"

【临床应用】

1. 中风脱证　配补合谷、足三里，益气回阳固脱；真阳已败之证，少阴病，恶寒，身倦不利，手足厥冷者，急补灸关元、太溪，灸神阙，温补肾阳，回阳固脱。

2. 遗尿　因肾阳不足、命门火衰所致之遗尿，可配补中极、太溪或肾俞，补肾阳，固膀胱。

3. 阳痿　命门火衰、下焦虚寒所致，针补关元（或配艾灸、烧山火，若使针感能走至阴茎部，或穴下有转动感者效好），配太溪、肾俞，补肾壮阳。

4. 黎明泻　脾肾阳虚之泄泻多在黎明发作。针补关元、阴陵泉、太溪，灸神阙，温补肾阳健脾止泻；或灸关元、神阙，针补太溪、肾俞，温补肾阳。

5. 水肿　"无阳则阴无以化"，肾阳不足，膀胱气化无权，水液停积，泛滥横溢的水肿，宜针补关元，配补肾俞、太溪、复溜。

6. 闭经　寒客冲任、血为寒凝致经闭不行者，针灸关元、归来、三阴交或血海，温经散寒，通经行血。

7. 养生保健　经常艾灸关元能够强身壮体，预防疾病的发生。

【病案举例】

案一：

患者，陈××，男，38岁。

主诉：神志昏迷4天。

现病史：脑炎昏迷4天，血压下降，四肢厥冷，脉微弱，瞳孔散大，对光反射迟钝。诸治无效，此为阴阳暴脱。

治则：回阳固脱。

取穴：关元、神阙。

操作及效果：重灸关元、神阙，隔盐灸和艾灸交替使用，灸治30~40分钟，脉象好转，四肢复温，血压回升，对光反射恢复。此后病情逐渐好转，继治7天，患者康复。

案二：

患者，李××，男，20岁。

主诉：遗尿18年。

现病史：遗尿多年，诸药治疗效果不佳。其神情焦虑，面色㿠白，四肢欠温，每晚遗尿1~2次，脉沉迟而细，尺脉尤甚。

治则：补肾固摄。

取穴：关元、三阴交、中极。

操作及效果：重灸关元每日2次，中极刺入1.0~1.5寸，针感到会阴部，三阴交针尖向上，针感到膝。10天后每晚遗尿1次或隔日1次；20天后偶尔1次，患者精神好转，面色润泽，治疗40天病愈。3年后随访，没有复发。

【腧穴配伍】

1. 关元加补心俞，温补心阳，治疗心悸。

2. 关元加补脾俞，治疗久泻。

3. 关元加补肾俞，温补肾阳，治疗阳痿。

4. 关元加补肺俞，温补肺气，治疗虚喘。

5. 关元加补合谷、足三里、气海，益气回阳固脱，治疗中风脱证。

6. 关元配重灸神阙，回阳苏厥，治疗休克。

7. 关元加补气海、神门，温阳救逆，益气复脉，治疗血虚性的昏厥。

【讨论】

1. 重灸关元穴治疗暴发性脑炎，因为关元为任脉与足三阴之会穴，任脉为"阴脉之海"，足三阴是人身先后天的根本所结，本穴又联系命门之真阳，因而关元为阴中有阳的穴位，温补此穴可充养人体先后天之体，协调阴阳平衡，以救垂危之阳，故可使患者转危为安。

2. 灸关元可治多年遗尿证，取其益元阳、温肾气、补脑开窍、固摄下元之功。

3. 灸关元治阳痿，因关元为任脉与足三阴之会，温补此穴可温肾壮阳，填精起痿。

4. 关元穴具有养生保健作用，因本穴为足三阴与任脉之会，又是小肠募穴。《难经·六十六难》曰："脐下肾间动气者，人之生命也，十二经之根本也。"根据现代医学研究，发现推动门脉血液循环的动力是小肠的蠕动，而不是心脏的跳动。例如，当机体死亡之后，血压降为零，只要小肠还在活动，则门脉仍保持一定血压，在正常的机体中，1/3以上的循环血量都经过门脉系统，重新流回心脏。因此，心脏和小肠的协调活动，保持血压于一定的水平。鉴上所述，灸此穴可调经脉，补脏腑而强身。

5. 关元穴治阳痿、遗尿，针尖须向下浅刺1.5寸左右，麻电感到达耻骨最好，到达阴茎或患处后留针加灸，使温热感到达患处，若只灸不针时，令患者以意会气，气达患处，此项是取得疗效的关键。

6. 关元穴针刺注意事项

（1）孕妇禁针。《类经图翼》曰："孕妇不可针，针之可落胎，如不落，更针昆仑立坠。"

（2）膀胱潴留患者不宜针刺太深。

（3）膀胱癌、子宫颈癌、直肠癌的患者，不宜深刺。

殷　门

【概述】

本穴为膀胱经腧穴，据穴名释义，殷，盛大也。穴在承扶下 6 寸处，此处肌肉丰满、阔大，为膀胱经脉气重要之出入处，故以为名。直刺 0.8～1.5 寸，可灸，主要治疗寒湿之邪引起的腰脊及下肢疼痛。

【穴性】

散寒利湿，通络止痛。

【文献记载】

《素问·刺腰痛论》曰："衡络之脉，令人腰痛，不可以俯仰，仰则恐仆，得之举重伤腰，衡络绝，恶血归之。刺之在郄阳筋之间，上郄数寸，衡居为二痏出血。"（王冰注：上郄数寸为殷门）

《针灸甲乙经》曰："腰痛得俯不得仰，仰则恐仆，得之举重，恶血归之，殷门主之。"

《针灸大成》曰："主腰脊不可俯仰，举重，恶血、泄注、外股肿。"

《铜人腧穴针灸图经》曰："治腰脊不可俯仰，举重，恶血，泄注，外股肿。"

《医学入门》曰："主腰脊不俯仰，股外肿，因瘀血注之。"

《循经考穴编》曰："主腰脊不可俯仰，恶血泄注，外股肿，阴囊虚胀寒疝。"

《针灸逢源》曰："治腰脊不可俯仰，恶血泄注，外股肿。"

【临床应用】

1. 痹证　本病由于外邪侵袭经络，气血闭阻运行不畅，所引起的肢体、关节等处酸痛、麻木，活动不便。由于本穴为足太阳膀胱经的腧穴，太阳属寒水，宜温阳化气行水、养精、柔筋、温通经脉，所以本穴可治疗寒邪凝滞所致的下肢冷痛、麻木、活动不便的痛痹。用热补手法以散寒、祛湿、止痛。

2. 腰痛　殷门穴为足太阳膀胱经的腧穴，为膀胱经气出入的主要门户，本穴温阳散寒祛湿，治疗寒湿之邪侵渍经络、气血阻滞所致的腰部重痛、酸麻，或拘急不可俯仰，日久腰部发凉，遇冷天加剧。取殷门穴可散寒通络止痛。

【病案举例】

患者，赵××，男，50岁。

主诉：腰背冷痛5个多月。

现病史：夏秋交节之季，阴雨连绵、卧处潮湿10天左右，腰背强痛重着、麻木，虽经多方治疗效果不佳，腰部发凉，遇阴天则剧，脉沉迟，苔白腻。

治则：散寒祛湿，通络止痛。

取穴：殷门穴、风市、环跳、昆仑、委中。

操作及效果：取殷门穴，直刺1.5寸，针感到足部，用热补法；配风市、环跳、昆仑、委中，活血除风，通络止痛。每日1次，7次为1个疗程。针3次后疼痛减半，又加血海、足三里，益气养血，攻补兼施。继针5次而愈，1年后随访，病无复发。

【腧穴配伍】

1. 殷门配肾俞，温阳补肾，通络止痛，治疗肾虚性腰痛。

2. 殷门配人中，散寒、开窍止痛，治疗腰背强痛。

3. 殷门配会阴，强腰补肾，治疗腰骶部疼痛。

4. 殷门配合阳、血海、阴陵泉，散寒益血、壮筋，治疗下肢麻痹、膝后肿、内凸之证。

5. 殷门配曲池，用热补法，温阳化气，柔筋止痉，治疗筋脉失养的舞蹈震颤病。

【讨论】

1. 据名释：殷，大也；门，为足太阳膀胱经气重要出入之门户。太阳属寒水，温则化气行水，寒则气血凝滞。太阳经功能正常，必温忌寒。殷门穴为足太阳膀胱经腧穴，其功能可散寒祛温，活络止痛。

2. 从《素问·刺腰痛论》《针灸甲乙经》《针灸大成》《铜人腧穴针灸图经》《医学入门》《针灸逢源》等，均记载殷门穴治疗腰之强痛，寒主收引，寒邪凝滞，足太膀胱经受寒湿之邪所侵必致腰脊强痛。

3. 从殷门所治之证可知，殷门具有散寒祛湿的作用。《素问·脉要经微论》曰："腰脊，肾之府，转摇不能，肾将惫矣。"中医学认为，如果腰部受到寒湿之邪侵袭或跌仆损伤，伤及肾府经络则气滞血凝，脉络不通。按经络理论，膀胱经与肾经互为表里，若脉络受阻，气血运行不畅，经脉不通，不通则痛。从文献记载可以看出，殷门穴可主治因寒湿侵袭或跌仆闪挫造成的腰脊不可俯仰、臀、大腿外侧疼痛等。因殷门穴是足太阳膀胱经的穴位，足太阳膀胱经的循行"挟背抵腰中，入循膂，络肾属膀胱；其支者，从腰中下挟背，贯臀、入腘中"。可见殷门穴为膀胱经脉气所过之处。对于寒湿之邪或跌仆损伤造成的腰脊、臀、大腿外侧疼痛等，取殷门穴具有散寒祛湿、疏通膀胱经的经气、活络止痛的作用。

若从解剖学来看，殷门穴位于坐骨神经干上，其深部分布有各种感受器、神经，血管及肌肉等。坐骨神经起始于腰 4～腰 5 神经，骶 1～骶 3 神经，即受脊神经的管理。故寒湿外邪侵袭或跌仆闪挫损伤腰部的骶棘肌、髂肋肌或棘间韧带或棘上韧带等，就会影响到脊神经的传递功能。殷门穴是坐骨神经干上的主要刺激点，针刺时可对神经冲动的传递起调节作用。临床实践也证明了殷门穴不仅具有散寒祛湿、活络止痛的作用，而且有调整骶棘肌群损伤和功能紊乱的作用，可使病变组织恢复，症状缓解，从而达到治疗疾病的目的。

4. 殷门针刺方法　针感到达足部以后，宜用温补法，以散寒祛湿。切忌用凉泻清热手法而加重病情。

气类穴

血类穴

补穴

祛风穴

祛湿穴

清热穴

散寒穴

开窍穴

祛痰止咳平喘穴

消食穴

第八章　开窍穴

凡以开窍醒神为主要作用的穴位，叫开窍穴。

开窍穴适用于肝火上逆、热陷心包、痰迷心窍、脑失濡养所致的昏厥证。

神志昏迷证形成之原因较多：有情志所伤，肝郁化火，扰乱神明的；有脾失健运，痰浊上逆，蒙蔽清窍的；有热邪较甚逆传心包的；有热甚伤阴，脑部失养的。临床表现多种多样，为此在治疗时，必须选择针对性比较强的开窍穴，如情志所伤所致的气厥证，取泻合谷穴；热极生风，肝风内动所致的急惊风、抽搐、昏迷，取泻百会穴；热盛逆传心包所致的昏迷，取中冲穴；久热不退，热伤肾阴，脑海失养所致的失语病，取涌泉穴；肝郁气滞，痰火上扰阻塞脑窍所致的失语证，取哑门穴；阴阳失调所形成的癫痫、脱证，取人中穴等。此类穴位，针感较强，疼痛较重，为急救治标之穴，只宜暂用，以免耗伤元气及给患者带来不应有的痛苦。

人 中

【概述】

人中又称水沟、鬼宫等，乃督脉经穴。位于人中沟的上 1/3 与中 1/3 的交点处。由于该穴位于人中沟中，状如水沟，故名人中，是督脉、手足阳明之交会穴。本穴具有醒脑开窍、回阳救逆、舒筋利脊的作用，常用于急性病证，如中风闭证昏迷、癫痫抽搐、癔症、小儿惊风、急性腰扭伤以及休克的治疗。向鼻中隔方向斜刺0.3~0.5 寸，可灸。

【穴性】

醒脑开窍，回阳救逆。

【文献记载】

《针灸甲乙经》曰："水肿，人中尽满，唇反者死，水沟主之。日不能水浆，僻，水沟主之。癫疾互引，水沟及龈交主之。"

《肘后方》曰："救卒死方，令爪其病人人中取醒。"

《千金翼方》曰："人中治卒死无脉。"

《外台秘要》曰："文仲疗卒死方，灸鼻下人中三壮。"

《铜人腧穴针灸图经》曰："癫痫语不识尊卑，乍喜乍笑，牙关不开。"

《医宗金鉴》曰："中风口噤，牙关不开，卒风恶邪，不省人事，癫痫卒倒，口眼㖞斜……小儿急慢惊风。取人中。"

《席弘赋》曰："人中治癫功最高。"

《灵光赋》曰："水沟，间使治邪癫。"

《杂病穴法歌》曰："小儿惊风少商穴，人中涌泉泻莫深。"

《胜玉歌》曰："泻却人中及颊车，治疗中风口吐沫。"

【临床应用】

1. 昏迷、晕厥　对于气血冲逆于上，肝阳暴涨，热盛风动，痰浊壅盛所致的神志昏迷、牙关紧闭、两手握固、面红气粗、喉中痰鸣、二便失调、脉弦洪数等症状的昏迷患者，多取人中为主，配十二井，如天突、丰隆、内关，太冲等，以醒脑开窍、开闭泻热。人中穴的操作一般是拇指爪甲重掐，点刺出血或针尖微向上刺激。伴高热者，配以大椎、曲池；伴抽搐不止者，取印堂、百会、大椎、筋缩、后溪、中脉等；伴四肢厥冷者，取百会、气海。

有学者治一因右手四指烧伤挛缩性瘢痕而行乙醚气管内麻醉矫形手术，术中心跳骤停9分钟，经急救心脏复搏仍处于深昏迷的患者。治昏迷主穴：人中、合谷透劳宫、大椎、内关、神门、行间，并用5%的当归液、维生素 B₁ 各 100mg，维生素 B₁₂ 500mg 三种药液混合对风府、心俞、肝俞、足三里进行穴位注射，每日 1 次，佐以中药清心开窍、平肝息风为治。经 60 天治疗，使昏迷长达 70 天的患者神志恢复正常，肢体功能恢复。邓氏报道治疗 42 例昏迷患者，全部经药物抢救无效而改用针灸（包括全部停止药物抢救单用针灸，或停止部分药物而加用针灸，或在原用药的基础上加针灸），其中有中毒性痢疾、中毒性肺炎、脑卒中等 10 多种危笃重症。按亡阴、亡阳、厥证分型，在手十二井穴、百会、人中、涌泉、承浆、神阙、关元、四神聪等穴位的基础方上随证加减补泻，结果停止所有原用药物，单用针灸使神志清醒、血压脉象恢复正常者 28 例；停用部分药物而加用针灸，神志渐清、血压脉搏恢复正常者 4 例；在原用药基础上加针灸，神志渐清，血压接近正常，不稳定，脉微或散大无力 2 例；无效死亡 8 例。有学者以人中、内关、三阴交为主，行醒脑开窍针法治疗 2336 例患者，治愈率达 54.84%，总有效率达 67.43%。

2. 癫痫、狂证　癫痫乃一种发作性精神失常疾病，具有突然性、短暂性、反复发作性的特点。发作时突然昏仆不识人，四肢抽搐，喉中痰鸣，口吐白沫，或做猪羊叫声，醒后神志如常。多由先天遗传或因脾胃湿聚成痰，或情志刺激，肝郁不舒，导致肝、脾、肾等脏气失调，骤然阳升风动，痰闭清窍而致发病。

狂证亦是精神失常的病证，以青壮年较多。狂证多躁动，属阳，所谓"重阳者狂"。乃情志抑郁，忧思恼怒，肝胃火盛，挟痰上扰致情志逆乱而成。症见性情急躁、面红目赤，头痛失眠，两目怒视，或妄言责骂，登高而歌，弃衣而走不分亲疏，毁物伤人，力逾寻常等。

治则：癫痫的治疗以醒脑开窍，息风豁痰为主。

取穴：发作期取人中、后溪、涌泉、百会；间歇期取鸠尾、大椎、腰奇、间使、丰隆。以上均用泻法。

3. 癔病　多以青壮年女性为多，又称"歇斯底里"。由于情志抑郁，心神失常，气机不畅等所致。主要表现为情志异常，如无故笑、哭、悲泣、呻吟、沉默、痴呆，或突然失语、失明，吞咽困难，甚则晕厥，肢体疼痛，瘫痪等。

治则：宁心安神、解郁开窍、泻火降浊为主。

取穴：人中、内关、神门、天突、涌泉等。随证配穴针多平补平泻。

4. 小儿惊风　小儿惊风为儿科常见急症之一，临床以神昏、四肢抽搐、口噤、角弓反张为主症。发病迅速，常见于小儿高热、脑膜炎、脑炎、血钙过低、大脑发育不全、癫痫等。

取穴：人中、印堂、十宣、合谷、太冲、涌泉，浅刺用泻法，或三棱针点刺出血以开窍醒神，清热定惊。胡氏治一刚满周岁小儿，高烧1周不退，呈双目紧闭，神志昏恍，鼻翼煽动，不时抽搐，唇甲紫暗，指纹直射三关，症情危笃，速取毫针刺入人中、十宣，再取双侧足三里、内关、三阴交等穴。约半小时左右搐止，半夜烧退，一夜安睡，未遗留后遗症。

5. 其他　治电击伤昏迷，针人中、十宣，点刺放血，针内关、三阴交用电针，5分钟后患者神志恢复。

治疗药物过敏性休克：取人中，用1寸毫针，针尖斜向上刺入2~3分，强刺激并连续捻转，直至病人神色好转。

治煤气中毒：针刺合谷、人中，配承浆、中冲、内关、外关、太阳、印堂、昆仑、太溪，按摩并辅以刮痧疗法。针刺操作，强刺激，不断捻转。抢救一对夫妇，全部成功。

治中毒休克：针刺人中、涌泉，强刺激1小时后加针足三里，

30 分钟后加配耳穴肾上腺、皮质下，强捻转 30 分钟，使血压回升至 104/70mmHg。共治疗 6 例，获得良效。

【病案举例】

患者，张×× ，男，30 岁。

主诉：癫痫 1 年余，加重 2 个月。

现病史：1 年前患者正在田间劳动，忽然耳鸣，2 个月前，耳鸣严重，昏倒不省人事，口吐涎沫，四肢抽搐，两目上视，牙关紧闭，约 5 分钟后自行缓解。从此以后，每因耳鸣较甚而复发癫痫，多方治疗不佳。

辨证：肝风内动，痰迷清窍。

治则：平肝清热，豁痰开窍。

取穴：人中、合谷、百会、翳风、中脘、内关、足三里。

操作及效果：每日 1 次，10 次为 1 个疗程，2 个疗程治愈。2 年后随访，病未复发。

【实验研究】

关于人中的实验研究主要是对其升压和抗休克作用的研究。主要如下所述。

1. 可以使血压调节系统的稳定性提高 1 倍。

2. 刺激可提高动物对失血的耐受性。如放血前，先做预防性电针，给猫和狗的"人中"电针 20 分钟，然后放血，若要使电针组动物达到既定的低血压水平，需要放出比对照组为多的血液，且两组有显著差异。如果事先确定放血量，则放血前进行预防针刺的动物，放出一定量血液后，其血压下降幅度比对照组小，血压回升的速度比对照组快。针刺还可使失血性休克动物恢复正常，血压的输血量减小。

3. 针刺"人中"使休克动物的心输出量和心输入量增加，总外周阻力降低，血流动力学紊乱得到一定纠正。

4. 对血压正常的动物也有明显的加压作用，反复刺激人中之所以能够急救昏迷卒倒，不仅由于它的加压作用能使大脑血流得到改善，还可能由于人中的传入兴奋，通过脑干网状结构上行激活系统，从而使大脑活动得到加强的结果。

5. 针刺"人中"能加强休克动物心肌有氧和无氧的混合代谢，使乳酸脱氧酶（LDH）活性增强，琥珀酸脱氢酶（SDH）活性明显接近正常水平，同时能减少休克所致受损心肌细胞数及受损面积，减轻受损程度。因此，认为针刺"人中"能改善心肌物质代谢，增强能量的产生是针刺"人中"抗休克的物质基础所在。

6. 针刺"人中"可以增强或改善休克动物肾上腺皮质细胞的代谢活动，促进皮质细胞分泌和合成功能的恢复，从而提高了休克动物的抗损伤能力，降低了死亡率。针刺"人中"有阻止休克动物组织内儿茶酚胺（CA）减少的作用，延缓了休克的发展，为针刺抗休克的内分泌机制提供了形态学依据。总之，针灸人中具有明显的升压和抗休克作用，可增强休克动物心脏功能，阻止内脏血流呈进行性下降，使组织液回收，血容量增加，使低心输出量和高处周阻力的血流动力学紊乱获得改善。

【腧穴配伍】

1. 人中配地仓、颊车、合谷、下关，疏风散寒，活络通经，治疗面神经麻痹。

2. 人中配合谷、太冲、百会，用泻法，平肝息风，治疗小儿急惊风。

3. 人中配太冲、合谷、内关，用泻法，疏肝理气，开窍醒神，治疗急性气厥。

4. 人中配泻曲池、合谷、中冲，清热凉血开窍，治疗高烧昏迷。

5. 人中配大椎、四神聪、腰奇、丰隆，豁痰开窍，治疗癫病。

6. 人中配内关、足三里，益气养血开窍，治疗气血虚弱性的休克。

7. 人中配委中、尺泽放血，清热解毒，活血开窍，治疗中毒性昏迷。

8. 人中配阴陵泉，利湿清肿，治疗全身性水肿。

9. 人中配膈俞、血海、委中点刺放血，拔火罐，活血开窍，治疗外伤性休克。

10. 人中配大椎，用泻法，活血止痛，治疗扭伤性腰痛。

【讨论】

1. 本穴针感　在不断捻转运针的同时，针感可到达鼻部、额部、头顶部，有的甚至可到达颈项部、胸部、腰部。

2. 本穴针刺深度一般向上斜刺 0.3～0.5 寸，对于高烧深度昏迷者可斜向上刺 1.0～1.5 寸，泻热开窍。

3. 本穴开窍作用的机制是交通阴阳，平衡机体。

4. 人中、合谷、百会、涌泉开窍功能的比较

（1）人中：位于任督二经交接之处，具有平衡阴阳二经的作用，治疗癫痫、休克及初得的厥证。

（2）合谷：为大肠经原穴，是多气多血之经，具有理气开窍的作用，治疗气厥的实证。

（3）涌泉：为肾经的井穴，舌根属肾，具有滋肾开窍的作用，治疗热伤肾阴的久病失音症。

（4）百会：位于颠顶，具有平肝息风开窍功能，治疗热极生风的急惊风之证。

5. 人中穴治疗面神经麻痹，针尖方向不应斜向上，而应斜向

面神经麻痹之侧。

哑 门

【概述】

本穴是督脉经腧穴，别名喑门、舌厌、舌横。哑指音哑，因本穴主治"舌缓，喑不能言"（《针灸甲乙经》），为治哑的要穴，故名哑门。本穴位于第 1 颈椎与第 2 颈椎棘突间，深处为脊髓，内连于脑，为督脉、手足三阳经经气通过之要处，又为回阳九针穴之一，有醒脑开窍、疏风通络之功。临床多用于治疗中风舌强不语、音哑、癫痫、癔症、尸厥、瘛疭、后头痛颈强反折等病变。

【穴性】

醒脑开窍，化瘀通经。

【文献记载】

《针灸甲乙经》曰："项强刺喑门，舌缓，喑不能言，刺喑门。"

《针灸大成》曰："主舌急不语、重舌、诸阳热气盛，衄血不止，寒热风哑，脊强反折，瘛疭癫疾，头重风汗不出。"

《类经图翼》曰："颈项强急不语，诸阳热盛，衄血不止，脊强反折，瘛疭癫疾，头风疼痛汗不出，寒热风痉，中风尸厥，暴死不省人事，取哑门。"

《铜人腧穴针灸图经》曰："哑门治颈顶强，舌缓不能言，诸阳热气盛，鼻衄血不止，头风汗不出，热风痉，脊强，反折瘛疭，癫疾头痛。"

《玉龙歌》曰："偶尔失音言语难，哑门一穴两筋间，若知浅针莫深刺，言语音和照旧安。"

《医宗金鉴》曰："哑门，风府二穴，主治中风舌缓，暴喑不语，伤寒中风，头痛项急，不得回顾及抽搐等病。"

《百症赋》曰："哑门、关冲，舌缓不语而要紧。"

《回阳九针歌》曰："哑门劳宫三阴交，涌泉太溪中脘接，环跳三里合谷并，此是回阳九针穴。"

【临床应用】

1. 聋哑　本病原因较多，可分先天性和继发性两种。继发性由于药物中毒、肝胆火旺、脑病而致；先天性多由大脑发育不全及怀孕期间外伤、药物中毒引起。

（1）情志所伤：由于心情不舒，肝胆火旺，气随火升，阻塞脑窍形成失语，甚至昏迷不知人事。

治则：疏肝理气开窍。

取穴：哑门、太冲、百会。

（2）药物中毒：由于内服奎宁，或注射链霉素过量，脑窍损伤，功能失常而致聋哑。

治则：解毒开窍。

取穴：哑门、蠡沟、合谷、曲池。

（3）高烧病毒：由于温邪病毒侵袭于脑，损伤耳及音窍造成聋哑。

治则：清热解毒开窍。

取穴：哑门、合谷、尺泽（放血）、曲池。

（4）脑部外伤：怀孕期间，孕妇下腹部受撞，伤及胎儿或成人脑部外伤，均可导致脑窍受损，功能失常，发为聋哑。

治则：活血开窍。

取穴：哑门、膈俞、肾俞、关元。

2. 癔症　由于情志所伤而发生失语、弄舌、瘫痪等。

治则：舒肝理气开窍。

取穴：哑门、廉泉、人中、太冲。

【病案举例】

案一：

患者，刘××，女，35 岁。

主诉（代诉）：失语半月。

现病史：由于夫妻不和，生气频繁，在一次大争吵中，突然失语，神志痴呆，唉声叹气，到县各医院诊治无效，病情逐渐加重，失语、食少、卧床不起，脉沉细数。

辨证：肝胆火旺，脑窍损伤。

治则：疏肝理气，清热开窍。

取穴：哑门、太冲。

操作及效果：哑门进针 1.5 寸，全身震颤，突然痛哭声出；太冲穴用泻法，1 次病愈。半年后随访无复发。

案二：

患者，张××，男，40 岁。

主诉（代诉）：失语 7 天。

现病史：初病发热，咳嗽，在某医院注射链霉素过量，药后头晕、失语、心烦，经各种药物治疗无效。患者情绪低落，悲观失望，眼泪盈眶，厌食，神倦，脉沉弦无力。

辨证：毒伤脑窍而致失语。

治则：解毒开窍。

取穴：哑门、蠡沟。

操作及效果：哑门进针 1.5 寸左右，全身震颤，突然号叫声破而出；配以蠡沟用泻法，1 次而愈。

【腧穴配伍】

1. 哑门配曲池、合谷，清热解毒，开窍，治疗热伤脑窍所致之失语。

2. 哑门配太冲，平肝清热开窍，治疗肝火伤及脑窍所致之失语。

3. 哑门配丰隆、天突，豁痰开窍，治疗痰瘀阻塞脑窍所致的癫痫、昏迷抽搐。

4. 哑门配蠡沟，解毒开窍，治疗药物中毒所致之失语。

5. 哑门配翳风、中渚，聪耳开窍，治疗先天性聋哑。

【讨论】

1. 哑门、廉泉、人中开窍功能的比较

（1）哑门：活血开窍，益脑增音，偏于治疗脑病引起的音哑失语。

（2）廉泉：宣通舌本，补益舌络，偏于治疗舌病引起的音哑失语。

（3）人中：疏通阴阳与任督二脉，益气养血开窍，治疗阴阳失调所引起的昏迷失语。

2. 本穴针刺时注意事项

（1）体位保持舒适，头向前稍倾，颈肌放松，保持舒适柔软，暴露穴位。

（2）于第2颈椎棘突上缘进针，针尖朝向下颌方向缓慢刺入，针尖切忌，向上斜刺，当针尖通过皮肤、皮下组织、项韧带、棘间韧带、黄韧带时，均不能用力过猛，以免刺伤脊髓。当患者全身出现触电样针感时，应立即拔针，切不可再行针术。

（3）进针时宜缓慢徐徐压入，切不可大幅度捻转提插，以免刺伤脊髓硬膜，引起蛛网膜下腔出血。

（4）针刺深度应掌握在 0.5~1.5 寸，不可针刺过深。

（5）对配合不好的婴幼儿，或年老体弱者，本穴慎用。

内　关

【概述】

内关的"内"字指内脏，"关"指出入要地。该穴是手厥阴心包经的络穴，又是八脉交会穴。阴维脉有联络全身阴经的作用。《难经·二十九难》曰："阴维为病苦心痛。"阴维为病在脏，故本穴善于治疗内脏疾患。其为心包经之络穴，心包为心之外围，心主血脉，凡是由于外邪入侵，或心脏功能衰退，所出现的心血失主、心神失养的病证，均可通过针刺本穴而达到开窍醒神、理气强心、和胃止呕的作用。其位于腕横纹上2寸，当掌长肌腱和腕屈肌腱之间。直刺0.5~1.0寸，可灸。

【穴性】

开窍醒神，理气止痛，和胃止呕。

【文献记载】

《针灸甲乙经》曰："心澹澹而善惊恐，心悲，内关主之。"

《千金要方》曰："虚则心烦，惕然不能动，失智，内关主之。"

《针灸大全》曰："心惊中风，不省人事，取内关、中冲、百公、大敦。"

【临床应用】

1. 癫痫　癫痫多出气郁痰火扰乱神明而致。《素问·灵兰秘典论》曰："膻中者，臣使之官，喜乐出焉。"此膻中系指"心包"而言。故针泻内关能开窍醒神，配泻行间平肝。

取穴：内关、行间、曲池、阳陵泉。

穴义：针泻内关能开窍醒神，配泻行间可平泻肝火，开胸解郁。若四肢抽搐，加刺曲池阳陵泉可解痉止搐；若喉中痰鸣，加刺丰隆能化痰祛湿；若心神不宁，加刺神门。

2. 癔症　属"脏燥""百合病""郁证"的范畴。往往由于情志内伤，气机不畅，经络阻滞，或肝郁气滞，肝风内动；或气郁化火，痰火上扰，清窍被蒙；或气逆痰阻，经络阻滞，清窍被蒙所致。其症状各异，变化多端，有的嬉笑无常；有的登高而歌弃衣而走，骂人不避亲疏；有的沉默寡言，痴呆木僵；有的四肢无力，甚则瘫痪不起；亦有四肢抽搐，手舞足蹈。

治则：开窍醒神，疏肝解郁，清心豁痰。

取穴：内关、人中、丰隆。

穴义：平补平泻内关，针尖略向上行弩法，使气上行胸，配刺人中，呈75°向鼻中隔方向深刺，可镇心安神，疏肝达郁，加刺丰隆以清心豁痰。

3. 厥脱　厥脱可由邪毒内陷，或误食毒物，或大汗、大吐、大泄、大失血，以及劳倦内留、心气衰微、心阳不振等原因引起。临床以面色苍白、四肢厥逆、冷汗出、脉微欲绝或脉乱、神情淡漠或烦躁，甚至不省人事，猝然昏倒为特征。西医的感染性休克、心源性休克、失血性休克、过敏性休克等均属厥脱的范畴。

治则：理气醒神，开窍苏厥。

取穴：内关、百会、足三里、关元、合谷、曲池。

穴义：针刺内关以理气强心，开窍醒神。若为中寒性虚脱可配灸百会、足三里，内关用补法，以回阳固脱散寒；若中毒性虚脱，可刺双内关（补法）配百会、足三里、关元以回阳救逆；若为流脑昏迷的患者，刺内关、合谷、曲池，有助于灌药。青霉素过敏所致的休克，针内关能强心安神，补益心气；感染性休克，除按休克病因及一般抗休克治疗（如输液纠正酸中毒，少数患者用激素及西地兰）外，均采用刺内关、素髎为主的办法，一般在半小时左右可使血压回升。

【病案举例】

患者，苏××，女，38 岁。

主诉（代诉）：神志不清，抽搐 1 小时余。

现病史：患者昔日精神抑郁，最忌惊恐刺激，1 小时前，正值上班之际，一妇人从背后惊叫恐吓，以致突然昏厥，不省人事，牙关紧闭，胸高气满，四肢抽搐，急送我院就医。

检查：面色红润，呼吸气粗，瞳孔缩小，舌淡暗，苔白腻，脉眩滑，四肢僵直不温。

辨证：脉证合参，证属"气厥"。由肝气不舒，痰湿内蕴，气机逆乱，上壅心胸，痰随气升，气机闭塞，以致胸高气满，呼吸气粗。阳气被郁，不得达于四肢，筋脉失养，故见四肢不温、抽搐。

治则：调气散郁，宣窍启闭。

取穴：内关、膻中。

操作及效果：以快速刺入进针，针刺用泻法，当膻中行针半分钟后，患者开始清醒，唯感头昏、心烦，四肢僵直如故，抽搐，继针内关，立感胸中畅快。前后留针半小时，间歇行针 3 次，病即告愈。嘱其回家静养，不必多虑。而后详细询问病史，患者云："当我听到惊吓之后，感到心慌、心跳，继之心下热，似有一股热气自胃脘冲上胸咽，接着眼前发黑，就不知人事了。"随访 5 年，未复发。

【试验研究】

1. 改善心脏功能　试验研究表明针刺内关穴，可以增强心肌收缩，改善心脏功能；试验通过对 123 例冠心病心绞痛患者和 30

名正常人单纯针刺内关穴前后及运针 2 分钟所测心舒周期（STI）和心搏动图中有关参考数对比分析发现，正常人针刺前后的各种参数均无明显变化，而冠心病心绞痛患者针后电机械收缩期（QA2）、机械收缩期（MS）、射血期间（ET）、缓慢充盈期（ST）均明显延长，射血前期（PEP）、收缩期（TCT）均呈明显缩短，PEP/ET 明显变小，ET/ICT 明显增大。有学者对 11 名正常人、24 例有缺血性心电图反应患者和 11 例陈旧性心肌梗死患者针刺内关前后进行心缩间期测定，结果发现主要使缺血性心电图患者的 ET 延长，PEP 缩短，PEP/ET 变小，表明内关穴对心脏功能有所改善。

2. 调整脑循环　有资料研究针刺含内关穴组前后的脑电流图表明，针刺对正常人的脑循环无明显影响，唯可明显地改善冠心病心绞痛患者的脑循环。另一组资料显示，单纯针刺高血压病和早期脑动脉硬化患者的内关穴，也可使其脑电图波幅增加，上升时间缩短，主峰角变锐，波形改善，重搏波好转。足以说明针刺内关穴对脑循环有调整作用。

3. 调整血压　早期研究表明针刺内关不论对于高血压患者，或动物模型均具有良好的作用，如针刺以肾上腺素诱发致高血压家兔的内关、足三里，即可使其血压平均降低 19.15%。近年来又发现当人工或病理因素造成低血压时，针刺内关可使血压回升。如电针内关、四渎，虽对处于安静状态的家兔血压无影响，但却能明显阻断因急性放血而造成的家兔血压急剧降低趋势，与对照组相比有显著差异（$P < 0.05$）。又如以素髎、内关为主，中强刺激并持续或间歇捻转方法针治休克患者 160 例，结果使大多数患者的血压趋于上升或稳定，总有效率高达 87.5%。

【腧穴配伍】

1. 内关配行间，清热开窍、除风，治疗癫痫、癔症。

2. 内关配素髎，回阳救逆开窍，治疗虚脱。

3. 内关配膻中，苏厥理气，治疗气厥。

4. 内关配膈俞，活瘀通窍止痛，治疗心绞痛。

5. 内关配丰隆、中脘，和胃止呕，祛痰开窍。

6. 内关配中脘、足三里，健脾利湿开窍，化瘀止痛，治疗痰瘀气滞性腹痛。

【讨论】

1. 大陵与内关的比较 二穴均为心包经腧穴，可治疗心悸、失眠，但一为原穴，一为络穴，各有本身特点。大陵穴有开窍宁心、化瘀止痛的功效，治疗神志病，病位在心、心包、舌的疾患；内关穴化瘀开窍，理气止痛，治疗胸肋满闷、心包及神志病。

2. 本穴针感 本穴易于出现针感，多循本经传导，向下可至中指，向上可达肘、腋甚至胸胁。

3. 经旨浅识 《难经·二十九难》曰："阴维为病，苦心痛。"阴维脉联系诸阴经，并与足太阴、少阳、厥阴交会于任脉，以上经脉循行均通过脘腹胸胁，内关穴通于阴维，故心、胸、胃、胸胁有病皆取内关穴治疗。

第九章 祛痰止咳平喘穴

- 气类穴
- 血类穴
- 补穴
- 祛风穴
- 祛湿穴
- 清热穴
- 散寒穴
- 开窍穴
- 祛痰止咳平喘穴
- 消食穴

第一节　祛痰穴

凡能祛痰或消痰的穴位，叫祛痰穴。

痰的形成可分脾虚湿盛，聚而生痰；以及肺、脾、肝、肾四脏功能失调而生痰两种。临床可分寒痰、热痰、湿痰、燥痰等。治疗时，寒痰用灸法，取温补祛痰之穴，配加命门、列缺、风门；热痰用泻法，用祛痰主穴加配尺泽、合谷、内庭；燥痰先泻后补，用祛痰主穴加配复溜、三阴交；湿痰要利湿健脾，先泻后补，用祛痰主穴加配足三里或阴陵泉。

本节据痰的形成及临床上祛痰急救等因素，以腑的会穴中脘，肝、脾、肺、肾四脏会穴天突，胃的络穴丰隆等穴作为主要的祛痰穴加以论述，然后对临床上据痰的性质而采用不同的手法等加以讨论。

天　突

【概述】

天突为任脉经腧穴，又名玉户、天瞿。《采艾编》曰："天突，结喉下一寸宛宛中，阴维、任脉之会，结喉之突也。"在胸骨柄上窝之中央，先直刺0.3～0.5寸后，针尖向下，走在胸骨柄之后面，不宜向左右斜刺，可灸。因本穴是任脉、肺、脾、肾四脉之交会穴，是治疗诸痰之症的主要穴位，对于痰厥、中风、眩晕、咳嗽、梅核气，效果较好。

【穴性】

豁痰开窍。

【文献记载】

《针灸甲乙经》曰："喉痹，咽中干，急不得息，喉中鸣，翕翕寒热，项肿肩痛……天突主之。"

《针灸传真》曰："天突一穴为治喉必针之所，当以此穴针喉证，循经十愈八九。"

《千金要方》曰："天突主喉鸣，暴忤，气哽，主头痛。"

《铜人腧穴针灸图经》曰："天突主咳嗽上气，胸中气噎，喉中状如水鸡声。"

《扁鹊心书》曰："一人患喉痹，痰气上攻，咽喉闭塞，灸天突五十壮，即可进粥，服姜附汤一剂即愈。"

《神农本草经》曰："天突治气喘咳嗽，可灸七壮。"

《玉龙赋》曰："天突兼膻中，医咳嗽。"

《灵光赋》曰："天突治喘痰。"

《百症赋》曰："天突兼肺俞治咳嗽连声。"

《古今医统》曰："小儿急喉痹，灸天突一壮。"

《玉龙歌》曰："哮喘之症最难当，夜间不睡气逞逞，天突妙穴宜寻得，膻中着艾便安康。"

【临床应用】

1. 厥证　厥证是以突然晕倒，不省人事，四肢厥冷，醒后如常为主要证候的急证之一。其因较多：气血虚弱，神失所养；情志所伤，肝气上逆，阻塞清窍；寒热失调，气机逆乱，神无所舍；脾虚湿胜，痰随气升，蒙蔽清窍等均可导致本病的发生。本穴主要治疗痰蒙清窍，突然晕倒，喉中痰鸣，呕吐涎沫，呼吸气粗的痰实之证，取此穴，降逆祛痰，配巨阙、内关以开窍。

2. 中风 中风是开始头晕，局部麻木，继之口眼㖞斜，半身不遂，语言不利，甚至突然晕倒不省人事，醒后后遗症较多。本病由于气血虚弱，营卫失调，虚邪贼风侵袭机体内部，或房劳太甚，伤及肾阴，肝阳上亢或素体肥胖，恣食肥甘，脾虚湿胜，热痰逆生，蒙蔽清窍等因所致。本穴主要治疗肝风内动，痰浊瘀血阻滞经络，轻则仅见四肢麻木不仁，语言不利，重则痰热蒙蔽清窍，突然神昏、失语，痰涎壅盛，喉间痰鸣，声如拽锯，二便失司。

治则：理气降逆，豁痰开窍。

取穴：天突、丰隆、太冲、人中、十二井。

穴义：天突、丰隆理气豁痰；太冲平肝清热；人中、十二井调和阴阳，清心开窍。

3. 咳嗽 咳嗽为肺功能失常的主要证候之一，其因可分外感、内伤。外感咳嗽由于人体卫外功能失司，气候骤变，外邪乘虚而入，以致肺气不宣，清肃失常，而致咳嗽。如若咳痰清稀、恶寒、身痛，可加列缺、肺俞，疏风散寒，宣肺止咳化痰；如若咳痰黏稠不利，身热、口渴，为风热咳嗽，加鱼际、曲池清热祛风，肃肺化痰。内伤咳嗽由于脏腑功能失司，痰涎壅盛，如脾虚湿盛可加阴陵泉、太白以加强健脾利湿化痰的功能；如情志所伤，肝郁化火，热灼于肺，可加行间平肝清热化痰。

4. 眩晕 眩晕是患者感到头晕眼花，坐立则甚，伴有恶心呕吐、胸膈满闷之症。因恣食肥甘，脾虚湿胜，痰湿内壅，蒙蔽清窍或房劳过度，肾阴暗耗，髓脑空虚或情志所伤，肝郁化火，肝阳偏亢所致。而本穴主要治疗风痰上扰清窍所致之眩晕，呕恶，胸膈满闷。

治则：祛风化痰。

取穴：天突、风池、足三里。

穴义：天突、足三里利湿健脾化痰；风池清热祛风开窍。

5. 头痛　头痛是临床上常见的较为难治的一个症状，病因复杂，在外感六淫方面有风热、风寒、风湿、热火；在内伤方面有肝阳上亢、血瘀气滞、痰浊阻塞清窍、气血虚弱、肾虚。病因复杂，症状各异。本穴主要适用于恣食肥甘，湿热伤及脾胃，痰浊阻塞清阳所致的头部昏沉闷痛，胸膈不舒，呕吐痰涎。

治则：豁痰降逆，清热开窍。

取穴：天突、足三里、太阳、强间、风池。

穴义：天突、足三里降逆祛痰；太阳、强间、风池祛风除湿，活络止痛。

【病案举例】

患者，陈××，女，40岁。

主诉（代诉）：昏厥失语3小时。

现病史：3小时前因夫妇生气而致喉间痰鸣，昏迷不省人事，两拳握固，呼吸急促，脉沉滑，诊为"痰厥"。

治则：豁痰降逆，理气开窍。

取穴：天突、人中、百会、太冲。

操作及效果：天突刺入1.0～1.5寸，用泻法行针1分钟，喉间痰鸣立刻消失，呼吸平稳；又取人中，刺入0.5～1.0寸，用泻法行针1分钟；百会针尖向后平刺1.0～1.5寸，强刺激1分钟；太冲针尖向上刺入1寸，行针直至患者苏醒为止。

【腧穴配伍】

1. 天突配泻尺泽、肺俞，清肺豁痰，治疗肺热性咳喘。

2. 天突配灸肺俞、风门，温肺散寒，降逆平喘，治疗肺寒性咳嗽。

3. 天突配足三里、阴陵泉，利湿祛痰，平喘，治疗痰湿性咳喘。

4. 天突配泻列缺，灸大椎、风门，宜肺解表，散寒，治疗外感风寒性咳嗽。

5. 天突配膻中、合谷，清热化痰，豁痰降逆，治疗热结郁肺，吐痰不利的咳喘。

【讨论】

1. 天突穴祛痰效果较好，其因如下：

（1）据经脉所过疾病所治，天突穴是任脉、肺经、脾经、肾经四脉循行交会之处。①肺脉是从肺系（肺与咽喉相连系的部位）横出腋上。②脾经循行通过横膈上行，挟食道两旁，交会天突，连系舌根，分散舌下。③肾脉是肾经直行的脉，以肾向上通过肝和横膈进入肺中，沿着喉咙挟于舌根部。④《针灸甲乙经》曰："天突为任脉、阴维之会。"阴维脉沿大腿内侧上行到腹部与足太阴脾经相合，过胸部与任脉会于颈部。

（2）痰的形成：主要是肺、脾、肾三脏功能失常所致，而天突穴又是此三条经脉交会之处，针此穴可以调整肺、脾、肾三脏之气化功能，以除痰形成之根。

（3）从笔者多次临床体会，天突穴祛痰作用甚佳，优于其他穴位。

2. 天突穴针刺时的注意事项

（1）天突穴位于咽喉、呼吸的场所，最好不要留针，以防意外情况发生。

（2）对痰厥的重证，可在天突穴左右两侧旁开 0.1 寸处刺一针，三针共同运针片刻，阻塞之胜痰，豁然而转危为安。

（3）针刺天突穴不宜深刺，一定要刺在胸骨与气管之间，不能向左右大幅度捻转与提插，以免刺伤锁骨下主动脉弓及肺脏。

（4）刺天突遇到下列针感及现象时应立即退针：①针下有弹性阻力者。②患者出现强烈的咳呛者。③剧痛者。如若患者出现剧烈的咳吐血痰，则为刺破气管壁，应服酸敛止咳止血的药物予以处理。

（5）热痰阻塞气道，胸脘满闷，如物梗阻，咳痰不爽，应加合谷、膻中以宽胸，理气，清热化痰降逆。

3. 天突、丰隆、中脘三穴祛痰作用的比较

（1）天突穴是肺、脾、肾三脏经脉的交会穴，三脏功能失常，是痰形成之源，为此针此穴是治疗诸痰之本，是治疗诸痰的主要穴，从理论到实践均较丰隆、中脘治痰广泛。天突穴位于胸骨柄上缘，是咽喉呼吸之要道，是痰涎壅盛，阻塞呼吸，危及生命的紧要关口，取此穴降逆豁痰，疗效迅速，是抢救患者的主要穴位，祛痰见效之快，优于他穴。

（2）中脘为腑之会穴，据脏腑互为表里，可以治疗多脏之因引起的痰证，类似天突治痰之广泛，但根据二穴位置，二穴与他脉交会的关系，中脘治痰不如天突获效迅速。

（3）丰隆穴为胃经之络穴，据脾胃互为表里，为此本穴治疗脾虚健运失司所致的痰湿之症效果优于他穴，但不如天突、中脘治痰广泛，又不如天突获效迅速。

丰　隆

【概述】

《会元针灸学》曰："丰隆者，阳血聚之而隆起，化阴络，交太阴，有丰满之象，故名丰隆。"位于犊鼻下 8 寸，当条口穴后方

一横指。直刺 0.5~1.2 寸，可灸。因本穴为胃经之络穴，所以可治疗脾胃二经之疾，尤其擅长祛痰，对因痰引起的癫痫、头痛、咳嗽、厥证均取本穴为主。

【穴性】

健脾利湿祛痰。

【文献记载】

《灵枢·经脉篇》曰："足阳明之别，名曰丰隆，去踝八寸，别走太阴，其别者，循胫骨外廉，上络头项，合诸经之气。下络喉嗌，其病气逆则喉痹卒痛，实则狂癫。"

《玉龙赋》曰："丰隆、肺俞咳嗽称奇。"

《针灸甲乙经》曰："厥头痛，面浮肿，烦心，狂见鬼，善笑不休，发于外有所大喜，喉痹不能言，丰隆主之。"

《玉龙歌》曰："痰多宜向丰隆寻。"

《玉龙赋》曰："兼肺俞治痰嗽。"

《针经摘英集》曰："风痰头痛，刺丰隆二穴，针入三分，灸三壮。"

《医学纲目》曰："风痰头痛，丰隆五分，灸亦得，诸痰为病，头风喘嗽，一切痰饮，取丰隆、中脘。"

【临床应用】

痰生百病，由痰引起之疾甚多，观临床常见之疾，叙述如下。

1. 头痛　头痛是临床常见之疾，外感六淫、内伤七情均可导致本病发生。如果头昏痛如裹，胸膈满闷，呕吐痰涎，脉滑，为痰浊头痛。

治则：健脾利湿，通络止痛。

取穴：丰隆、中脘、足三里、印堂、头维。

穴义：丰隆为胃经络穴，中脘为腑之会穴，足三里为胃经的合穴，印堂、头维引经气直达病所。

2. 癫痫　一种精神异常的发作性疾病。本病特点是：突然晕倒，不省人事，四肢抽搐，口吐涎沫，醒后如常。主要病机是怒气伤肝，肝火上逆，或饮食不节，伤及脾胃，脾虚湿盛，痰浊而生，痰火横阻经络，蒙蔽清窍而发本病。

治则：本病在发作时应豁痰开窍、息风。

取穴：丰隆、人中、百会、天突。

穴义：发作时取丰隆、天突化痰降逆，取人中、百会以醒脑开窍。

治则：在发作后，应健脾补肾，化痰。

取穴：脾俞、肝俞、肾俞、丰隆。

穴义：发作后取脾俞、肝俞、肾俞以调补脾肾，丰隆以化痰健脾。

3. 咳嗽　肺脏疾患的主要症状之一，外感、内伤均可导致本病发作。由于原因复杂，症状千变万化，治法灵活多样，取穴较多。本穴主要用于饮食所伤，脾虚生痰犯肺所致咳嗽痰多，胸闷，身重易倦，苔厚而腻。

治则：健脾，利湿，化痰。

取穴：丰隆、天突、足三里、肺俞。

穴义：丰隆健脾化痰，天突降逆止咳，足三里助丰隆之功，肺俞善治肺之疾患。共奏健脾利湿化痰之功，治疗咳嗽。

4. 眩晕　患者感到头晕、眼花，坐车则甚，常伴有恶心、呕吐、胸膈满闷之症。常见于高血压、贫血、内耳性眩晕。本病多由于情志所伤，怒气伤肝，肝气上逆，扰乱清窍；或者劳倦内伤，气血虚弱，头部失养；或者滋食肥甘，脾胃所伤，湿聚痰生，蒙蔽清窍而致头部昏沉，胸闷、呕恶导致的痰浊眩晕。

治则：豁痰开窍，清泻头风。

取穴：丰隆、中脘、天突、太阳、百会。

穴义：三穴合用降逆化痰；太阳、百会（泻），二穴共奏清泻头风，豁痰开窍，治疗痰浊眩晕。

5. 厥证　以短时的突然晕倒，不省人事，四肢厥逆，醒后如常之症，其病因复杂。①情志所伤，扰乱神明。②内热过胜，失达于外。③气血虚弱，胸部失养。

本证形成原因较多，主要适用于素体肥胖，饮食不节，脾胃虚弱，湿聚痰生，上蒙清窍，症见昏厥，痰鸣，呕吐涎沫，苔白腻，脉沉滑。

治则：豁痰开窍。

取穴：丰隆、人中、内关、巨阙。如果牙关紧闭需加颊车、合谷；抽搐加合谷、太冲；喉间痰鸣加天突。

穴义：丰隆健脾化痰、消脂降浊；人中醒脑开窍；内关通阴维脉，治胃、心、胸之疾；巨阙为心之募穴，宽胸利气。四穴共奏豁痰开窍之功，治疗厥证。

【病案举例】

患者，杜××，男，46岁。

主诉：胸闷，头晕10天。

现病史：春节期间，做客频繁，10天前酒肉过食而患胸部满闷，头晕，身重。诸治效果欠佳。病情逐渐加重，呕吐痰涎，脉沉滑，苔白腻。此为饮食所伤，脾失健运，湿聚痰生，上蒙清窍所致。

治则：健脾利湿化痰。

取穴：丰隆、中脘、内关、太阳。

穴义：丰隆穴为足阳明胃经穴，有健脾化痰之功；中脘为胃之募穴，可化痰降浊；内关为心包经之络穴，通阴维脉，治疗胃、心、胸之疾；太阳为局部取穴。四穴合用，健脾利湿化痰，共治胸闷、头晕。

操作及效果：针 5 次后，呕吐痰涎已除，身重乏力仍在。加用气海、三阴交，继治 6 次而愈。

【腧穴配伍】

1. 丰隆配内庭均用泻法，有清热化痰、降逆理气的功能。

若痰火上升，阻塞耳窍引起的耳鸣、耳聋，加泻听宫或听会、耳门，清降痰火，宣畅耳窍；若情志所伤、肝郁化火，痰火上扰、蒙蔽清窍所致的精神型的癔症，加泻间使或内关，清热化痰，理气开窍；若热痰互结、肺络阻塞引起的百日咳，加泻尺泽，清热化痰，宣肺止咳；若痰火扰心引起的心烦、失眠，加泻神门或大陵，清心化痰，降逆除烦。

2. 丰隆配尺泽均用泻法，清热化痰，止咳平喘，治疗痰热型的咳喘。

3. 丰隆配天突均用泻法，化痰降逆，平喘，治疗痰湿型的咳喘。

4. 丰隆配太冲均用泻法，理气降逆，化痰开窍，治疗肝郁气滞型的癫痫。

【讨论】

1. 丰隆为胃经络穴，对于脾失健运引起的痰湿之证，效果优于他穴。但论治痰的广泛性，从痰的形成理论到临床实践不如天突、中脘。

2. 丰隆的取穴方法，除骨度分寸法外，按自然标志取穴法，本穴与承山穴相对，易取较准的位置。

3. 丰隆穴虽与承山相对，但据临床经验，不应刺透承山，否则有两种副作用。

（1）腿部肿胀疼痛，类似感染之症。

（2）深刺起针后，患者疼痛难忍，行走不便。

4. 丰隆穴治诸痰之证，除脾虚湿盛引起之因外，其他之因必加配穴。如肺气失宣可加肺俞，以宣肺利痰；肝木克脾土，泻肝俞以健脾等。

5. 丰隆与天突二穴都能祛痰，但丰隆是以健脾益胃绝生痰之源而获效；天突则善祛肺系之痰，降逆开窍。

6. 中脘、丰隆祛痰功能的比较

（1）共同点：均有祛痰利湿作用。

（2）区别：①中脘为腑之会穴，据表里经关系，六腑之穴可分别治疗相应脏器的疾患。为此可以治疗多种原因引起的痰疾。脾为生痰之源，肺为贮痰之器，本穴对多脏功能失司引起的痰饮均有效，但必须加上某经引经药效果才好。②丰隆为胃经的络穴，可治疗脾经疾患，对脾失健运、湿痰内生之疾效果较好。而对他脏功能失常引起的痰疾效果较差，甚至无效。但对脾虚湿胜所致之痰，无须另加他穴，只用丰隆穴即可。

7. 本穴的针刺方向与针感　针直刺，针感多沿足阳明经至足腕或足跗部；小腿、腹部疾患则针尖略向上方斜刺，针感可循足阳明胃经传至腹部。

8. 为何本穴多用泻法　痰为有形之邪，其致病多实证，胃腑病也以实证居多，故丰隆临床多用泻法。但因丰隆是胃经之络穴，主治表里两经病证。因此，脾虚者亦常用之，但须用补法。

9. 经旨潜积

（1）《金匮要略·妇人杂病脉证并论》曰："妇人咽中如有炙

裔，半夏厚朴汤主治。"此病为痰气互结，搏于咽而成，取丰隆、天突、膻中以理气降逆，化痰利咽，效似半夏厚朴汤。

（2）《灵枢·经脉》曰："足阳明之别，名曰丰隆。去踝八寸，别走太阳，其别者，循胫骨外廉，上络头顶，合诸经之气，下络喉嗌。其病气逆则喉痹瘁瘤。实则狂癫，虚则足不收，胫枯，取之所别也。"痰浊阻滞，气逆喉痹，突然失音或音哑者取本穴降逆祛痰，宣窍通络；对痰火交阻，扰及神明之神志失常的癫、狂，取本穴以祛痰清心，开窍醒志；若体虚而足缓不收，胫部肌肉枯萎者，本穴又能健脾生血，壮筋补虚。

第二节　止咳平喘穴

凡以止咳平喘为主要作用的穴位，叫止咳平喘穴。

本类穴位适用于咳嗽、喘息的病证。本证形成的原因复杂，外感六淫、内伤七情均可导致本病的发生。如若风寒形成的咳喘取列缺，风邪侵袭形成的咳喘取风门，风湿形成的咳喘取太渊，情志所伤形成的咳喘取孔最，痰湿性的咳喘取天突、丰隆，肾虚性的咳喘取关元、命门，肺虚性的咳喘取肺俞、云门。分别取其特殊的止咳平喘穴，治疗效果较好。

在临床应用时，除按止咳平喘穴的特殊作用取穴外，还应根据临床实际情况，予以适当配伍。寒性的配散寒穴，热性的配清热穴，痰多的配健脾利湿穴，肾不纳气的配补肾穴，气血虚弱的配益气养血穴等等。只有如此，才能获得较好的疗效。

列　缺

【概述】

列缺，又名童玄，为手太阴肺经的络穴，八脉交会穴之一，通于任脉。位于桡骨茎突上方腕横纹上 1.5 寸，侧掌取穴。简便取穴方法：两虎口相交，一手指压在另一手的桡骨茎突上，当食指尖端到达的凹陷中即为此穴，可向肘部斜刺进针 1.0 ~ 1.5 寸，局部出现酸胀感。《经穴释义汇解》曰："列缺，古谓天上之裂缝，天门，手太阴属肺，肺为藏之盖，居诸藏之上，至高无上曰天，肺叶四垂，犹如天象。穴为手太阴之络，腕上 1.5 寸。手太阴自此分出别走阳明，脉气由此别裂而去，似天上的裂缝。又列缺指闪电，而闪电之形，有似天庭破裂，故名。"本穴治症广泛，可分以下内容。

1. 列缺为肺经络穴，可治疗与本经循行相关的脏腑，如大肠、肝、脾、肾、心的病证以及本经循行处的病变。

2. 治疗本经、本脏功能失常的病变

（1）肺司呼吸，主肃降。外邪侵肺，肺失清宣肃降而致咳喘等。

（2）肺为水之上源，外邪侵肺，不能通调水道，下输膀胱以致水肿等。

（3）肺主皮毛，外邪袭肺，首当其冲，腠理不固，营卫失调而致感冒、头痛等。

本节主要讨论针灸对于咳嗽、哮喘、头痛、水肿的治疗。

【穴性】

散寒平喘，利水消肿。

【文献记载】

《针灸甲乙经》曰："寒热胸背急，喉痹，咳上气喘，掌中热，数欠伸，汗出，善忘，四肢厥逆，善笑、溺白，列缺主之。"

《玉龙歌》曰："寒厥咳嗽更兼风，列缺二穴最可攻，先把太渊一穴泻，灸如艾火即收功。"

《席弘赋》曰："列缺头痛及偏正，重泻太渊无不应。"

《肘后歌》曰："或患伤寒热未收，牙关风壅药难投，项强反张目直视，金针用意列缺求。"

《通玄指要赋》曰："咳嗽寒痰，列缺堪治。"

《针灸甲乙经》曰："虚则肩背寒慄，少气不足以息。寒厥，交两手而瞀，口沫出，实则肩背热痛，汗出，四肢暴肿……列缺主之。"

《针灸大全》曰："哮喘气促，痰涎壅盛，取列缺、丰隆、俞府、膻中、三里。"

【临床应用】

1. 咳嗽　肺系疾患的主要证候之一，可分内伤与外感。本节主要讨论风寒咳嗽，因外邪侵肺，肺卫功能失调而致的咳嗽声重，吐痰清稀，鼻流清涕，肢体酸楚。

治则：祛风散寒，宣肺止咳。

取穴：列缺、大椎、风门、肺俞、外关。

穴义：风门穴位于背部，可治疗伤风咳嗽、头痛发热；肺俞为背俞穴，善治肺之疾患；外关通阳维脉，三焦经可清热解毒；列缺为肺经络穴，取之以宜通三焦，利肺化痰；大椎为诸阳之会，补之能温肺解表。诸穴合用，宣肺散寒止咳。头痛者加风池、上星；周身酸楚者加昆仑、复溜。

2. 哮喘　喉中痰鸣，呼吸困难，张口抬肩，合称"哮喘"。病因复杂，内有"伏饮"，复因气候变化，劳倦内伤，情志失常，饮食不节，致肺气宣肃失宜，气道阻塞，呼吸不利，且反复发作。本穴为肺经络穴，主要治疗风寒袭肺，肺失宣肃所致之咳喘，吐稀痰，恶寒头痛，全身酸楚不适，苔白。

治则：宣肺平喘，散寒化痰。

取穴：列缺、肺俞、大椎（热补法）。

穴义：列缺为肺经络穴，取之以宣肺止咳平喘，利肺化痰；肺俞为肺之背俞穴，是肺气输注于背部的俞穴，取之可调理肺气，止咳平喘；大椎为诸阳之会，运用热补法可散寒解表止咳平喘。头痛甚者加温溜；周身酸楚较甚者加外关、足临泣；恶心吐呕加内关、中脘；背肩酸痛加天柱；鼻流清涕加巨髎、迎香。

3. 头痛　临床上常见的自觉症状，可出现于多种急、慢性疾病之中。本节主要讨论内科杂病中的风寒头痛。本病多因起居不慎，坐卧当风，感受风寒外邪而致阵发性的头项疼痛，遇风更甚。

治则：宣肺散寒。

取穴：列缺、大椎、外关、风池。

穴义：列缺为肺经络穴，宣肺散寒止痛；大椎为诸阳之会，补之温阳解表；外关为三焦经络穴，为八脉交会穴之一，通于阳维而主表；风池为少阳与阳维之会穴，取之可祛风散寒解表。

4. 水肿　体内水液潴留，泛溢肌肤而引起的头面、胸腹、四肢、腰背及全身水肿，本穴主要治疗风水、湿毒等。

（1）风水：由于风寒袭表，肺失宣降，不能通调水道，下输膀胱而致头面先肿，继而四肢，全身皆肿，伴有恶寒、咳嗽、肢节酸痛。

治则：宣肺散寒，祛风行水。

取穴：列缺、风池、外关。

穴义：列缺为肺经络穴，风池为少阳、阳维之会，外关为三焦经络穴。三穴合用，宣肺祛风解表，温三焦之气化以利水消肿。

（2）湿毒：肺、脾失司，头面全身水肿。

治则：宣肺祛风，健脾利湿。

取穴：列缺、阴陵泉、风池。

穴义：列缺为肺经络穴，风池为阳维、少阳之会，阴陵泉为脾经合穴。三穴相配，共奏宣肺祛风、健脾利湿之功。

【病案举例】

案一：

患者，李××，男，35 岁。

主诉：头面及周身水肿 4 天。

现病史：夏季出差，途中气候骤变，行衣单薄，4 天前恶寒，四肢酸困，继之头面水肿，然后波及周身，经服药后，四肢酸困症状好转，但仍恶寒，周身水肿，苔白腻，脉浮紧。此属寒湿闭阻，卫阳被遏而致之风水。

治则：宣肺通络、温阳利水。

取穴：列缺、肺俞、阴陵泉、人中。

穴义：列缺为肺经络穴，宣肺解表、除湿；人中为督脉、任脉之交接处，取之以调和阴阳，利湿开窍，疏通经络；阴陵泉为脾经合穴，取之以健脾利湿、消肿；肺俞为肺经之俞穴，以调补肺脏功能，宣肺助阳，行水消肿。

操作及效果：列缺穴针尖向下，使针感到达拇指，用补法；肺俞穴针尖向下，使针感向下行；阴陵泉用补法，进针 1.5 寸，局部沉胀或针感到达足蹋趾处。每日 1 次，7 次为 1 个疗程，针 3 次后恶寒症状已愈，水肿好转，继针 1 个疗程，诸症皆愈。1 年后随访，未复发。

案二：

患者，马××，男，20 岁。

主诉：咳嗽，吐稀痰，伴头沉 4 天。

现病史：4 天前受风寒而致咳嗽、吐稀痰等，诸药治疗后，效果不佳，求针灸治疗，脉浮，苔白滑，诊为风寒咳嗽。

治则：疏风散寒，化痰止咳。

取穴：列缺、肺俞、太渊、足三里。

穴义：列缺穴为手太阴肺之络穴、利肺化痰；太渊为肺经之原穴，补益肺气；肺俞为背俞穴，善治肺之疾患；足三里是足阳明经合穴，生发胃气燥化脾湿。四穴合用共奏疏风散寒、化痰止咳之功。

操作及效果：针第 1 次后咳嗽吐痰好转，但仍头沉，前穴基础上加太阳、阴陵泉以利湿祛风，开窍，继治 2 次，诸症皆消。

【腧穴配伍】

1. 列缺配合谷，为原络配穴法，以疏风解表，散寒，治疗风寒性感冒及风寒性咳嗽。

2. 列缺配大椎（用补法）、太渊，益气散寒解表，治疗气虚风寒性感冒。

3. 列缺配大椎、肺俞、风门，宣肺散寒，止咳平喘，治疗风寒性咳喘之症。

4. 列缺配肺俞、肾俞、定喘，补肾纳气，平喘散寒，治疗肾不纳气的咳喘兼有外感之证。

5. 列缺配天突、中脘、丰隆，温化寒痰，治疗痰饮咳喘之证。

6. 列缺配血海、太冲，通经活络，治疗瘀血性头痛。

7. 列缺配丰隆、百会、三阴交，健脾胃化湿浊，治疗痰浊性头痛。

【讨论】

1. 列缺为肺经络穴，肺主皮毛，寒邪袭肺，肺失宣发而咳喘。如若寒邪未除，郁久化热，灼伤肺阴或寒喘久治不愈，脏腑虚惫则致虚喘，治疗时，必根据辨证加以适当地配穴，才能取得满意的疗效。

2. 列缺适用于寒邪袭肺所致的咳喘，如若兼治其他类型的咳喘，除需加必要的腧穴外，还应注意针刺手法，如风热咳喘除加鱼际、曲池外，列缺要用泻法；肺胃瘀血性的咳喘除加膈俞、血海外，列缺要点刺放血以祛瘀宣肺；痰湿性的咳喘除加丰隆、中脘外，偏寒的要用补法，偏热的要用泻法。诸如此类，只有辨证清，手法补泻明确，效果才能得心应手。

3. 列缺治症较广，要取得较好的疗效，针尖方向与针感甚为重要。如列缺治疗咳喘、头面部疾患时，针尖应向上，针感到达肘部和肩部，甚至头面部及胸部，效果理想；列缺治疗手掌发热、鹅掌风，针尖应向下，针感到达患处，用泻法，并加点刺放血，以祛瘀清热。若治疗泌尿生殖系统疾患，针尖宜向上肢外侧中间，即手少阳三焦经的方向刺入，针感到达三焦经时，若是治疗遗尿则用热补手法，以益气升阳举陷；治疗小便下血时则点刺放血，用泻法，以清热祛痰止血。

4. 列缺、风池、大椎、天突的功能比较

（1）列缺：为肺经络穴。肺主皮毛，外邪侵袭，首先犯肺，为此，列缺穴治疗风寒性咳嗽、气喘等症。

（2）风池：为少阳经与阳维之会穴，散寒解表，治疗太阳与少阳合并的风寒感冒之症。

（3）大椎：为诸阳经之会穴，用补法，以散诸经之寒，适用于内外皆寒之症。

（4）天突：为肺、脾、肾三经之交会穴，又是位于痰阻咽喉，影响呼吸的关键处所，是祛诸痰形成之根，为此，本穴是祛痰的急救穴。

5. 针刺注意事项

（1）因穴位所在处的肌肉浅薄，穴下有桡动脉，为此，本穴不宜用灸法，更不宜用化脓灸、直接灸，以防艾火灼伤血管。《伤寒论·辨太阳病脉并治》篇："微数之脉，慎不可灸……火气虽微，内攻有力，焦骨伤筋，血难复也。"说明本穴用灸法后会产生不良的后果。

（2）此穴接近桡骨及桡动脉，进针时，宜用指切手法，避开动脉，缓慢进针，若针刺不慎，易伤骨刺脉。如若针刺时出现剧痛或刺痛，则可能是刺伤了血管或骨膜，应缓慢提针改变针刺方向和深度，再缓慢刺入。

风　门

【概述】

风门本为足太阳膀胱经的腧穴，位于第 2 胸椎棘突下，督脉旁开 1.5 寸，是搜风的要穴，是风气出入的门户。穴的内部是肺脏、气管，是足太阳膀胱和督脉经的交会穴。其针感到达项背、脊背和上肢，可治疗太阳、督脉和肺卫气管病变，但据临床验证，主要治疗风邪袭肺的咳喘病。

【穴性】

祛风宣肺，止咳平喘。

【文献记载】

《玉龙歌》曰："腠理不密咳嗽频，鼻流清涕气昏沉，须知喷嚏风门穴，咳嗽宜加艾火深。"

《行针指要歌》曰："或针刺，肺俞，风门须用灸。"

《神农本草经》曰："伤风咳嗽、头痛、鼻流清涕，可灸十四壮。"

《铜人腧穴针灸图经》曰："风门治伤寒颈项强，目瞑多嚏、鼻鼽出清涕，风劳呕逆上气，胸背痛，气短不安。针入五分，留七呼。"

《医学纲目》曰："咳嗽取风门一分，沿皮向外一寸半。"

【临床应用】

1. 根据风门的命名、位置，决定了风门是治疗哮喘的常用穴。哮喘病是以呼吸困难、喉间痰鸣、张口抬肩为主要特征的病候，病因复杂，可分外感、内伤，在证候上可分虚实两大类；在治则上，实证以祛邪为主，其病在肺；虚证，元气虚，以补虚为主，其病在脾肾。本穴是祛风的要穴，是风邪出入的门户，穴的深部为肺与气管，为此，本穴主要治疗风邪袭肺，宣发失宜，兼有寒邪所致的喘息、胸膈满闷、咳喘稀痰、恶寒发热头痛之证。

治则：祛风散寒，宣肺平喘。

取穴：风门、列缺、大椎、肺俞。

穴义：风门为膀胱经腧穴，是祛风的要穴，取之可祛风宣肺，止咳平喘；列缺为肺经络穴，故可散寒，宣肺平喘；大椎为诸阳之会，肺俞为肺气输注于背部的俞穴，故可散寒，宣肺平喘。

2. 若风寒日久不愈，寒从热化，肺热壅盛，宣降失宜，则可出现喘促气急，鼻翼煽动，身热口渴。

治则：清热泻肺平喘。

取穴：风门、尺泽、孔最、定喘。

穴义：风门穴为祛风要穴，取之可祛风，止咳平喘；尺泽、孔最均为肺经的腧穴，主要治疗肺经的证候，故可清泻肺热；定喘为奇穴，主要治疗咳喘。

3. 若风湿犯肺，湿聚痰生，则可出现喉间痰鸣，胸膈满闷，呼吸困难。

治则：祛风除湿，宣肺平喘。

取穴：风门、天突、阴陵泉、肺俞。

穴义：风门祛风；天突祛痰；阴陵泉为脾经之合穴，脾的运化功能失司，则湿聚痰生，故取之可祛湿除痰；肺俞可宣肺平喘。

综上所述，风门主要用于风、寒、湿三气侵犯于肺所致的实喘，如若风兼寒邪可针灸并用；若风寒化热，可用泻法，不用灸法；若风寒兼湿，可先用补法，后用泻法。根据本穴位置及命名，不适用于虚喘。

【病案举例】

患者，李××，男，10岁。

主诉：咳喘7天。

现病史：7天前，由于受凉而致咳喘，吐稀痰，恶寒发热，呕恶。经治疗，恶寒、发热，呕恶均已好转，但仍咳喘，天凉更甚。

治则：宣肺散寒平喘。

取穴：风门（灸法）、大椎、肺俞、天突。

操作及效果：风门使用灸法；大椎用补法以益气回阳，祛风；肺俞平补平泻，宣肺散寒、平喘；天突祛痰平喘。经治疗5次后症状好转，咳喘消失；继针1个疗程以巩固疗效。

【腧穴配伍】

1. 风门配大椎（补法）、列缺，解表散寒平喘，治疗风寒性哮喘。

2. 风门配大椎（泻法）、尺泽，清热泻肺平喘，治疗风热性哮喘。

3. 风门配天突、中脘，祛湿化痰平喘，治疗痰湿性哮喘。

4. 风门配肾俞、太溪，补肾纳气平喘，治疗肾虚性哮喘。

5. 风门配关元、阴陵泉，温阳利水，宣肺平喘，治疗寒饮咳喘。

【讨论】

1. 风门、列缺、天突、平喘作用的比较

（1）风门：此穴为风邪出入之门户，穴位深部为肺脏，可治疗风寒湿侵犯肺脏所致的外感咳喘，对其他类型的咳喘效果差或者无效。

（2）列缺：为肺经络穴，联络了肺与大肠经脉，肺主皮毛，外邪侵入，首先犯肺。本穴与风门相同之处是均治疗外感咳喘，不同之处是列缺可治疗外感兼有胃肠疾患。

（3）天突：本穴是肺、脾、肾及任脉四脉的交会穴，可治疗痰邪壅盛所致的哮喘，而与列缺、风门所治的外感咳喘不同。

（4）肺俞：本穴是肺脏之气汇集之处，不论是外感六淫、内伤七情所致的咳喘，亦不论是实喘或是虚喘，均为本穴治疗的范畴。

2. 风门是祛风的要穴，是治疗外感咳喘的常用穴，刺法上有所不同。风湿之邪引起的咳喘用灸法以祛风散寒，温化水湿。风寒郁久化热，热壅于肺所致的咳喘，禁用灸法，适用于点刺放血、拔火罐，再配以肝俞以清热降气，泻肺平喘，平肝息风。

3. 风门深部为肺脏气管，针刺时应浅刺或斜刺，以免刺伤肺脏引起气胸；如若咳喘甚剧，胸膈满闷较重时，针刺沿肋骨边缓刺入，运针使针感到达前胸，以宽胸理气，降逆平喘。

4. 风门是风邪出入的场所，当风邪初侵犯机体时，背部冷紧不舒，邪在络脉，是外感感冒、外感咳喘的先兆，应揉按风门直至发热，以疏通络脉，祛风散寒，预防流感、咳喘之发作。

5. 风门是外风出入的场所，不包括肝风内动之风，对于肝风内动引起的抽搐、癫痫、昏迷，不是本穴治疗的范畴。如若内外风兼有之证，必加以平肝息风之穴，如肝俞、太冲、百会等穴。

6. 本穴针感　向上斜刺或横刺，针感走向后项部，可治疗头项强痛、麻木；向外方斜刺或横刺，针感走向肩背，极少数患者针感到达上臂，可治疗肩关节及上肢疾患；向下方斜刺或横刺，针感到达腰部、胸背部，可治疗脊柱及腰部疾患；向脊柱方向斜刺或横刺，针感可到达脊柱，可治疗脊柱及督脉病变；直刺针感到达肺部、胸部，可治疗肺与气管病变。

肺　俞

【概述】

肺俞为膀胱经的背部俞穴，位于第 3 胸椎棘突下旁开 1.5 寸，因接近胸腔内脏，不宜深刺，可向下斜刺 0.5 ~ 0.8 寸，灸法为宜。因本穴为肺的俞穴，故凡是肺功能失常所致的一切疾患，均可取该穴治疗。

【穴性】

调理肺气，止咳平喘。

【文献记载】

《针灸甲乙经》曰："肺胀者，肺俞主之，亦取太渊。"又曰："上气喘，汗出，咳动肩背，取之膺中外俞，背三椎之傍，以手疾按之快然，乃刺之，取之缺盆中以越之。"

《针灸甲乙经》曰："呼吸不得卧，上气呕沫，喘气相追逐，胸满，胁膺急，息难，振栗，脉鼓，气膈，胸中有热，支满不嗜食，汗不出，腰脊痛，肺俞主之。"

《千金要方》曰："肺俞主喘咳，少气百病，盗汗，恶寒，恶热，灸随年壮，刺五分。"

《铜人腧穴针灸图经》曰："肺俞，治上气呕吐，支满不嗜食，汗不出，腰背强痛，寒热喘满，虚烦口干，传尸骨蒸劳，肺痿咳嗽，刺入三分，留七呼，得气即泻。"

《针灸资生经》曰："哮喘按其肺俞穴，痛如锥刺，只专刺肺俞，又令灸而愈，亦有只刺不灸而愈者，此病有浅深也。"

《卫生鸿宝》曰："治冷哮法，白芥子净末，延胡索各一两，甘遂、细辛各五钱，共为末，入麝香五分，匀，调涂肺俞、膏肓、百劳等穴，涂后麻疼痛，切勿便去，候二壮香足方去之。十日后涂一次，二次病根去。"

《素问·水热穴论》曰："五脏俞旁五，此十者，以泻五脏之热也。"

【临床应用】

哮喘为肺功能失常所出现的主要症状之一，症见气急、气短、喉中痰鸣。其病因较为复杂：痰饮内伏，复感外邪内伤，或劳倦内伤，或情志内结，抑或气候变化，饮食不节，均可导致本病反复发作，不易根除。肺俞为肺脏经脉之气聚积之处，是肺功能反应的处所，又是诊断肺脏疾患的主要依据之一，故诸般喘哮，必配此穴，但需根据不同类型配合其他穴应用，论述如下。

1. 风寒哮喘　由于肺气虚弱，风寒袭肺，阻遏气道而导致的哮喘，症见喉中痰鸣，呼吸困难，咳逆稀痰，兼见恶寒，发热，全身不适。

治则：散寒祛风平喘。

取穴：肺俞、列缺、风池。

穴义：肺俞调理肺气，止咳平喘；列缺为肺经络穴，风池为阳维脉和足少阳之会，二穴共用以祛风散寒，平喘止咳。

2. 风热咳喘　素体虚弱，复感风热之邪。风热犯肺，肺失宣降，津液凝聚生痰，痰阻气道而发生咳喘，症见咳喘气粗，吐痰黄稠，发热烦躁，苔白脉滑。

治则：清热平喘，化痰止咳。

取穴：肺俞、鱼际、孔最、中脘、天突、曲池、合谷。

穴义：肺俞为肺之背俞穴，鱼际为肺经之荥穴，孔最为肺经郄穴，三穴共用以理肺气，祛身热，平喘逆；中脘为胃之募穴，胃脾相表里，刺之可健脾胃，助运化，除痰湿；天突豁痰降逆；曲池为大肠经合穴，合谷为大肠经原穴，二穴合用，清热祛风化痰。

3. 痰湿咳喘　多由脾虚失运，痰湿阻塞气道而导致，症见喉间痰鸣，呼吸困难，胸闷呕恶，苔腻脉滑。

治则：祛痰平喘，健脾利湿。

取穴：肺俞、天突、丰隆、足三里、中脘。

穴义：肺俞理肺气，足三里、中脘，健脾利湿；天突、丰隆，祛湿化痰。前者治本，后者治标，以标本共治，解除病邪。

4. 肺火犯肺　所致喘咳，多由情志所伤，肝木瘀滞，横克脾土，木郁化火，痰随火升，阻塞气道，形成咳喘，症见喉间痰鸣，呼吸困难，吐痰不爽，症随情志而变化，伴有咳喘胸闷不舒，脉象弦滑。

治则：平肝清热，豁痰降逆。

取穴：肺俞、太冲、天突、中脘。

穴义：肺俞调理肺气，泻太冲以平肝清热，针天突以祛痰急，中脘以治生痰之源。

5. 肾不纳气 所致咳喘，多由房事不节，肾伤气衰，摄纳无权，而导致上实下虚之咳喘，症见气短、气急，动则尤甚，伴见腰膝酸软，全身无力。

治则：补肾纳气，止咳平喘。

取穴：肺俞、丰隆、肾俞、太溪、气海。

穴义：肺俞、丰隆，补脾益肺化痰；肾俞、太溪、气海，补肾益气以纳气。诸穴相配，标本兼治，咳喘可愈。

【病案举例】

案一：

患者，王××，男，42岁。

主诉：咳喘5年，加重1周。

现病史：5年前因家事思想沉重，空虚，房事不节，身体渐衰，患发热咳喘，全身不舒，经服药后，发热身困已愈，唯咳喘缠身，久治无效。1周前复经雨淋，旧病复发，动则喘甚，呼吸气短，伴有腰膝酸软，头晕耳鸣，影响劳动和休息，脉沉细无力，面色㿠白无华。诊为肾虚咳喘。

治则：补肾纳气，平喘。

取穴：肺俞、太溪、命门、足三里，除每日针刺外，嘱患者每天晚上灸肺俞、关元。

穴义：肺俞宣肺平喘；太溪、命门温阳补肾；足三里健脾胃以益气血；灸关元大补元气。

操作及效果：经治2个月后，身体康复，病情好转，饮食增加。喘息基本控制，1年后随访，未复发。

案二：

患者，刘××，男，50岁。

主诉：咳喘痰多10年，加重5天。

现病史：10年前，受凉感冒，咳嗽气喘，吐痰，发热头痛。经治后发热、头身疼痛消失，咳喘虽减轻但不消失，此后每年冬季发作且渐见加重，多方求医，效果不佳。5天前因天冷疾病复发加重，呼出困难，喉间痰鸣，端坐呼吸，有时彻夜不眠，面黄肌瘦，饮食不眠，脉沉滑无力。症属本虚标实。

治则：豁痰平喘，健脾利湿，益气。

取穴：肺俞、大椎、天突、中脘、足三里。五穴治后改用：肺俞、风门、足三里、脾俞、中脘。

穴义：肺俞、大椎、天突，宣肺，豁痰，平喘；中脘、足三里，健脾益气，祛痰。

效果：治疗半年喘咳控制。

【腧穴配伍】

1. 肺俞配太溪、肾俞，补肺益肾，治疗肾虚性的咳喘。

2. 肺俞配尺泽、鱼际，泻肺，清热，平喘，治疗实热性的咳喘。

3. 肺俞配风门、外关、列缺，疏风散寒，止咳平喘，治疗风寒性的咳喘。

4. 肺俞配曲池、合谷，祛风清热，止咳平喘，治疗风热性的咳喘。

5. 肺俞配天突、丰隆，宣肺利湿平喘，治疗痰湿性的咳喘。

6. 肺俞配脾俞、太渊，补脾，宣肺，益肾，平喘，治疗肺气肿之喘证。

【讨论】

1. 由于肺俞为肺脏经气输注之处，凡是肺功能失常所致的咳喘症，本穴是主穴，但必须根据不同证型，而采用不同的针刺手法，才能取得较好效果。如风寒咳嗽气喘，痰湿咳喘，要用热补法及灸法；风热咳喘要用泻法；肝火咳喘应点刺放血，拔罐法；肾虚性咳喘要长时用灸法。针刺方向亦应随证而变：风寒咳喘、风热咳喘针尖宜直刺、浅刺或针尖稍向上，使患者局部有酸胀感即可；肝火咳喘、痰湿咳喘针尖沿肋骨边缘浅刺、直刺，使针感到达前胸；肾虚性的咳喘，针尖稍向下，针感向下，争取到达腰部，效果更好。

2. 肺俞针刺时的注意事项　由于肺俞接近胸腔内脏，不能深刺，针刺时注意以下几点。

（1）针感沿肋骨到达前胸时，针尖必须始终不离肋骨边缘，否则深刺易出事故。

（2）针感向下传导，针尖沿肋骨上缘不停进行运针，不能出现落空感，否则易出事故。

（3）局部感应较强时，针尖方向朝着椎体，针尖始终不能离开椎体。如若出现落空感时，应拔针浅刺，向着椎体方向刺入。

（4）针刺深浅应根据患者胖瘦而定，胖者深些，瘦者浅些，不能拘泥于书本。

（5）针刺前必须摸准肋骨边缘后再针刺，否则不能取得理想的针感，又易发生医疗事故。

3. 肺俞、列缺治喘作用的比较

（1）肺俞是肺脏经气输注于背部的穴位，为此，可治疗诸喘证。实证用泻法，虚证用补法。

（2）列缺为肺经络穴，肺主皮毛，外邪袭入，首先犯肺。为此，本穴适用于外感性的咳喘。

孔　最

【概述】

孔最穴是手太阴肺经的郄穴，位于腕横纹上7寸，太渊穴与尺泽穴的连线上。据穴名释，孔，通也，甚也，又间隙也；最，甚也，聚也。本穴善能祛瘀通窍以治疼证及失音、咳喘等证。

【穴性】

活瘀通窍，平喘止咳。

【文献记载】

《针灸甲乙经》曰："手太阴之郄，去腕上七寸，刺入三分、留三呼，灸五壮。"

《类经图翼》曰："主治热病汗不出，灸三壮即汗出，及咳逆，肘臂痛，屈伸难，吐血失音，头痛咽痛。"

《腧穴学》曰："主治咳嗽，气喘，咽喉肿痛，失音，热病无汗等。"

【临床应用】

本穴是肺经的郄穴，是经气深聚的部位，肺主气，是自然之气与脾胃之气结合为宗气的场所，是气体交换所在地，据孔最穴的名释可知本穴善能通窍化瘀，故可治疗外感六淫、七情内伤导致的肺气壅塞的诸类喘证。

1. 风寒性咳喘　寒邪束肺，肺失宣降，壅塞不通，咳喘发作，伴见吐痰清稀，恶寒身痛。

治则：理气散寒，祛痰平喘。

取穴：孔最、列缺、风门、丰隆。

穴义：孔最宣肺开窍，化瘀平喘；列缺、风门祛风散寒；丰隆祛痰。诸穴共用，以奏理气祛痰、止咳平喘之功。

2. 风热性咳喘　寒邪郁久化热，热灼肺金而致津亏血少，黏腻不通，症见咳嗽气喘，吐痰黄稠黏腻，身热不畅。

治则：化瘀开窍，清热平喘。

取穴：孔最、大椎、尺泽。

穴义：孔最活瘀开窍、平喘；大椎、尺泽清热肃肺。

3. 痰湿性咳喘　脾失健运，湿聚生痰，痰浊郁肺而致。症见喘促痰多，胸膈满闷，呕恶痰涎。

治则：祛湿豁痰，调理肺气。

取穴：孔最、天突、脾俞。

穴义：孔最活瘀开窍平喘，天突、脾俞健脾祛湿，理气化痰。

4. 热伤肺金之咳喘　热邪侵犯，久绵不愈，火胜克金，肺热壅盛而致。症见咳喘鼻翼煽动，身热，腹痛，肺部有湿性啰音。

治则：清热润肺，止咳平喘。

取穴：孔最、尺泽、鱼际、内庭。

穴义：孔最泻热开窍平喘，尺泽滋阴润肺，鱼际清热平喘，内庭导热下行。

5. 肝郁气滞的喘证　肝脉的循行"逆支者复从肝，别贯膈上注于肺"。本病因情志所伤，肝气横逆，影响肺金而作喘。

治则：疏肝解郁，理气平喘。

取穴：孔最、胸腔区、太冲。

穴义：孔最祛瘀通窍，宣通肺气，胸腔区宽胸理气平喘，太冲疏肝解郁。

【腧穴配伍】

1. 孔最配太渊，为郄原配穴法，可治疗肺经的急性病变，如急性哮喘与急性外伤性上肢疼痛。

2. 孔最配合谷，为郄原表里配穴法，可增强治疗肺经与大肠经相表里的脏腑病。如咳喘、腹胀、腹泻，取此法疗效胜于他法。

3. 孔最配太白为同名经郄原上下配穴法，治疗咳喘、食欲缺乏效果颇佳。

4. 孔最配天枢，为表里郄募配穴法，治疗咳喘、腹泻效果较好。

5. 孔最配头针胸腔区，宽胸理气，宁心安神，治疗心肌缺血所致的胸闷气急、短气。

【讨论】

1. 孔最、天突、大椎、肺俞、列缺平喘作用的比较

（1）孔最：祛瘀通窍，治疗诸邪引起的实喘。

（2）天突：治疗痰逆咳喘，其作用降逆豁痰。

（3）大椎：清热祛痰平喘，治疗热痰引起的咳喘。

（4）肺俞：补益肺气，治疗虚性咳喘。

（5）列缺：调理大肠与肺之气，治疗外感之邪引起的咳喘之证兼有胃肠症状。

2. 孔最的针刺方法　根据不同的病证调换针尖方向、针刺深度、行针的补泻手法。

（1）治疗实喘，针尖方向向上，针刺 1.0～1.5 寸，针感到达胸部时，采用泻法运针，见效快而持久。

（2）治疗虚喘时，针尖方向稍向下进针 1 寸，局部有针感后，行温补手法，时间要短。

（3）治疗腕部拘挛疼痛，针尖方向向下进针 1.5 寸，行泻法。

（4）治疗肩部疼痛，针尖方向向上进针 1.5 寸，针感到达患处时行泻法。

（5）治疗哮喘病急性发作，针刺孔最进行运针、留针的同时，必配头针的胸腔区，以取得满意的疗效。

3. 现代医家对本穴穴性的阐述 《针灸学》中说："肃降肺气，凉血、止血。"《腧穴学》中说："理气润肺，清热止血。"《针灸探微》曰："清热解表，润肺止血。"本人提出本穴有化瘀通窍止喘的作用，与其他医家提法不同，但实质一样，均认为可用于治疗由于肺功能失常所致之哮喘，但文献叙述是用于阴虚所引起的咳喘重证。本人根据郄穴定义及临床实践经验等总结出：孔最穴可治疗气滞血瘀性的咳喘实证。

大 椎

【概述】

大椎为督脉经腧穴，位于第 7 颈椎棘突下凹陷中，斜刺 0.5～1.0 寸。为三阳督脉之会穴。根据本穴可治疗诸虚劳损，又名百劳穴。此穴与脏腑位置关系，距肺脏最近。为此，一切原因引起的阳经疾患，肺经的发热，肺脏虚弱之证，均是本穴治疗的范畴。《常用腧穴临床发挥》曰："风温病毒，侵犯肺卫之肺炎，大椎配泻合谷、丰隆以清热解表，宣肺化痰；痰热上壅，肺失宣降之肺炎，针泻大椎（清退热邪）、丰隆、尺泽，清热宣肺，化痰降逆；痰热壅肺，内陷心包之肺炎，在针泻丰隆、神门、尺泽以宣肺化痰、清心开窍的同时，配泻大椎以退热。"本文叙述了太阳之邪引起的肺炎，阳明之热引起的肺炎，少阳病引起的肺炎，据大椎为三阳督脉之会穴。为此，均以大椎穴为主采用泻法，以除诸阳之热，以治肺脏之痰。用补法，补正祛邪、益气养血以治诸虚百劳、肺气虚弱性的咳喘。

【穴性】

用泻法：清热平喘，泻肺理气。用补法：益气养血，敛肺纳气。

【文献记载】

《针灸甲乙经》曰："伤寒热盛，烦呕，大椎主之。脊强互引，恶风时振慄，喉痹，大气满喘，胸中郁郁，气热眈眈，项强，寒热，僵仆不能久立，烦满里急，身不安席，大椎主之，灸寒热之法，先取项大椎，以年为壮数。"

《伤寒论》147 条曰："太阳与少阳并病，头项强痛，或眩晕，时如结胸，心下痞硬者，当刺大椎第一间、肺俞、肝俞，慎不可发汗，发汗则谵语，脉弦。五日谵语不止，当刺期门。" 176 条曰："太阳、少阳并病，心下鞭，颈项强而眩者，当刺大椎、肺俞、肝俞，慎勿下之。"

《玉龙赋》曰："百劳止虚汗。"

《医学纲目》曰："虚损盗汗劳热，取百劳三分、泻三吸，肺俞四分、补三呼。" 又曰："骨蒸热不可治者，或前板齿干燥，取大椎。"

《类经图翼》曰："大椎主五劳七伤，乏力，风劳食气，咳症久不愈，肺胀胁满，呕吐上气，背膊拘急，项颈强不得回顾。"

《针灸探微》曰："大椎配丰隆治疗哮喘。"

《哮喘专辑》曰："大椎、肺俞、风门治疗哮喘。"

《乾坤生意》曰："大椎、陶道、肺俞、膏肓治虚损五劳七伤紧要法。"

《外治寿世方》曰："治哮吼妙法，喉内有声而气喘者是，病发先一时，用凤仙花连根带叶熬出浓汁，趁热蘸汁在背心上，用力擦洗，冷则随换，以擦至极热为止。无则用生姜擦之，再用白芥子三两，轻粉、白芷各三钱，共研为末，蜜调匀作饼，火上烘热，贴背心第三节骨上，热痛难受，正是拨动病根，切勿揭去，冷则揭下，烘热再贴，不可间断。轻则贴一二日，重则贴五六日，永不再发，并治痰气结胸及咳嗽痰喘。"

《针灸心悟》曰："尝用大椎泄胸中热气兼理疟疾之疴。"

【临床应用】

据大椎为三阳督脉之会，位居肺脏较近，又治五劳七伤。因此，本穴既可治疗外感六淫引起的实喘，又可治疗七情内伤引起的虚喘。治疗时，可根据不同的针刺手法、针刺方向、针刺深度，以及配加穴位的不同，而治诸喘之证，以取得较好疗效。

1. 实喘

（1）风寒咳喘：肺主皮毛，太阳主一身之表，风寒袭人，首先犯肺，影响太阳经的卫外功能，肺失宣发肃降而致咳喘、吐稀痰、发热恶寒、头痛等。

治则：祛风散寒，宣肺平喘。

取穴：大椎、肺俞、列缺、风门。

穴义：大椎浅刺用补法以祛风散寒，宣肺调和营卫；肺俞用灸法宣肺散寒；列缺用补法以祛邪外出；风门用补法以扶正除风。

（2）风热咳喘：风寒郁久化热，热壅于肺，肺失肃降而致咳喘，吐黏稠痰，身热不恶寒，口干舌苔黄而腻。

治则：清热平喘、化痰。

取穴：大椎、天突、阴陵泉、内庭。

穴义：大椎用泻法，以清阳明之热，泻热下行；天突平补平泻以祛痰降逆；阴陵泉、内庭清热利湿，导热下行；四穴协同，祛痰降逆，导热下行。

（3）热甚咳喘：风热郁久，热甚克金而致身灼热咳喘，鼻翼煽动，腹胀气粗。

治则：泻火平喘、息风。

取穴：大椎、尺泽、鱼际、百会、复溜。

穴义：大椎泻法，清热泻火；尺泽清肺热平喘；鱼际、百会、肝俞以清热息风；复溜滋阴泻火。

（4）肺热甚逆传心包：症见神昏谵语，喘促烦躁，身热厥逆。

治则：清营凉血，平喘开窍。

取穴：大椎、十宣、尺泽、鱼际、人中、劳宫。

穴义：大椎放血用泻法，十宣放血以清诸经之热，交通阴阳；尺泽放血，鱼际用泻法以清肺部之瘀血，泻肺止喘；人中、劳宫凉血开窍。

（5）痰湿性咳喘：饮食不节，脾虚不健，湿聚生痰，痰浊壅肺，宣发肃降作用失司而致喉间痰鸣，咳喘痰盛，胸膈满闷，呕吐痰涎等。

治则：豁痰理气，降逆平喘。

取穴：大椎、天突、肺俞、足三里、孔最。

穴义：大椎直刺，使针感到达前胸，用灸法，天突用泻法，二穴合用，利湿祛痰，降气平喘；肺俞、足三里、孔最以健脾利湿，疏通肺部气机。

（6）风湿性咳喘：风湿犯肺，宣发肃降失宜而致咳喘吐泡沫样湿痰，头昏沉，身重着。

治则：疏风祛湿，宣肺平喘。

取穴：大椎、风池、风市、肺俞、天突。

穴义：大椎用灸法，温阳利湿；风池、风市祛风除湿，通络解表；肺俞、天突以豁痰降逆，平喘。

2. 虚喘

（1）肺虚性咳喘：咳喘，短气无力，形瘦体弱，语言无力，呼吸困难，恶寒，自汗，或口干舌红。

治则：益气固表，定喘。

取穴：大椎、气海、肺俞、脾俞。

穴义：大椎用灸法，气海用灸法以益气固表；肺俞、脾俞用补法，补肺定喘；如若肺阴虚，大椎穴用补法，针复溜使针感从足走胸腹以补肺养阴；肺俞以定喘，使针感向下以补肺定喘。

（2）肾虚性咳喘：咳喘日久，动则尤甚，形寒肢冷，腰膝酸软。

治则：补肾纳气，定喘。

取穴：大椎、肺俞、肾俞、孔最。

穴义：大椎用补法，肺俞、肾俞针之，使针感向下以补肾纳气；孔最穴通肺部之气机，使补而不腻，更好地发挥正常的肺脏功能。

【病案举例】

患者，贾××，男，8岁。

主诉：咳喘间断发作1年，加重2天。

现病史：1年前随父外出做客，途中气候骤变，风雨交加，身受其害，恶寒，发热咳嗽，头痛。经治疗感冒已愈，但咳喘缠绵难除，2天前受凉后出现咳嗽喘促，黏痰难吐，脉浮滑。此为外寒内热，壅遏于肺之证。

治则：散寒清热，宣肺止咳。

取穴：大椎、肺俞、阴陵泉、风门。

穴义：大椎为诸阳之会，先补后泻，散寒清热；灸肺俞温肺散寒；阴陵泉、风门健脾利湿祛风。

操作及效果：大椎先补后泻，肺俞，针上加灸，阴陵泉直刺1.5 寸用补法，风门直刺 0.5 寸平补平泻。每日 1 次，20 次治愈。1 年后随访，无复发。

【腧穴配伍】

1. 针泻大椎

（1）配泻风池、申脉、十宣放血以活血除风、开窍，用于治疗小儿惊风、四肢抽搐等。

（2）配泻列缺、天突、风门（加灸），以疏风解表，宣肺平喘，用于治疗风寒性咳嗽、哮喘等。

（3）配泻丰隆、风池、合谷，以宣肺清热祛痰。

（4）配泻百会、人中、太冲，以开窍醒神，平肝息风。

（5）配曲池、外关、风池，以清热解表，用于外感发热。

2. 针补大椎

（1）配肺俞、内关、气海、风门（加灸），以益气固表，补肺。

（2）配脾俞、足三里、三阴交、血海、膈俞，治疗血液病。

【讨论】

1. 大椎为手足三阳督脉之会，六阳经与督脉的交会穴，六腑之会穴，诸阳之会穴，距离肺脏最近，阳经之邪引起的肺经咳喘，可取本穴治疗。

2. 大椎治疗诸阳经引起的咳喘，必须采取不同的针刺方法，才能获得较好的疗效。太阳经的寒邪外束应采用浅刺补法或灸法；阳明经的热灼肺经咳喘，鼻翼煽动，应深刺用泻法及放血治疗；少阳经咳喘，胸膈满闷，应针刺 1.5 寸。先补后泻，或先灸后刺。

3. 大椎治疗虚喘之理：大椎为六腑之会，腑病日久，虚引脏病。《乾坤生意》曰："大椎、陶道、肺俞、膏肓治虚损五劳七伤紧要法。"《针灸大全》曰:"大椎治疗诸虚劳损,故命名百劳。"但在刺法上有所区别:治疗肺虚性咳喘,大椎应直刺,使针感到达前胸,用补法;治疗脾虚湿盛咳喘,大椎应稍向左下方向刺入,使针感到达胁部,用补法;治疗肾虚性咳喘,属阴虚的针尖应向左下,使针感向下传导,属阳虚的针尖应向右下,使针感向右下传导,用补法。

4. 针刺注意事项

(1) 针感到达前胸、胁部、腰部,甚至到达上下肢时,不要再行提插手法,针感不要重复出现,否则留有热痛,上下肢无力,尿潴留,重则全身瘫痪,如若出现针感重复,留有后遗症,则应及时消除不良反应。针感出现在某经,就取某经郄穴予以治疗。如手少阳三焦经有针感重复出现,留有热痛,活动不便,就取会宗给予治疗。下肢针感重复出现,下肢酸软无力者,取梁丘、外丘治疗,腰部取环中上治疗。

(2) 大椎针感反应较强,一般虚弱患者,针刺不要过深,热补凉泻手法要轻,时间要短,如若患者出现心悸、头晕、出汗,应及时采用巨阙、人中、太阳穴予以治疗,以消除不良作用。

(3) 出现全身震颤感时,应立即拔针,不宜行施任何针刺手法及补泻手法,否则导致尿潴留。

(4) 癫痫患者针刺方向与针感不宜向上,更不能到达头部,否则引起癫痫频繁发作,导致恶化。

5. 大椎、肺俞、列缺、天突治疗咳喘的比较

(1) 大椎:诸阳之会,虽治诸喘,但以治疗外感实喘为主,虚喘仅作配穴。

(2) 肺俞:是肺脏功能聚集之处,针此穴可以调整肺脏功能,是治疗诸喘之穴,但根据俞穴的定义是脏腑元气表现的部位。因此,肺俞以治疗虚喘为主,实喘仅作配穴。

（3）列缺：肺主皮毛，肺与大肠互为表里。为此，列缺是治疗外感性哮喘的常用穴，并适用于哮喘兼有大肠病变者。

（4）天突：是肺经络穴，为肺、脾、肾、任脉之交会穴，是痰形成的关键所在。因此，天突是治疗痰湿咳喘的常用腧穴，是祛痰的要穴，是虚喘的慎用穴。

6. 本穴针刺方向与针感　略向上方（头部）斜刺，在不断地捻转运针的同时，少数病例，其针感可逐渐循督脉经风府、哑门，走至颠顶；略向下方（腰部）斜刺，少数病例针感突然循督脉走至腰部。

7. 寒邪阻滞之上肢疼痛　针灸刺入大椎穴时，针尖应稍偏向患肢，待针感到达患处后用热补手法。

8. 寒邪侵袭下肢所致之疼痛　针刺入第 7 颈椎下缘中点 1 寸左右时，针尖应稍向下压，使针感到达患肢后用热补手法。

9. 风寒性咳喘　浅刺 1 寸左右后拔火罐以宣肺散寒、止咳平喘。

10. 风寒侵入少阳经，寒战较甚时，用热补手法，大椎进针1.0～1.3寸，寒战立即解除。

气类穴

血类穴

补穴

祛风穴

祛湿穴

清热穴

散寒穴

开窍穴

祛痰止咳平喘穴

消食穴

第十章 消食穴

第十章　肖食穴

凡能消化饮食积滞的穴位，叫消食穴。

消食穴适用于饮食欠佳、脘腹胀满、疼痛、恶心、呕吐、嗳腐吞酸、大便失常等症。

食积证发病原因较多：饮食不当，食积内停；情志所伤，肝犯脾胃，运化无权；寒湿内侵，脾胃不健；脾胃虚弱，运化失司等均可导致本病的发生。因此，临床表现为多种类型：气滞型、食积型、寒湿型、虚弱型。在治疗时，必须选择针对性比较强的消食穴。如属食积内停的，取中脘穴，背部捏脊穴；情志所伤的，选用上脘穴、璇玑穴；寒湿内侵的，取用下脘穴；脾胃虚弱的，取用足三里穴；食积内久，耗伤气血，影响机体发育的，取用四缝穴，只有如此才能达到理想的治疗效果。

临床应用消食穴时，还应当配用其他穴位。如脾胃气滞者，配行气穴；脾胃有寒者，配温中散寒穴；湿浊内阻者，配祛湿穴；食积化热者，配清热穴；脾胃虚弱者，配健胃补脾穴。只有适当配伍，全面考虑，才能取得满意的疗效。

上　脘

【概述】

上脘位于中脘之上，穴下是胃脘，故名上脘。本穴是任脉经腧穴，位于腹部前正中线上，脐上5寸，是任脉、足阳明、手少阳之会，穴下内部约当肝下缘及胃腑幽门部。

《灵枢·五味》曰："胃者，五脏六腑之海也。水谷皆入于胃，五脏六腑皆禀气于胃。"胃为水谷之海，主受纳腐熟水谷。凡因外感六淫，饮食所伤，情志郁结，均可导致胃腑功能失常，酌加此穴予以治疗。但据本穴位于幽门部，肝下缘，并是足阳明、手太阳、任脉之会。为此，主要治疗情志郁结，饮食内停所致的胃腑病变。

【穴性】

消食，理气，健胃。

【文献记载】

《针灸甲乙经》曰："饮食不下，鬲塞不通，邪在胃脘，在上脘则抑而下之，在下脘则散而去之。"

《脉经》曰："寸口脉洪大，胸胁满，宜服生姜白薇丸，亦可紫菀汤下之，针上管，期门、章门。关脉细，脾胃虚、腹满，易服生姜吴茱萸蜀椒汤白薇丸，针灸三管。"

《千金要方》曰："上脘主腹胀，五脏胀，必腹满。"

《外台秘要》曰："肘后疗霍乱，先腹痛者法。"

《肘后备急方》曰："若烦闷凑满者，灸心厌下三寸，七壮，名胃管。"

《铜人腧穴针灸图经》曰："上脘治心中热烦，奔豚气胀不能食，霍乱，吐利，身热汗不出，三焦多涎，心风惊悸，心痛不可忍，伏梁气状如覆杯，针入八分，先补后泻之，神验。如风痫热病，宜先泻后补，其疾立愈，灸亦良，日可灸二七壮，至一百壮。"

《席弘赋》曰："阳明二日寻风府，呕吐还须上脘疗。"

《玉龙歌》曰："九种心痛及脾痛，上脘穴内用神针；若还脾败中脘补，两针神效免灾侵。"

《针灸心悟》曰："胸膈痞满上脘针。"

【临床应用】

1. 腹痛 腹痛是临床上多种脏腑疾病中常见的一种证候，病因复杂，可分为：过食生冷，寒凝气机的寒邪内积；情志不随，肝郁气机的气泄腹痛；脾肾阳虚，运化无权，脏腑经脉失去温煦的虚寒性腹痛。本穴主要治疗饮食不节、过食辛辣厚味、食滞壅塞肠间、腑气通降不利所致的脘腹胀痛、疼痛拒按、痛时欲泻、泻后痛减的食积腹痛。

治则：消食化积止痛。

取穴：上脘、璇玑、梁门、足三里。

穴义：上脘理气消食，除满止痛；璇玑、梁门、足三里消食除满，健胃止痛。

2. 呕吐　呕吐是临床上多种疾病常见的证候。病因较为复杂。胃主受纳腐热水谷，以和降为顺。凡是外感六淫，七情内伤侵犯胃腑，和降失宜则发生呕吐。主要因外感六淫之邪，循阳明侵犯胃腑，和降失司；情志所伤，肝气横逆犯胃，饮食随气上逆；脾胃虚弱，运化失司，聚痰上逆而导致。上脘主要治疗饮食不节，脾胃受伤，食积内停，胃气不降所致之呕吐未消化食物，吐后脘部胀痛减轻，嗳气食臭，食入疼痛加重，脉滑实，苔厚腻。

治则：消食和胃止痛。

取穴：上脘、内关、梁门、足三里。

穴义：上脘、内关、梁门，消食理气，降逆和胃；足三里健胃止痛。

3. 呃逆　呃逆俗称"打呃"，患者感到胸膈气逆，频发性地发作呃忒声，甚则影响谈话、呼吸、工作；单独发作，其痛轻微，数分钟或数小时后不治自愈。若继发于他病过程中，其病较重，昼夜不停，迁延数日或数月，见于危重病后期，正气虚弱，饮食不进，则预后不良。本病之形成：胃居中焦，上贯胸膈，以通降为顺，若饮食不节，过食生冷不洁之物；或情志所伤，肝气犯胃；或脾胃虚弱，运化失司，痰浊中阻，均可导致胃气不降，上逆胸膈而致"呃逆"。上脘穴是任脉、足阳明、足少阳之会，穴下深部为肝的下缘和幽门部。为此，主要治疗饮食所伤伴有情志不遂之胸膈满闷、饮食减少。

治则：理气消食，和胃降逆。

取穴：上脘、内关、膈俞、足三里、天突。

穴义：上脘、内关、膈俞，理气，消食，降逆；足三里、天突，消食健胃。

【病案举例】

患者，季××，男，50岁。

主诉：呃逆3天。

现病史：3天前饮食不节后，呃逆发作，多种治疗效果久佳。胸膈满闷，不欲饮食，脉弦，苔厚腻。

治则：和胃降逆，理气，消食。

取穴：上脘、梁门、膈俞、内关、足三里、璇玑。

穴义：上脘、梁门，降逆和胃；膈俞、内关，理气降逆；足三里、璇玑，消食下气。

操作及效果：针后呃逆减轻，胸膈满闷消失，又继针2次而愈。1年后随访，未复发。

【腧穴配伍】

1. 补上脘，配内关，理气，消食，止痛，治疗胸膈满闷，疼痛。

2. 上脘配梁门，消食，和胃，降逆，治疗上腹部胀痛。

3. 上脘配内关、足三里，消食，和胃，降逆，治疗饮食停滞，恶心、呕吐。

4. 上脘配膈俞、内关，消食降逆，治疗呃逆。

5. 上脘配大椎、足三里，消食，止泻，治疗食滞性的腹泻。

【讨论】

1. 上脘、胃俞消食和胃功能的比较

（1）上脘穴下内部为肝下缘，又是任脉、足阳明、手少阳之会穴。为此，善理气，和胃消食。治疗肝犯胃腑致脾胃虚弱、运化失司而出现脘腹胀痛、呕吐恶心的消化系统症状。

（2）胃俞穴是胃经元气，经气汇集于背部的腧穴，是调整胃功能维持平衡的主要穴位。为此，胃俞穴健胃消食，适用一切病邪所犯胃腑的痛证，但必须根据病因加配他穴。如情志所伤，脾胃虚弱，饮食内停加太冲；湿困脾土，胃腑所伤加内庭、阴陵泉；外感六淫加大椎、风池、外关。

2. 上脘穴下内部为肝下缘，肝肿大患者不宜针刺此穴。

3. 上脘穴下内部又为幽门，为此，幽门溃疡患者不易取此穴。

4. 上脘穴降气和胃，不易用补法，否则胃脘滞塞、胸膈满闷。

5. 针刺上脘穴时，针尖方向宜稍向下，不能向上，否则导致胃气上逆、胸膈满闷。

中　脘

【概述】

中脘为任脉经穴，位于上腹部腹中线上，脐上4寸。因位于胃脘部，上、下脘之间，故名中脘。又名胃脘、上纪中管、太仓；是任脉、足阳明、手太阳、手少明经的交会穴；穴下内部为胃的幽门部，是胃的经气汇集之处，又为胃的募穴；是六腑的会穴，中焦的气会穴。凡是六腑病证，以及与胃有密切关系的其他经脉的病证，均可取此穴治疗。

中脘穴治证广泛，其因是：①胃与多条经脉关系密切，如手太

阳经脉"抵胃属小肠",手太阴经脉"还循胃口",足太阴经脉
"属脾络胃,复从胃,别上膈,注心中"。其络脉"入络肠胃",足
阳明经脉"下膈属胃络脾",足厥阴肝经脉"挟胃属肝络胆"。根
据"经脉所过,疾病所治"的原则,取胃募中脘可治与胃有关的经
脉病,也就是说,多条经脉病引起的胃病均可取中脘穴治疗。②中
脘为胃的募穴,胃主受纳,腐熟水谷,胃为五脏六腑之海,饮食入
胃,五脏六腑皆禀气于胃,若胃腑功能失常,气血生化之源不足,
脏腑经脉失养,则可导致很多疾病的发生。为此治脾胃是治很多疾
病之本。鉴上所述,中脘是治疗消化系统疾病的常用穴,亦是治疗
多种疾病的必备穴,是健胃消食的主要穴,不管任何原因引起的脾
胃虚弱、运化失司,均可取中脘为主进行治疗。

【穴性】

健胃,消食,和中。

【文献记载】

《针灸甲乙经》曰:"腹胀不通,寒中伤饱,致食饮不化,中
脘主之;胃胀者,中脘主之,亦取章门;心下大坚,肓俞、期门及
中脘主之。"

《针灸大成》曰:"主五膈,喘息不止,腹暴胀,中恶,脾痛,
饮食不进,翻胃,赤白痢,寒癖,气心痛,伏梁,心下如覆杯,心
膨胀,面色萎黄,天行伤寒热不已,温疟先腹痛,先泻,霍乱,泻
出不知,饮食不化,心痛,身痛,不可俯仰,气发噎。"

《百症赋》曰:"中脘主乎积痢。"

《玉龙歌》曰:"若还脾败中脘补。"

《杂病穴法歌》曰:"胀痛中脘三里揣。"

《行针指要歌》曰:"或针吐,中脘、气海、膻中补,翻胃吐
食一般医,针中有妙少人知。"

【临床应用】

中脘为胃的募穴，六腑的会穴，胃主受纳腐熟水谷，为此本穴治疗范围广泛，但本节主要讨论由于饮食所伤、胃失和降引起的呕吐、泻泄、腹痛。

1. 呕吐　临床上常见的一种证候，可伴发于多种疾病之中。胃主受纳，腐熟水谷，以和降为顺。如若外感六淫，饮食不节，情志所伤，均可导致胃失和降，上逆呕吐。中脘穴为六腑的会穴，胃的募穴，可治疗外邪引起的一切胃腑病证，但本节主要讨论饮食不节、脾胃受伤所致的呕吐未消化食物、脘腹胀满疼痛、吐后痛减、进食则剧、脉滑实、苔厚腻等证。

治则：消食降逆，健胃。

取穴：中脘、内关、足三里、金津、玉液。

穴义：中脘，针尖稍向下，健胃降逆止呕；内关为心包经络穴，调理三焦，理气降逆；足三里为胃的下合穴，据"合治内腑"的原则，取之可和胃降逆，止呕。如若食久积热，则加金津，玉液放血；过食寒冷，脾胃受伤，运化无权，浊气上逆时，则中脘穴用灸法，运化寒湿，浊气下降，清阳上升，濡养脏腑经脉。

2. 泻泄　胃肠系统的主要疾病之一，可分急性和慢性两种。急性是由外邪，饮食伤及胃肠；慢性是由脾胃虚弱，运化失司或急性治疗不当，转为慢性。表现为大便次数增多，胃腹痛欲泻，泄后痛减，嗳腐吞酸，食臭较剧。

治则：健胃，消食，止泄。

取穴：合谷、天枢、中脘、足三里、阴陵泉。

穴义：合谷，为大肠原穴；天枢，为大肠经募穴；中脘，为胃的募穴；足三里，为胃的合穴；阴陵泉，为脾经腧穴。上穴共用以消食，健胃，疏调胃肠气机而止泄。

3. 腹痛 临床上最常见的一种证候，可见于多种脏腑疾病之中。过食生冷，寒凝经脉；饮食不节，壅滞肠间；情志不遂，条达失宜；脾肾阳虚，运化无权，脏腑经脉失去温煦，均可导致腹痛。本节主要讨论由于饮食不节、脾胃受损而致的脘腹胀痛、嗳腐吞酸、痛时拒按、脉滑实、苔腻等证。

治则：消食和胃，止痛。

取穴：中脘、内关、足三里。

穴义：中脘为胃的募穴，消食健脾；内关为心包经络穴，气化三焦以消食止痛；足三里为胃经下合穴，消食，健胃，止痛。

【病案举例】

患者，李××，男，60岁。

主诉：上腹部疼痛2天。

现病史：2天前过食生冷，胃脘胀痛，痛处拒按，腹部发凉，脉沉弦有力。

治则：消食、散寒、止痛。

取穴：中脘、内关、足三里。

穴义：中脘为胃的募穴，可消食健脾；内关为手厥阴心包经之络穴，可疏利三焦以消食止痛；足三里为胃经下合穴，可消食健胃止痛。三穴合用可消食散寒止痛，治疗胃脘痛。

操作及效果：中脘拔火罐，内关温补手法，足三里针感到足。三穴均能补脾健胃，消食止痛。留针30分钟，胀痛基本消失，为巩固疗效，继针3次，1个月后随访，病无复发。

【腧穴配伍】

1. 中脘配足三里为"合募配穴法"，不仅治疗胃腑病，还可治疗与胃腑功能失常有关的疾病。二穴均用泻法，可消积，导滞，通降胃气；二穴均用补法则健脾益胃，改善胃腑功能。

2. 针泻中脘、足三里、天枢，理气降逆，通降胃腑，类似大承气汤之作用。

3. 针泻中脘、足三里，点刺四缝，消食导滞，类似保和丸之作用。有呕吐者加内关；有便秘者加天枢，减四缝；食厥者加人中或十宣，减四缝；有呃逆者加泻公孙。

4. 中脘与丰隆均用灸法，温胃化痰，治疗寒痰凝滞证。

5. 中脘与足三里均用灸法，散寒，消食和胃，治疗寒食凝滞的胃痛。

6. 中脘配太冲，理气消食，和胃止痛，治疗饮食停滞伴有气滞性的胃痛。

【讨论】

1. 中脘、足三里、胃俞消食止痛功能的比较　对于饮食停滞和寒凝气滞的胃腑疾患，中脘穴用泻法或艾灸，可温胃散寒行滞，比泻足三里、胃俞或灸足三里、胃俞效果快而巩固。

2. 中脘与足三里的协调作用　中脘与足三里相配合为"合募配穴法"，不仅治疗胃腑病，还治疗在病理上与胃腑功能失常有关的疾病。二穴配伍用补法，益气健中，健补脾胃；二穴配伍用泻法，增强通降胃气、消导化滞的功效。

3. 针泻中脘、大椎、足三里，以泻脘腹之积滞，类似大承气汤的作用。

4. 中脘为腑的会穴，又与多条经脉关系密切，治证广泛，根据病情多与以下腧穴相配：胆胃有病配胆俞、日月、期门、丘墟；肝胃有病配肝俞、太冲、期门；胃肠有病配天枢、上巨墟、足三里；脾胃有病配脾俞、胃俞、太白、阴陵泉；食管有病配天突。

5. 中脘配泻足三里、四缝，消食化积，类似保和丸功效。有呕吐者加泻内关以止呕；呃逆者加泻公孙以降逆；便秘者加泻天枢，去四缝，消导通便；食厥者，去四缝加人中或十宣开窍醒神。

6. 中脘针刺方向与针感

（1）中脘治疗胃气上逆呕吐、呃逆时，针尖略向下斜刺，在不断地捻转运针的同时，针感循腹里走到脐部，少数人走到阴部。如果属于胃热引起的则用透天凉手法；属于过服冷物，寒凝经脉引起者用烧山火手法，以温阳化气止痛。

（2）若食滞内停，胃脘部疼痛，固定不移，按之痛甚者，应直刺，使其针感在穴周如掌大，不向上、下、左、右方向传导。

（3）若治疗食道疾患，胸部疼痛，或者脾胃虚弱，气血生化之源不足，头部失养所致的头痛目眩，针尖应略向上斜刺，在不断地捻转、运针的同时，使针感逐渐向上传导，依次走到胸部、咽喉，甚至极个别患者到达颠顶。如果气血虚弱引起的头晕则用补法；虚火上炎引起的头晕，先用泻法，后用补法；寒凝气滞引起的胸部疼痛则用烧山火手法。

（4）中脘治疗胃脘部胀满疼痛时，针尖略向左、向右，斜刺，其针感分别走至两侧梁门穴处，用泻法，消食化积，除满止痛。

7. 中脘穴针刺时注意事项　中脘深部有胃、胰腺、腹主动脉，直刺不宜过深，瘦弱病人尤宜谨慎。对于肝脏肿大患者，不能向左右侧上方透刺。

下　脘

【概述】

下脘穴，穴下是胃脘，位于中脘穴之下，故名下脘。下脘是任脉经上腹部腧穴，位于腹中线上，脐上2寸，是任脉与足太阴脾经的交会穴。穴下约当胃腑及横结肠。

胃主受纳和腐熟水谷，大肠司传化而排泄糟粕，凡外感六淫，饮食不节，情志所伤，导致胃肠功能失常所引起的脏腑、经脉、器官、肢体之病，均可取本穴予以治疗。

【穴性】

健胃，消食，止痛。

【文献记载】

《针灸甲乙经》曰："食饮不化，入腹还出，下脘主之。"

《千金要方》曰："凡食饮不化，入腹还出，先取下脘，后取三里泻之。"

《针灸大成》曰："下脘至脐下厥气动，腹硬胃胀，羸瘦，腹痛，六腑气寒，谷不消化，不嗜食，小便赤，痞块连脐上厥气动，日渐瘦，脉厥动，翻胃；翻胃，先取下脘，后取三里（泻），胃俞，膈俞（百壮），中脘，脾俞。"

《胜玉歌》曰："胃冷下脘却为良。"

《百症赋》曰："腹内肠鸣，下脘、陷谷能平。"

《铜人腧穴针灸图经》曰："下脘，治腹痛，六腑之气寒，谷气不转，不嗜食，小便赤，腹坚硬癖块，脐上厥气动，日渐羸瘦。"

《外台秘要》曰："主饮食不化，入腹还出，六之谷气不转。"

【临床应用】

下脘为任脉与足太阴之会，穴下为胃脘，胃主受纳与腐熟水谷，穴下又胃与肠腑相连之处，大肠为传导之官。为此，凡是六淫、饮食、情志所伤损及肠胃，脾胃之证，均是下脘治疗的范围，本节主要讨论由于饮食所伤而导致的泄泻、呕吐、腹痛。

1. 泄泻 消化系统的主要病症之一。外感六淫，饮食所伤均可引起急性泄泻，如果急性泄泻治疗不当或脾胃虚弱则可引起慢性泄泻。本节主要讨论由于饮食不节，伤及肠胃，传导运化功能失司而致的大便次数增多、腹痛拒按、泻后痛减、脉滑、苔腻之证。

治则：消食，健胃，止泻。

取穴：下脘、梁门、天枢、合谷。

穴义：下脘，调理肠胃，脾胃功能以达消食之功；梁门、天枢，健胃，消食，止泻；合谷，为大肠经原穴，清泻阳明之热，导滞，止泻。

2. 腹痛　多种脏腑疾病中常见的一种证候，其因可分：过食生冷，寒凝气滞或情志所伤，肝失条达，或脾肾阳虚，运化无权，脏腑经脉失去温煦。本节主要讨论由于饮食不节，食积内停，壅滞肠间所致脘之腹胀满疼痛、疼处拒按、泻后痛减、暖腐吞酸、脉滑之证。《素问·痹论》篇曰："饮食自倍，肠胃乃伤。"

治则：消食化滞，除满止痛。

取穴：下脘、梁门、内关、天枢、足三里。

穴义：下脘、梁门、内关，消食，理气止痛；天枢、足三里，消食导滞。

3. 便秘　消化系统另一常见疾病。其因有：情志不畅，肝失条达，肠腑传导不利；气血虚弱，肠失润下；下焦阳虚，温煦无权；阴寒凝结，不能化气布津。本节主要讨论的是由于饮食不节，过食辛辣香燥，阳明热盛伤津所导致的大便秘结不通、腹部痞满、按之有块作痛、脉滑实、苔黄糙之证。

治则：清热保津。用泻法。

取穴：下脘、腹结、合谷、曲池。

穴义：下脘、腹结，导泄行津；合谷、曲池，清泄阳明之热，以达热去津生之效。若口臭加承浆；烦热口渴加廉泉、少府、金津、玉液放血；头痛加内庭、印堂。

【病案举例】

患者，张××，男，46 岁。

主诉：脘腹胀痛 2 天。

现病史：2 天前过食生冷，脘腹胀痛，难忍，按之疼甚，诸药治疗效果不佳。检查：腹胀痛，拒按，饮食减少，脉滑实，苔厚腻。

治则：消食，和胃止痛。

取穴：下脘、梁门、大肠俞。

操作及效果：下脘，梁门针尖稍微向下，刺入 1.0～1.5 寸，运针使腹部肠鸣；大肠俞针感到达腹部，留针半小时，每日 1 次，3 日治愈。

【腧穴配伍】

1. 泻下脘配天枢、足三里，消食导滞，治疗食积内停引起的腹泻。

2. 泻下脘配天枢、上巨墟，消食导滞，通便，治疗食滞闭阻性的便秘。

3. 泻下脘配天枢、公孙，开结通腑，治疗食滞性的急性腹痛。

4. 灸下脘配灸天枢、神阙，消食散寒，治疗恣食生冷所致的寒性腹痛。

5. 灸下脘配灸天枢，散寒止痛，治疗寒邪凝滞的脐腹周围痛。

6. 灸下脘配内关、足三里，散寒和胃，止呕，治疗寒邪凝滞的呕吐腹痛。

7. 下脘配补足三里，点刺四缝，消食，导滞，治疗食积内停的疳证。

【讨论】

1. 下脘、中脘、上脘功能比较

（1）下脘：穴下约当胃腑及横结肠，功善散寒，祛陈胃肠之积，治疗胃兼肠腑之病。

（2）中脘：腑的会穴，胃的募穴，专攻和中消滞，治疗胃病兼理中焦。

（3）下脘：穴下为肝下缘及胃的幽门部，擅长理气降逆，治疗胃病兼宽胸膈。

2. 下脘的针刺方向及针感

（1）治疗心下痞塞不舒，胸膈满闷时，针尖应略向上斜刺，在不断捻转、运针的同时，使针感走向中脘、巨阙，并在中脘、巨阙处歧行走向两胁，两期门、章门穴；用泻法，降气和胃，除满。治此证的关键在于泻法，否则，针感到达此处后，不但不治心下痞塞、胸膈痞满之证，反而会使此病加剧。

（2）治疗胃肠兼病，食物与粪便泻下兼有者，下脘直刺，用泻法，健胃，导滞，以治胃肠之疾。

（3）下脘治疗脐腹胀疼时，针尖应略向下，在不断捻转、运针的同时，使针感走至脐及脐下。如若食积化热，口干，便赤，用凉泻手法；如若凉物内停，寒凝经脉，脐腹凉疼，用热补手法，温通血脉，散寒止痛。

（4）下脘治疗侧腹疾患，针尖应略向左或略向右，在不断捻转、运针的同时，使针感直达患处，然后再根据症状的寒热属性，分别采用温补法或凉泻法，以治疾病之本。

3. 针刺腹部穴位，穴下为肠管，不宜用强的手法，特别是强的提插手法，以免损伤肠管，造成肠穿孔，引起局限性或广泛性腹膜炎。

4. 腹部一般不用火针，以免造成化脓性腹膜炎。如《常用腧穴临床发挥》载："先父针治南阳县王村铺公社一位结证（肠梗阻）患者，用 24 号粗火针，刺入天枢、下脘等腧穴，未能收效反病重，收住我院外科手术治疗，打开腹腔，看到肠管壁上，有几处火针针痕症并有轻发炎症出现。"

5. 下脘禁针禁灸。为了防止损胎流产，一般医书记载："孕妇五个月以上者，上腹部腧穴禁针。五个月以下者，下腹部腹穴禁针。"《外台秘要》指出："下脘孕妇不可灸。"

璇 玑

【概述】

《针灸穴名解》曰："北斗第二星为璇，第三星为玑，乃北斗七星中天璇、天机之合称。风斗自转，而璇玑随之。"故测天文之仪器，名曰璇玑，又名浑天仪。仪上枢轴，亦名璇玑，其轴总摄全仪，旋转动力之源。人之胸腔，犹浑天仪之轮廓，本穴居胸腔之上部，犹璇玑持衡，故名本穴为璇玑。

养生家的璇玑为喉骨环圆动转之象，文学家的璇玑为珠、玉之别称……其功能富有滋润滑利，有通滞祛瘀消肿之能，似治干涩枯燥之症。

璇玑是任脉腧穴，位于天突下 1 寸，中央陷者中，即前正中线，胸骨柄中央。据穴名之义，主要治疗饮食停滞所引起的一切证候。

【穴性】

消食化积，理气止痛。

【文献记载】

《针灸甲乙经》曰："胸满痛，璇玑主之。"

《天星秘诀歌》曰："若是胃中停宿食，后寻三里起璇玑。"

《千金要方》曰："璇玑主喉痹咽肿，水浆不下。"

《百症赋》曰："胸满项强，神藏，璇玑主之。"

《医学纲目》曰："小儿喉中鸣，咽乳不利，灸璇玑三壮。"

《腧穴学》曰："璇玑穴，治疗胃中有积。"

《席弘赋》曰："胃中有积刺璇玑，三里功多人不知。"

【临床应用】

璇玑穴据穴名解释为浑天仪之枢轴，是旋转动力之源，其功能有通滞祛瘀消肿之效，为此可以治疗食滞内停所引起的胃痛、呕吐、泄泻。

1. 胃病　又称"胃脘痛"。疼痛在上腹心窝处及其附近部位。可分急慢性两种。外感寒邪侵犯于胃；或过食生冷寒积于中；或饮食不节，食积内停；或情志所伤，肝气犯胃；或劳倦内伤，脾胃虚弱等均可导致胃脘疼痛。本穴主要治疗饮食不节，食积内停之胃脘胀痛、嗳腐吞酸、苔厚腻、脉滑之证。

治则：消食化积、理气止痛。

取穴：璇玑、膻中、中脘、足三里。

穴义：璇玑、膻中消食化积，理气止痛；中脘为胃之募穴，足三里为胃的下合穴，二穴有健胃止痛之效。

2. 呕吐　临床上常见的证候，可伴发于多种疾病之中，胃主受纳，腐熟水谷，以和降为顺。若因外感六淫之邪，循阳明内犯胃腑；或饮食不节，食积不化，胃气不降；或情志所伤，肝气横逆犯胃，饮食随气上逆，均可导致呕吐证候。璇玑穴主要治疗因饮食不节，食积内停，热郁胃肠所致的呕吐。症见呕物不化，吐后轻快，嗳腐吞酸，脘腹满胀疼痛，拒按。

治则：和胃降逆，化积消食，理气止痛。

取穴：璇玑、中脘、内关、公孙。

穴义：璇玑、内关，消食理气止痛；中脘为胃的募穴，公孙为脾经的络穴，二穴均可健补脾胃，消食，降逆止呕。

3. 泄泻　又称腹泻，是消化系统的主要疾患之一，可分急慢性两种。外感六淫，内伤饮食，神志不遂均可导致胃肠功能失司而致腹痛，大便次数增多。璇玑主要治疗饮食不节，食积内停所导致的腹泻。症见腹痛，泄泻，泻后痛减，饮食欠佳，嗳腐吞酸。

治则：消食止泻，理气止痛。

取穴：璇玑、中脘、天枢、上巨虚。

穴义：四穴相配，共调理胃肠气机以止泻。

操作：璇玑向下平刺1寸；中脘、天枢、直刺1.5寸；上巨虚直刺2寸。

【病案举例】

患者，鹿××，女，50岁。

主诉：腹痛伴腹泻5天。

现病史：5天前因过食冷饮、凉菜，出现腹痛、腹泻，多次经他人治疗，效果不佳。

取穴：璇玑、中脘、天枢、下巨虚、脾俞。

穴义：璇玑穴可理气，治疗胃中有积；中脘为胃的募穴，可消食健脾；天枢为大肠募穴，主治便秘、腹胀、腹泻等病；上巨虚为大肠下合穴，主治肠鸣、腹痛、腹泻、便秘、肠痛等病。四穴共奏理气健脾止泻之功。

操作及效果：璇玑、脾俞用补法；中脘，天枢先泻后补，针2

次后腹痛、腹泻基本痊愈，又针 2 次巩固疗效。半年随访，未复发。

【腧穴配伍】

1. 璇玑配中脘、足三里，消积止痛，治疗食滞性的胃病。

2. 璇玑配中脘、膻中，消食理气止痛，治疗食积性的胸膈满闷胀痛。

3. 璇玑配中脘、公孙，消食和胃，理气止痛，治疗食积性的胃脘胀满疼痛。

4. 璇玑配内关、中脘，消食和胃，降逆止呕，治疗积滞性的呕吐腹痛。

5. 璇玑配天枢、足三里，消食止泻，治疗食积性的腹泻。

6. 璇玑配天突、膻中，消食宽胸，治疗气、食壅塞的吞咽不利。

【讨论】

1. 以取类比象法，叙述璇玑的消食作用。据本穴穴名之义，本穴为仪上枢轴，为旋转动力之源，在旋转之时，有磨物消食的作用，为此，璇玑有消食化积之效。

2. 据本穴穴名释义，文学家以璇玑为珠玉之别称，其功能滋润滑利，本穴治疗食积内热，或食积热伤津液之证候。对于痰湿、湿胜之证则不适用。

3. 据本穴穴名解，本穴有滋润滑利功能，为此，本穴在针刺操作上，应用补法或平补平泻法，不能用热补法和灸法，以防伤阴。

4. 据本穴穴名之义，本穴为仪上枢轴，是旋转动力之源，动则生风，凡是风邪引起之证，本穴均不宜应用。

5. 本穴是动力之源，动则生风寒，凡是寒邪引起之疾，均不宜应用。

6. 饮食内停，是由于情志所伤，肝犯脾胃，运化无权所致者，应加阴陵、太冲，平肝健胃消积。若湿困脾土，脾胃虚弱，运化失司所致的饮食内停，应加阴陵泉、足三里，健脾利湿以消积化食。

足三里

【概述】

足三里之别名据《灵枢·本输》"下陵"。《千金要方》曰："鬼邪。三里即三寸，与手三里意同。"《素问·针解篇》曰："所谓三里者，下膝三寸也"。《会元针灸学》曰："三里者，逐邪与四末，出三里之外，因其经从头至胸一变，至脐又一变，至三里而转下，与太阴少阳邻里相通，所以针阳陵泉，而运胆汁入胃，补三里而能健脾，泻三里而能平肝，降逆通肠，穴在膝盖边际下 3 寸，故名三里。"本穴是胃经腧穴，又是胃的下合穴，在犊鼻下 3 寸，距胫骨前嵴外侧一横指，屈膝或平卧取穴。直刺 0.6～1.3 寸，可灸。

【穴性】

消食，健脾和胃。

【文献记载】

《灵枢·邪气脏腑病形》曰："胃病者，腹胀，胃脘当心而痛，上肢两胁，膈咽不通，食饮不下，取之三里也。"

《针灸甲乙经》曰："阳厥凄凄而寒，少腹坚，头痛，胫股腹痛，消中，小便不利，善呕，三里主之……肠中寒，胀满善噫，闻食臭，胃气不足，肠鸣腹痛泄，食不化，心下胀，三里主之。"

《针灸大成》曰："主胃中寒，心腹胀满，肠鸣，脏气虚惫，真气不足，腹痛食不下，大便不通，心闷不已，卒心痛，腹有逆气上攻，腰痛不得俯仰，小肠气，水气蛊毒，鬼击，疟癖，四肢满，膝胻酸痛，目不明，产后血晕。"

《四总穴歌》曰："肚腹三里留。"

《天星秘诀歌》曰："若是胃中停宿食，后寻三里取璇玑。"

《杂病穴法歌》曰："泄泻肚腹诸般疾，三里、内庭功无比。"

《天元太乙歌》曰："腰腹胀满治何难，三里腨肠针承山。"

【临床应用】

1. 泄泻 大便次数增多，粪便清稀，形成的主要原因是外感六淫，饮食所伤，脏腑虚惫，胃肠功能失司所致。本穴主要治疗由于饮食不节，宿食停滞而形成腰痛泄泻，泄后痛减，叹气不欲食，脘腹胀满。

治则：消食导滞，健脾和胃。

取穴：足三里、璇玑、中脘，天枢。

穴义：足三里为胃经的下合穴，中脘为腑之会穴，天枢为大肠经之募穴，取之可消食导滞，健脾和胃；璇玑可理气除胀。诸穴相配共收佳效。

2. 胃痛 胃脘部胀满疼痛，原因多为情志所伤，肝木侮脾土，或饮食不节，宿食停滞，而致脾气虚弱，运化无权。本穴主要治疗由饮食过量，食滞内停所致之脘腹胀满疼痛，食后则剧，脉沉滑。

治则：消食和胃止痛。

取穴：足三里、中脘、璇玑。

穴义：足三里健脾和胃以消食，中脘、璇玑理中焦之气以止痛。

3. 呕吐 由于胃失和降，气逆于上所致，其因多为情志失调，横逆犯胃，胃气上逆；感受风寒暑湿之邪，侵犯胃腑，胃失和降而上逆；饮食不节，胃气不停而上逆。本穴主要治疗饮食过量，宿食停滞，胃失和降，呕吐酸腐，厌食嗳气，脘腹胀满，脉滑实，苔腻。

治则：消食导滞，和胃降逆。

取穴：足三里、璇玑、中脘、内关。

穴义：足三里、璇玑、中脘相配可消食导滞，和胃降逆而止呕；内关为心包经的络穴，通于三焦，而起到降逆止呕的作用。

4. 疳积　本病由于饮食不节，脾胃受伤，运化无权，食滞中焦，脏腑气血失于濡养而致。症见面黄肌瘦，毛发焦枯，精神萎靡，饮食无常，腹部膨胀。

治则：消积化滞，健脾和胃。

取穴：足三里、下脘、四缝。

穴义：下脘为胃的下口，足三里为胃的下合穴，二穴合用消积化滞，健脾和胃；四缝疏调三焦之气，运行气血，濡养脏腑。

【病案举例】

案一：

患者，张××，男，26岁。

主诉：胃部刺痛10天。

现病史：10天前由于饮食过量，食积内停，胃脘部胀满疼痛，经服药物治疗后疼痛仍无减轻，按之痛甚，食后则剧，脉滑实有力，苔厚腻。

辨证：饮食内停，脾胃受伤，运化无权，胃脘胀满疼痛。

治则：消食健胃止痛。

取穴：足三里、璇玑、下脘、内关。

操作及效果：每日1次，7次为1个疗程，针2次后疼痛减轻，第 3 次时，又加公孙，继针 2 次而愈。

案二：

患者，牛××，男，30 岁。

主诉：呕吐 1 天。

现病史：1 天前远途做客，深夜返家，冷食入胃后心烦呕吐，嗳腐吞酸，厌食，腹胀，脉滑实有力，苔厚腻。

辨证：饮食不节，脾胃受伤，胃气上逆而致呕吐酸腐。

治则：消食和胃，降逆止呕。

取穴：足三里、内关、中脘、曲泽。

操作及效果：足三里、内关、中脘、曲泽放血。针后呕吐基本痊愈，继针 1 次，巩固疗效。

【腧穴配伍】

1. 足三里配中脘、内关，和胃止呕，治疗伤食呕吐。

2. 足三里配中脘、梁门，消食和胃，治疗食积性的脘腹胀痛。

3. 足三里配中脘、四缝，消食化积，治疗疳积证。

4. 足三里配中脘、天枢，健脾和胃止泻，治疗食积性的泄泻。

5. 足三里配合谷、天枢，消食清热和胃止痛，治疗湿热性的痢疾。

6. 足三里配中脘、四缝，消食利湿和中，治疗食积中焦之胸膈满闷疼痛。

【讨论】

1. 针刺感应速度与疾病，机体之间的关系　针刺感应速度可分生理性的与病理性的两种。

（1）生理性：体力劳动者和忍耐力比较强的人，针感多迟缓；年轻体壮者、脑力劳动者和忍耐力比较弱的人针感多灵敏。

（2）病理性：有助于判断疾病的轻重，机体的盛衰，病情的转归及疾病的虚实寒热。①阴盛阳衰或阴气偏胜之人，针感迟缓或者针感全无，收效较慢或者预后不良，使用温补之法，时间较长才能收效，阳气亢盛之人针感灵敏，收效较快。②针感迟缓多为虚寒，针感灵敏多为实热。③针下沉肌肉紧涩滞多为实证，针下感肌肉疏松多为虚证。

2. 留针时针体自动地向穴位外部移动属实证，针体自动向穴位深部移动属虚证。

3. 针尖方向：直刺时针感到足，针尖略向上，捻转运针的同时，针感到髀关、腹部，少数患者到剑突，用热补手法个别患者腹部发热或口燥咽干。

4. 本穴应用灸法时的注意事项

（1）灸此穴温养脾胃，益气养血，用于治疗气血虚弱之病，本穴为胃经的合穴，善治脾胃虚弱之证，尤其是邪气尚未进入阳明经时，灸此穴可防患于未然，扶正祛邪，使经气振奋，邪不内传。

（2）灸补此穴治疗晕针。《禁针穴歌》曰："肩井深时亦晕倒，急补三里人还平。"肩井深部为肺尖，肺伤气少而晕针，灸补此穴益气回阳，标本兼治。

（3）灸补此穴防病健身延寿。《汇间式心身锻炼法》曰："无病长寿法，每月必有十日灸其三里穴，寿至二百余岁。"《日本文库名家漫笔》曰："三河之百姓满平，每二百四十余岁，一门长寿，其源为家传灸足三里穴所致也。"说明灸足三里穴有防病健身增寿作用。

（4）对年轻少壮身体健康之人，不宜灸。《类经图翼》曰："小儿忌灸三里，三十外方可灸，不尔反生疾。"

5. 补足三里、合谷益气升提，大补元气，适用于误用泻气穴、泻气手法，对虚弱患者所造成的心悸、气短等症。

6. 补足三里、合谷调治腹痛泄泻、痢疾，以善其后时，必配泻内关或间使，疏利气机或足三里，宜先少泻，后多补，则不易滞客中焦。

7. 补足三里治疗脾胃虚弱，兼有纳呆症状者，必配和胃消导的腧穴，否则纳呆加重，中满出现。

8. 针灸治疗脑血栓，应在血压稳定时，每次针前一定要测量血压，防止针治后发生脑溢血。

9. 足三里用于治疗疾病必须辨证施治，采用相应的补泻手法。如若气滞胃病用补法；中气不足、心悸、气短用泻法，均会导致疾病加剧。

10. 足三里除具有消食、健脾、和胃止痛的功能以外，又具有补气开窍之功，为避免穴位重复，在开窍穴、补脾穴、补气穴中均不再叙述。

胃 俞

【概述】

胃俞是足太阳膀胱经腧穴，属背部腧穴之一，其为胃腑元气汇集之处，是胃功能正常与否的反应地，根据胃俞阳性结节的形状及压痛的强弱有无，可诊断胃病的虚实、轻重及有无。针刺此穴可调整胃之功能。胃为水谷之海，主受纳与腐熟水谷。若胃气虚弱，受纳无权，则饮食不佳；若胃气虚弱，腐熟水谷失司，则形成饮食内停，胃脘疼痛或泻下完谷不化，或嗳腐吞酸之证。总之，胃俞是消食的主要穴位之一。其位于第 12 胸椎棘突下，督脉旁开 1.5 寸，直刺 0.3~0.5 寸，可灸。

【穴性】

降逆和胃，消食。

【文献记载】

《针灸甲乙经》曰："胃中寒胀、食多身体羸瘦，腹中满而鸣腹膜，风厥胸胁支满，呕吐脊急痛筋挛，食不下，胃俞主之。"

《医宗金鉴》曰："善肌不能食，胃俞主之。"

《针灸资生经》曰："胃俞、脾俞，治腹痛不嗜食。"

《百症赋》曰："胃冷食而难化，魂门，胃俞堪责。"

《类经图翼》曰："胃俞主小儿羸瘦，食少不生肌肉及小儿痢下赤白，秋末脱肛，肚痛不可忍，艾炷如大麦。"

【临床应用】

1. 腹痛　常伴发于多种脏腑疾病之中，病因复杂，有过食生冷，寒凝气滞，经脉痹阻所致者；有情志所伤，肝失条达，气滞肝郁而致者；有饮食不节，积久化热，腑气壅滞不通，饮食停滞而致者；有脾肾阳虚，不能温煦脏腑而致者。本穴主要治疗由于过食生冷、寒凝气滞及饮食内停所致的腹痛。

（1）寒凝气滞：多由过食生冷，饮食不化而致腹部剧痛，伴见喜热怕冷，四肢厥逆，脉沉紧。

治则：散寒理气，消食止痛。

取穴：胃俞、中脘、足三里、公孙。

穴义：热补或艾灸胃俞以和胃消食；中脘为胃之募穴，足三里为胃经的合穴、下合穴，公孙为胃经之络穴，三穴均有通调肠胃、理气降逆之功。

（2）食滞内停：多因饮食不节，过食辛辣厚味，食积化热，壅滞腑气不通所致。症见腹疼拒按、痛时欲泻，泻后痛减，脉滑。

治则：清热消食，止痛。

取穴：胃俞、梁门、下脘、天枢、曲池。

穴义：胃俞理气和胃，用泻法；梁门、下脘消食理气以治腹胀、腹痛；天枢、曲池以清胃肠之积热。

2. 呕吐　有多种致病原因，外感六淫，内伤七情均可发生。本穴主要治疗因过食生冷或不洁之物等导致食积不化，胃失和降之呕吐。症见吐物未化，吐后稍适，嗳腐吞酸，胃脘胀满或疼痛，食入则甚，转失气则轻。

治则：消食导滞。

取穴：胃俞、璇玑、下脘、内关、足三里。

穴义：胃俞用泻法，以清热健脾消食；璇玑、下脘消食导滞；内关、足三里，和胃止呕止痛。

3. 泄泻　本病是一种常见的胃肠疾患，外感六淫及饮食所伤均可引起急性泻泄；胃肠功能虚弱可引起慢性腹泻。本穴主要治疗因过食生冷、不洁之物所致的泄泻。

治则：消食利湿，止泻。

取穴：胃俞、天枢、合谷、上巨虚、中脘、阴陵泉。

穴义：泻胃俞以祛邪健脾；天枢为大肠经的募穴，合谷为大肠经的原穴，上巨虚为大肠经的下合穴，三穴共用调节大肠的生理功能以涩肠止泻；配以中脘为胃的募穴，阴陵泉为脾经合穴，二穴合用以健脾利湿。六穴共用，调肠胃，理气机，消食止泻。

【病案举例】

案一：

患者，张××，男，10岁。

主诉（代诉）：吐泻2天。

现病史：2天前过食熟玉米，腹痛，腹胀腹泻，呕吐服药难以进入。

治则：消食和胃止泻。

取穴：胃俞、合谷、内关、中脘、天枢、上巨虚、阴陵泉。

操作及效果：均采用泻法。上午针后，下午腹痛、腹泻、呕吐即止，第2天饮食正常。

案二：

患者，李××，男，30岁。

主诉：腹部疼痛3小时。

现病史：晨起时过食生冷食物而致腹部疼痛，拒按。

治则：消食和胃，止痛。

取穴：胃俞、内关、中脘、梁门、下脘、璇玑、公孙。

操作及效果：胃俞用泻法，使针感走向前胸，余穴亦采取泻法，留针1小时后，疼痛基本缓解，第2天依前穴继针1次，以巩固疗效。

【腧穴配伍】

1. 胃俞配脾俞、足三里、中脘，均用泻法，健脾和胃，治疗脾胃虚弱性的食欲缺乏。

2. 胃俞配中脘、足三里，均用灸法，和胃健脾，散热止痛，治疗阳虚性胃病。

3. 胃俞加中脘、天枢、足三里，健脾胃以止泻，治疗脾胃虚弱性腹泻。

4. 胃俞加中脘、璇玑，均用泻法，和胃消食，治疗食滞性胃痛。

5. 胃俞加间使、中脘，和胃宽中、理气止痛，治疗气滞性胃痛。

6. 胃俞加内关、中脘，均用泻法，和胃止呕，治疗肝胃不和的胃痛呕吐。

7. 胃俞加膈俞，均用泻法，和胃理气，宽胸，治疗气滞血瘀性的胃痛满闷。

【讨论】

1. 胃俞既可治疗腹痛、腹泻，又可治疗恶心呕吐，一穴能治多种疾病，欲达理想效果，必须辨证准确，手法明确。

（1）治疗食滞内停的腹痛，要用泻法，使针感走向腹部。

（2）治疗饮食所伤所致的呕吐，依迎随补泻理论，使针感稍向上走，以和胃降逆。治疗饮食不节所致的腹泻，应使针感顺着足太阳膀胱经下走，以补脾胃，治腹泻。

2. 胃俞针刺注意事项

（1）胃俞深层为腹腔脏器，故刺时宜浅不宜深。

（2）针刺胃俞时，最好沿着肋骨边缓进针，易达到针刺效果。

3. 胃俞消食的症状特点是根据胃俞的含义，胃的功能而定的。胃俞是胃的元气反应于背部之处，针此穴可以调节胃的功能，保持胃的功能正常。胃主受纳，若受纳无权，则腹胀不欲食；胃主腐熟水谷，若腐熟失司，则食滞内停，脘腹胀痛或泻痢，完谷不化。以上均是胃俞的主治症状。

4. 胃俞与中脘功能比较

（1）中脘穴是腑的会穴，腑属阳，脏属阴；腑主动，脏主静；腑病多实，脏病多虚。中脘多用于治疗胃腑实证，多用泻法，和胃导滞。用补法易于滞塞，对虚症有补中健脾作用。

（2）胃俞是胃部元气输注于背部的腧穴，病邪浅属阳，据阴阳互根原理，胃俞穴多用于虚证，补之不易滞塞，有补益胃气的作用。过食生冷，饮食内停所致的胃腑疾患，据临床实践证明，泻灸胃俞不如泻灸中脘效果好。

5. 胃俞和足三里配伍，称"合俞配穴法"，它们可治疗胃腑病及与胃腑功能失常有关的疾患。二穴俱补，有健脾养胃、改善胃功能的作用。二穴俱泻，有和胃导滞、疏降胃气的功能。

6. 胃俞和中脘配伍，称"俞募配穴法"，可治疗胃腑病及与胃腑功能失常有关的疾病。二穴均泻，和胃散泻，疏通胃腑气机；二穴均补，有增强胃腑功能。

7. 胃俞加脾俞、足三里、阴陵泉，均用补法，健脾和胃，利湿消肿，治疗脾胃虚弱性的水肿。

四　缝

【概述】

四缝穴是上肢部奇穴。仰掌伸指，在手掌面，食、中、无名、小指，四指第1、第2指关节横纹中点，分别与大肠经、三焦经、小肠经、心包经、心经相连或邻近，其关系较为密切，可以治疗消化不良的重症，是治小儿疳积的常用要穴。

【穴性】

消食化积。

【文献记载】

《奇效良方》曰："四缝四穴，在手四指内中节是穴。三棱针出血，治小儿猢狲劳等症。"

《中国针灸学》曰："四缝……刺出黄白色之透明体，主治小儿疳积。"

《针灸孔穴及其疗法便览》曰："四缝奇穴……用圆利针点刺出血，主治小儿消耗症。轻症点刺挤出血液，重症挤出黄白色透明黏液，据称针以二三天即有显著效果。"

【临床应用】

四缝穴消食化积，是治疗食积内停所引起的小儿消化不良、小儿疳积、小儿腹泻的主要常用穴。

1. 小儿消化不良　小儿为稚阴稚阳之体，脏腑未坚，贪食过多，内停食积则致消化不良，症见呕吐不欲食，腹胀，甚则机体消瘦，影响发育。

治则：消食化积，健脾和胃。

取穴：四缝穴、中脘、足三里、公孙。

穴义：四缝穴消积化食，疏通气机；中脘、足三里健脾和胃消食；公孙和胃降逆止呕。

2. 小儿疳积　由于饮食不节，损伤脾胃，运化失司，食积久停导致脏腑、器官、经脉，失去濡养，而以面黄肌瘦、毛发焦枯、腹部膨胀、神疲、体倦为特征的慢性疾患。

治则：消食，化积，调理脾胃。

取穴：四缝、中脘、足三里、脾俞、胃俞。

穴义：中脘、胃俞、脾俞，是俞募配穴，可调理脾胃；足三里为胃经合穴，四缝是治疗疳积的经验穴，二穴消食，健胃，强壮肌体。

3. 小儿腹泻　由于小儿脏腑娇嫩，脾胃不坚，外感暑湿，饮食不洁，损伤脾胃，而出现大便次数增多、泻下稀薄、或水样便等症。一年四季均可发生，夏秋多见。

小儿腹泻的病因可分外感暑湿，饮食不节，久病脾胃虚弱等几方面。四缝穴主要治疗饮食不节，脾胃受损之小儿腹泻，症见腹部胀痛，泻后痛减，嗳腐吐酸，大便腐臭。

治则：消食导滞。

取穴：四缝、中脘、天枢、足三里。

穴义：四缝消积化食；中脘为胃之募穴，天枢为大肠之募穴，足三里为胃经下合穴，三穴调理胃肠气机以止泻。

【病案举例】

患者，李××，女，4 岁。

主诉（代诉）：腹部胀痛间断发作 2 个月，加重 3 天。

现病史：近 2 个月来，因家中农忙，饮食无规律，饥饱不宜，而致腹部胀痛，不欲食，神疲，体倦，机体消瘦，3 天前暴饮暴食后症状加重。

治则：消食化积，健脾和胃。

取穴：四缝、中脘、足三里。

操作及效果：上述穴位，配合捏脊治疗 2 次后，患者进食有所增加，精神好转，腹胀减轻续治 3 次，半年后随访，体壮，身强而痊愈。

【腧穴配伍】

1. 四缝配足三里、中脘，消食和胃止痛，治疗食滞性胃痛。

2. 四缝配足三里、中脘、合谷，用泻法消食清热，治疗食滞性的发热。

3. 四缝配足三里、天枢，消食止泻，治疗食滞性腹痛。

4. 四缝配天突、足三里，消食止泻，治疗百日咳。

5. 四缝配脾俞、胃俞，消食和胃，健脾，治疗小儿疳积。

【讨论】

1. 四缝穴消食化积，据临床经验，必须在针刺后挤出血液或黄白透明黏液，若只针刺不挤出体液，临床无效。

2. 四缝穴治疗消化不良、疳积，效果较好，原因是本穴与大肠经、小肠经、三焦经、心经、心包经关系密切，通过针刺放血，能调理大肠的传导功能，小肠分别清浊功能，三焦的气化功能，心包经、心经祛瘀血、生新血、疏通经脉、运行气血、濡养脏腑机体的功能。亦说明四缝穴与津液、气血关系密切。

参考文献

［1］ 朱乃理．斜刺为主治愈麻醉意外心跳骤停复苏后昏迷 70 天 1 例报告［J］．新中医，1985，17（9）：33.

［2］ 邓世发．针刺时昏迷病人的辨证论治［J］．新中医，1981（8）：32.

［3］ 石学敏．醒脑开窍针刺法治疗中风 2336 例的临床分析及实验研究［J］．天津中医，1989（6）：2－7，44.

［4］ 胡源民．针刺一例高烧抽搐昏迷不醒［J］．江西中医药，1984（4）：15.

［5］ 郑玉刚．针刺抢救电击伤昏迷［J］．上海针灸杂志，1986（4）：42.

［6］ 李锦祥．针刺"人中"抢救药物过敏休克［J］．中医杂志，1980，21（11）：26.

［7］ 李锦祥．针灸治疗煤气中毒 2 例［J］．中医杂志，1982，23（11）：153.

［8］ 广东中山横栏卫生院．新针治疗休克 6 例报告［J］．新医学，1971（8）：50.

［9］ 马如纯，侯正光，何学道，等．针刺人中的抗休克作用及其血流动力学特点［J］．针刺研究，1980（1）：57－63.

［10］ 汤德安．实验针灸学入门［M］．天津：天津学院出版社，1985：168－169.

［11］ 夏亚钦．针刺"人中"对失血性休克心肌两种脱氢酶的影响［J］．中国针灸，1986，6（1）：41.

[12] 刘金兰. 斜刺"人中"对失血性休克家兔肾上腺皮质的组化观察[J]. 中国针灸，1986，6（2）：37.

[13] 刘金兰. 针刺"人中"对失血性休克家兔肾上腺髓质儿茶酚胺组化影响的初步视察[J]. 中国针灸，1984，4（5）：30.